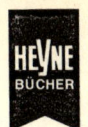

W0048025

Bei den Rezepten wurden zum Teil die von der Autorin angegebenen amerikanischen Maßeinheiten beibehalten.

Zur Orientierung:

1 Tasse (= cup) entspricht ca. 250 ml oder ca. 200 g
1 EL entspricht ca. 15–20 ml

Die Mengenangaben der Rezepte sind, wenn nicht anders angegeben, für 4 Portionen gedacht.

Alle Angaben in diesem Buch beruhen auf dem neuesten Stand von Wissenschaft und Forschung. Grundsätzlich sollten jedoch alle Befindlichkeitsstörungen mit einem Arzt besprochen werden, ehe eine Selbstbehandlung vorgenommen wird. Insbesondere muss geklärt werden, dass die Beschwerden nicht Symptome von Krankheiten sind, die dringender ärztlicher Hilfe bedürfen. Für den Erfolg bzw. die Richtigkeit der Anwendungen in jedem Einzelfall können Autorin und Verlag keinerlei Gewähr übernehmen.

Eleonora De Lennart

Gesund und schlank durch die
Neue A & B-Trennkost

Aus dem Amerikanischen
von Nicole Hölsken

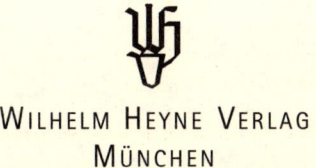

WILHELM HEYNE VERLAG
MÜNCHEN

HEYNE RATGEBER
08/5329

Umwelthinweis:
Dieses Buch wurde auf
chlor- und säurefreiem Papier gedruckt.

Deutsche Erstausgabe 1/2001
Copyright © 2000 by Eleonora De Lennart
Titel der amerikanischen Originalausgabe:
THE BIOCHEMICAL MACHINE –
EMPOWERING YOUR BODY CHEMISTRY
Copyright © der deutschsprachigen Ausgabe 2000
by Wilhelm Heyne Verlag GmbH & Co. KG, München
http://www.heyne.de
Printed in Germany 2000
Redaktion: Barbara Imgrund
Fachredaktion: Angela Dietz
Umschlagillustration: Jahreszeiten Syndication/Grant Show
Umschlaggestaltung: Eisele Grafik-Design, München
Satz: Schaber Satz- und Datentechnik, Wels
Druck und Bindung: Ebner Ulm

ISBN 3-453-17129-2

Inhalt

TEIL VII: A & B-KOCHBUCH

Vorwort von
Professor Dr. Helmut W. Minne,
Klinik Der Fürstenhof

Wie war das doch im Schlaraffenland? Man lag auf dem Rücken und die gebratenen Tauben flogen einem in den Mund! – Ein Traum, geboren aus den Hungersnöten der vergangenen Jahrhunderte. Eine Wunschvorstellung davon, ewig satt zu sein und nie mehr hungern zu müssen. Denn, was in vielen Ländern noch heute quälender Alltag ist – morgens nicht zu wissen, wovon man abends satt sein soll – das galt noch vor wenigen Jahrzehnten auch in Europa und in Nordamerika. Hungersnöte waren alltägliche Erfahrungen, Mangelernährung immer wiederkehrende Realität.

Und deshalb träumten unsere Vorfahren vom Schlaraffenland, deshalb wird in den Märchen von Prinzen und Prinzessinnen erzählt, die niemals Hunger leiden, da Königskinder nun einmal im Wohlstand leben und in der Regel gut versorgt sind.

Und wovon träumten unsere Vorfahren noch?

Natürlich nicht nur von gebratenen Tauben, sondern ein jeder hatte seine ganz persönliche Wunschvorstellung vom Sattwerden, von seinen Lieblingsspeisen und -getränken. Das Ziel war nicht nur, satt zu werden, sondern mit seiner Lieblingsspeise satt zu werden.

Gleich danach folgt der nächste Traum: der Traum von der ewigen Gesundheit. Frei von Schmerz und Krankheit soll es sein, unser Leben. Unbelastet von Behinderungen und frei von den vielen lebensbedrohlichen und alltäglichen Schrecknissen: Blutvergiftung, Organversagen, bösartige Tumoren, Unfälle ohne Notfallversorgung: Für unsere Vorfahren war dies nur ein Traum, ein unerreichbares Ziel.

Und wenn wir schon beim Träumen sind, dann kombinieren wir doch die Träume: Träumen wir vom Land, in dem Milch und Honig fließen, und träumen wir dann davon, dass Milch und Honig uns ewige Gesundheit verleihen.

Wie haben sich die Zeiten doch geändert! Der Mehrzahl der in unserem Land lebenden Menschen stehen die Früchte dieser Erde das ganze Jahr über zur Verfügung: Weintrauben im Januar, Erdbeeren im Dezember, Äpfel im Mai. Die Regale in den Supermärkten sind gefüllt, jahraus, jahrein haben wir ein Angebot an Nahrungsmitteln, das zu keiner Zeit unseren Vorfahren je zur Verfügung gestanden ist.

Und wir sterben auch nicht mehr an Blutvergiftung, an Lungenentzündung oder Knochenbrüchen. Wir erreichen ein Alter wie nie zuvor. An sich sollten wir zufrieden sein.

Sollten? Sind wir es denn? Natürlich nicht: Denn nun fürchten wir uns vor dem Alter und seinen Gebrechen, haben Sorge, dass wir als geborene Pechvögel an einer der unheilbaren Krankheiten erkranken könnten, die es ja immer noch gibt. Das heißt, die Ängste vor Krankheit und Hunger, die für unsere Vorfahren Alltag bedeuteten, kehren zurück, zum Teil in alten, zum Teil in neuen Gewändern.

Es ist nicht mehr die Angst vor der Hungersnot, sondern die Angst vor der Fehlernährung. Umgeben vom umfangreichsten Nahrungsangebot, das Menschen in unseren Breiten je zur Verfügung stand, machen wir uns Sorgen, dass uns im Schlaraffenland die falschen Tauben in den Mund fliegen, uns vergiften und Unheil anrichten.

Bedient werden diese Ängste auf vielfältige und eindrucksvolle Weise von den »Weisen« der gesunden Ernährung. Man sehe sich nur um in der Buchhandlung: das größte Regal ist das mit den Gesundheitsbüchern und mittendrin stehen die Werke über richtige und falsche, über gesunde und ungesunde Ernährung, über wundersam heilende Ernährungskonzepte und über die schrecklichen Vergiftungen, mit denen uns falsche Ernährungskonzepte niederstrecken werden.

Und jetzt ein Buch über die A & B-Prinzipien. Und für dieses Buch schreibe ich nun ein Vorwort. Warum eigentlich? Es gibt einige Gründe, rationale und irrationale:

● Zuallererst habe ich nachgesehen, wie die Autorin zu Milch steht. Viele Gurus und Ernährungspropheten verabscheuen Milch und begründen dies mit Argumenten, die Grausen in mir wecken. Aber das ist ein anderes Thema. Hier nur so viel: in diesem Buch kommt die Milch, deren Calcium gut für Knochen und anderes Körpergewebe ist, gut weg und das freut mich. Eleonora hat Recht! Außerdem: Gurus und Propheten sollten keine ärztlichen Aufgaben bei gesunden und kranken Menschen übernehmen.

● Zweitens fällt mir positiv auf, dass unser Fortschritt beim Bereitstellen von Nahrungsmitteln nicht pauschal mies gemacht wird. Sogar Hamburger und Mayonnaise haben hier ihren Platz und werden nicht verteufelt.

● Natürlich bin ich kein Wundergläubiger und selbstverständlich bin ich skeptisch, wenn Wundersames geschehen soll, weil ich Nahrungsmittel kenne, die auch gemeinsam gegessen werden können. Aber wenn meine Mitmenschen hoffen, dass sie durch das Separieren von Nahrungsmitteln (und ausdrücklich vermeide ich das Wort »trennen«, um jede Verwechslungsmöglichkeit mit üblicher Trennkost auszuschließen) einen wertvollen Beitrag für die Gesundheit leisten zu können, dann sollten sie es wenigstens auf sympathische und lockere Art erfahren. Und ein bisschen Wunderglaube ist erlaubt in unserer rationalen Welt. Zwischen Internet und Molekularbiologie ist noch etwas Platz für Wundersames und diesen Platz würde ich gerne für dieses Buch reservieren. Und – wer weiß – vielleicht werde ich ja auch noch zum Glaubenden.

● Und schließlich habe ich mit der Autorin telefoniert. Sie hat eine herzliche Stimme, kann lachen und nimmt sich ernst. Das finde ich grundsätzlich sympathisch.

Machen Sie es genauso, wenn Sie sich um Ihre Ernährung kümmern wollen. Bleiben Sie heiter, nehmen Sie das Ganze nicht ganz so ernst und freuen Sie sich darüber, in einer Zeit zu leben, in der nicht mehr die Angst vor dem Hunger unser Handeln diktiert, sondern nur noch die Sorge, aus einem unübersichtlichen Nahrungsangebot richtig auszuwählen.

Teil I

Einführung

Einleitung
Im Namen der Wissenschaft

Obwohl er weder ein besonders väterlicher Typ noch ein Geistlicher ist, bin ich davon überzeugt, dass Dr. Luke Burke eines Tages für Millionen von Amerikanern und Amerikanerinnen zum Heiligen avancieren wird. In Wirklichkeit ist er zwar ein »knallharter« Wissenschaftler, Professor an der Rutgers University, Inhaber des Lehrstuhls für Chemie, doch für die Menschen, die versuchen, ihre Gesundheit und ihre Gewichtsprobleme in den Griff zu bekommen, hat er genau das Richtige getan.

Als ich im Juni 1997 zum ersten Mal mit Professor Burke zusammentraf, war sein Ruf bereits bis zu mir gedrungen. Eine seiner früheren Studentinnen, Sharon Robinson, die als Chefchemikerin am Gesundheitsamt in New Jersey arbeitete, stellte mich ihm vor, nachdem ihr klargeworden war, dass ein perfektes Zusammenspiel zwischen Körper- und Nahrungsmittelchemie für viele Menschen die Lösung ihrer Probleme darstellen konnte. Doch sie warnte mich: »Bereite dich gewissenhaft auf das Gespräch mit ihm vor. Kein Wischi-Waschi-Geschwätz! Nichts Unwissenschaftliches!« Mit diesen Worten meinte sie dieses Buch, das ich Professor Burke vorstellen wollte, eine Arbeit, die die wissenschaftlichen Forschungsergebnisse des Arztes Dr. William Howard Hay zum Gegenstand hat.

Nach jahrzehntelangen Studien über das Säure-Basen-Gleichgewicht des Körpers und die Alkalireserve war er zu dem Schluss gekommen, dass die Wurzel allen Übels im Ungleichgewicht der Körperchemie zu suchen ist. Normalerweise hätte ihm für seine revolutionäre Forschung und Entdeckungen der Nobelpreis verliehen werden müssen. Aber das geschah nicht. Warum nicht? Weil es ein Hindernis gab; etwas, das es Kurpfuschern erlaubte, seine Forschungsergebnisse zu verfälschen und mit ihnen auch noch Wucher zu treiben: Sie vereinfachten seine Ergebnisse und sprachen von einer »Trennung der Kohlenhydrate von den Eiweißen«. Und eine solche Formulierung ist nun einmal unwissenschaftlich.

Zu diesem Zeitpunkt ernährte ich mich bereits 15 Jahre nach den Prinzipien der – ursprünglichen – Hay-Methode. Ich hatte diverse Erkrankungen überstanden und mein Gewicht in den Griff bekommen, und mir war klar, dass Millionen von Menschen dieses Ernährungsprogramm brauchen – nicht nur, um Krankheiten vorzubeugen, sondern auch, um aus dem Teufelskreis zu entkommen, in den sie durch ihre Gurus und deren nicht enden wollende Diätwunder geraten waren. Nicht nur ich, sondern auch viele andere waren der lebende Beweis für den Erfolg der Hay-Methode. Ich bin zwar selbst ebenfalls Wissenschaftlerin und es somit gewöhnt, keine Theorie zu akzeptieren, die sich nicht auf eindeutige wissenschaftliche Fakten stützt – trotzdem hatte ich kritiklos die Tatsache akzeptiert, dass die Hay-Methode erfolgreich ist, weil sie das chemische Ungleichgewicht im Körper als Wurzel allen Übels betrachtet.

Deshalb hatte ich mich dem Problem nicht so genähert, wie ich es normalerweise getan hätte: Ich hatte mir nie die Frage gestellt, *warum* diese Methode funktionierte. Ich gebe zu, dass ich eine Fanatikerin war, als ich dieses Projekt begann. Denn wohin ich auch blickte: Jeder hatte seine Wehwehchen (oft schon in jungen Jahren), Schmerzen und auch ernste Gesundheits- und Gewichtsprobleme. Und jeder, den ich davon überzeugte, es mir gleichzutun, hatte Erfolg, wurde seinen Schmerz los, ebenso wie Krankheiten und Gewichtsprobleme. Am Anfang dieses Buchprojekts stand also meine eigene Motivation und nicht der wissenschaftliche Beweis.

Ich hatte keine Ahnung, dass Dr. Hays revolutionäre Forschung sich vornehmlich mit dem Säure-Basen-Gleichgewicht des Körpers befasste und seine Erklärungen, warum es auf chemischer Ebene notwendig war, die Kohlenhydrate von den Eiweißen zu trennen, nur ein wenig unbeholfen waren. Heute weiß ich, dass er keine Lebensmittelchemiker in seine Arbeit mit einbezog, wie er es hätte tun sollen, sondern dass er Worte und Fachbegriffe in eine möglichst einfache Sprache übertrug, damit die Menschen von seiner großartigen Forschungsarbeit profitieren konnten. Das war ein durchaus lobenswertes Vorhaben, aber – und hier haben wir das große Aber – er schuf damit ein Schlupfloch für diejenigen, die nicht nur Millionen von Dollars verdienen, sondern vor allem seinen Ruf als Wissenschaftler zerstören, indem sie das Trennen der Kohlenhydrate von Eiweißen als Wunderdiät propagieren.

Als ich Professor Burkes modernes Büro an der Rutgers University zum ersten Mal betrat, war er sehr freundlich zu mir. Kein Zweifel: Er war viel größer, jünger und sportlicher, als ich erwartet hatte, und genauso scharfsinnig, wie man es eben bei einem hoch angesehenen Wissenschaftler und Lehrstuhlinhaber des Fachbereichs Chemie eben vermutet. Ich konnte fast körperlich spüren, dass er nicht wusste, was er von mir halten sollte. Hier stand ich nun, leidenschaftlich bestrebt, etwas für die Menschheit zu tun, und mitten auf seinem Schreibtisch lag mein aufgeschlagenes Buch. Einen Augenblick lang betrachtete er es, als ob er sich noch einmal versichern wollte, dass ich ihm tatsächlich etwas so Unwissenschaftliches von mir vorgelegt hatte. Das war insofern verwunderlich, als meine größte wissenschaftliche Arbeit, *The Race That Should be Human*, von angesehenen Universitätsprofessoren mit Formulierungen bedacht worden war wie »erstaunlich«, »faszinierend«, »ebenso prophetisch wie lehrreich«, »eine Goldmine, ein Buch, das von jedem gelesen werden sollte« und »zweifellos eine der durchdachtesten und provozierendsten wissenschaftlichen Arbeiten der neunziger Jahre«.

Schon bald holte mich Professor Burkes dröhnende Stimme wieder auf den Boden der Tatsachen zurück: »Glauben Sie allen Ernstes, dass eine Trennung von Kohlenhydraten und Eiweißen die Lösung aller Gesundheits- und Gewichtsprobleme darstellen kann? Was für ein Unsinn!« Bevor ich irgendetwas zu meiner Verteidigung vorbringen konnte, fuhr er fort: »Nein, ich kann meinen Namen nicht für etwas derartig Unwissenschaftliches hergeben!« Es gab keinen Zweifel: Professor Burke wollte mich nicht unterstützten. Doch mir war klar, dass Dr. Hays Forschungsergebnisse dazu verdammt sein würden, für immer in der Grauzone des Quacksalbertums dahinzuschlummern, wenn es mir nicht gelang, ausschließlich an eindeutigen Beweisen interessierte Wissenschaftler wie Professor Burke für mich und mein Vorhaben zu gewinnen. Ich wusste, dass ich Recht hatte – dafür war ich selbst der lebende Beweis –, und meine Mitmenschen sollten ebenfalls erfahren, was es hieß, wieder vital und gesund zu sein. Ich musste also kämpfen.

Und wenn ich einmal von etwas überzeugt bin, dann bin ich auch bereit, so lange dafür zu kämpfen, bis ich gewonnen habe. Deshalb versuchte ich, Professor Burke für mich zu gewinnen. »Aber das ist der Grund, warum ich in so guter Verfassung bin. Ich wäre nicht mehr am Leben, wenn ich mich nicht schon seit 15 Jahren an dieses Ernährungsprogramm hielte!« rief ich aus. Ich berichtete ihm von meinen Operationen und unzähligen erfolglosen Diätversuchen. Ich zeigte ihm die Publikationen einiger deutscher Ärzte in medizinischen Fachzeitschriften, die Dr. Hays Lehren folgen. Vor allem aber wies ich auf die Ergebnisse des deutschen Arztes Dr. Ludwig Walb hin, der durch umfangreiche Testreihen zu beweisen versuchte, dass Dr. Hay Recht hatte. Diese Publikationen konnten Burke jedoch nicht beeindrucken, noch nicht einmal die Testergebnisse von Dr. Walb vermochten ihn zu überzeugen. Er war nicht bereit, eine Theorie zu akzeptieren, die so unwissenschaftlich war, eine Trennung von Kohlenhydraten und Eiweißen zu propagieren.

Also antwortete er: »Wenn es sich um ernst zu nehmende wissenschaftliche Forschungsergebnisse handeln würde, hätte ich bereits davon gehört. Ich hätte die Aufsätze direkt von den Wissenschaftlern oder den Instituten selbst bekommen. Das ist die übliche Vorgehensweise.« Und er zeigte mir den Brief eines anderen deutschen Kollegen, den er zufällig an ebendiesem Tag bekommen hatte, ebenso wie ein paar Schreiben vom Max-Planck-Institut in Deutschland. »Aber vielleicht hatten sie ja keine Ahnung, wie sie mit Ihnen Kontakt aufnehmen sollten?«, versuchte ich, Dr. Walbs gute Absichten zu verteidigen.

»Das ist das bekannte internationale Prozedere«, antwortete er. Ich betrachtete den Stapel Papiere der ausländischen Wissenschaftler. Wahrscheinlich hoffte ich, dass er sich in Luft auflösen würde, denn ich wusste, dass der Professor Recht hatte.

Es war wie eine unsichtbare Wand, die Professor Burke umgab und ihn von meiner Leidenschaft trennte. Ich erinnerte mich an Sharons Ratschlag: »Kein Wischi-Waschi-Geschwätz! Nichts Unwissenschaftliches!« Ich war in die Defensive geraten, weil ich für die Wahrheit kämpfte; für etwas, von dem ich glaubte, dass es Millionen von Menschen helfen würde. Wahrscheinlich waren die Empfehlung von Professor Julian Jaynes von der Princeton University (der meine Forschungsarbeit für eine »erstaunliche wissenschaftliche Leistung« hielt) und der Buchtitel der einzige Grund gewesen, warum Burke mich überhaupt empfangen hatte. Hinzu kam, dass das Thema meines Manuskripts seine Aufmerksamkeit erregt hatte. Ihm gefiel der Gedanke, den Menschen mit einem chemischen Apparat zu vergleichen. Jedenfalls war es Grund genug für ihn gewesen, sich mit mir zu unterhalten. Das war umso bemerkenswerter, als er mein Manuskript gelesen hatte, bevor er mich einlud.

Plötzlich fragte er mich: »Warum arbeiten Sie an diesem Projekt?« Er sah mir direkt in die Augen, als ob er darin die Wahrheit lesen wollte. Gehörte ich zu denen, die mit anderen Menschen möglichst viel Geld verdienen wollten? Wenn ja, dann war er sowieso nicht der richtige Mann für mich. Oder war ich tatsächlich einer revolutionären Entdeckung auf der Spur? Wenn das der Fall war, würde er zumindest noch einen schärferen Blick auf das riskieren, was ich so vehement vor ihm verteidigte, auch wenn es unwissenschaftlich war. Eingeschüchtert sagte ich: »Ich habe mich auf dieses Projekt eingelassen, weil ich so wütend war.« Und ich deutete auf seinen Computer, den ich in der Aufregung mit dem Fernseher verwechselte. Ich erklärte ihm, dass die Werbespots im Fernsehen mich ebenso zornig machten wie die skrupellosen Diätgurus, deren Einfluss in unserer Gesellschaft immer größer wurde.

Aber besonders wütend war ich auf all die Ärzte, die ihr Image und ihren guten Namen hergaben, um gefährliche Eiweißdiäten zu verkaufen, und Millionen damit verdienten, ohne einen Funken Verantwortung für die Gesundheit der Menschen zu zeigen. »In jedem Jahr sterben mehr als 100 000 Amerikaner infolge falscher Ernährungsgewohnheiten«, fügte ich hinzu. »Die meisten Menschen wissen ja noch nicht einmal, dass Sodbrennen ein erstes Anzeichen für eine chronische Erkrankung sein kann. Und ebenso wenig ist ihnen bewusst, dass Erschöpfung, chronische Krankheiten und Gewichtsprobleme allesamt die gleiche Wurzel haben. Im Jahr 2021 wird jeder Amerikaner an Übergewicht leiden.[1] Wir müssen etwas unternehmen, insbesondere, da die Kosten, die die Krankenversicherungen zu tragen haben, und die sich jetzt auf etwa 1 Billion Dollar im Jahr belaufen, bei der derzeitigen Entwicklung im Jahre 2020 eine Höhe von 16 Billionen Dollar erreicht haben werden – Geld, das für andere Dinge genutzt werden könnte.« Dann schilderte ich ihm die Vorzüge der Dr. Hay-Methode. Ich betonte, wie wichtig es sei, dass jeder Mensch auf der Welt seinen Körper kenne wie seine Westentasche.

»Das ist ebenso wichtig wie die Lösung unserer Umweltprobleme«, sagte ich. »Ebenso wichtig wie die Lösung unserer politischen Probleme. Es geht um zukünftige Generationen, um eine Veränderung des Bewusstseins und um eine andere Einstellung zur Gesundheit.« Und dann berichtete ich ihm von meinen Forschungen. Ich versicherte ihm, dass ich alles in meiner Macht Stehende tun wollte, um die Probleme dieser sich dramatisch verändernden Welt und des neuen Jahrtausends zu lösen. »Es wäre zynisch, einfach zu ignorieren, dass Millionen von Menschen an Erschöpfung, Übergewicht und chronischen Krankheiten leiden. Ich glaube, dass jeder Mensch nicht nur ein Recht auf Leben hat, sondern auch darauf, das Leben zu genießen. Und jeder Mensch, der seine eigene Körperchemie kennen lernt, kann nur davon profitieren und wird schon bald die gleiche Energie verspüren, wie ich es heute tue. Ich wünschte, ich hätte das alles gewusst, als ich noch Anfang zwanzig war. Damals hatte ich mit Übergewicht und vielen verschiedenen Krankheiten zu kämpfen, was letztlich dazu führte, dass ich von Schmerzmitteln und anderen Medikamenten abhängig wurde und unter ständigen Erschöpfungszuständen zu leiden hatte. Oder drastischer formuliert: Ich wäre heute nicht mehr am Leben, wenn es die »Nicht-Diät« nach Dr. Hay nicht gäbe, denn ich wäre an Krebs gestorben.«

Er sah mich an. Wahrscheinlich wurde ihm klar, dass ich es ernst meinte. »Wie wollen Sie Ihre Worte beweisen?«, fragte er.

»Ich selbst bin der lebende Beweis«, antwortete ich. »Ich wiederhole: Ich wäre mit Sicherheit heute nicht mehr am Leben. Ich wäre nicht schlank geworden, sondern dick geblieben. Auch ich würde zu den Menschen gehören, die Unmengen in sich hineinstopfen!«

»Aber das ist keine wissenschaftliche Argumentation«, schmetterte er meine Erläuterungen ab. Na bitte! Diese Antwort war genau das Gegenteil von dem, was ich mir von unserem ersten Zusammentreffen erhofft hatte. Das ist keine wissenschaftliche Argumentation! Und er hatte Recht, es war unwissenschaftlich. Tatsächlich handelte es sich um nichts als Geschwätz.

Doch ich gab nicht auf: Schließlich sollte dieser Mann mir dabei helfen, meine Arbeit den richtigen Personen an amerikanischen Universitäten vorzustellen, so dass sie schließlich von der wissenschaftlichen Welt anerkannt werden würde. »Ich habe das Heilmittel gegen Arthritis gefunden!« rief ich plötzlich. Ich stand so sehr unter Stress, dass ich diese wichtige Tatsache bis zu diesem Zeitpunkt glatt vergessen hatte. »Ich habe die Milch-Apfel-Therapie entwickelt, die natürliche Wunderdroge!« Und dann fügte ich hinzu: »Wahrscheinlich haben Sie keine Ahnung, was es bedeutet, tagein, tagaus unter Schmerzen zu leiden.« Ich war wild entschlossen, sein Büro erst dann zu verlassen, wenn er mir seine Unterstützung zugesichert hatte. Ich würde ihn überzeugen, und er würde mich anderen Wissenschaftlern vorstellen. Meine Forschung würde in jedem Krankenhaus und in jeder Arztpraxis bekannt werden, so dass Trennkost- und Diätgurus gar keine Chance mehr hätten. Das war mein Ziel, mein Wunsch. Und ich würde es erreichen. So berichtete ich ihm von den Menschen, die von der Milch-Apfel-Therapie profitiert hatten; Menschen, die vorher nicht mehr laufen konnten und nicht mehr ohne Schmerzmittel auskamen: angefangen bei meiner Schwiegermutter, die sich wegen ihrer Arteriosklerose einer Operation unterziehen sollte, bis hin zum Mann meiner Zahnärztin, Norbert N., der eine Hüftgelenksoperation über sich ergehen lassen sollte (und nach nur zwei Wochen in mein Haus getanzt kam). »Sie alle wurden von ihren Ärzten als geheilt entlassen! In ihren medizinischen Akten ist nachzulesen, wie krank sie waren! Auch ich konnte vor einigen Jahren nur mithilfe einer Krücke vom Stuhl aufstehen!« erklärte ich. Professor Burke betrachtete mich zweifelnd, denn ich lief herum wie ein junges Mädchen (was nicht der Fall wäre ohne die Milch-Apfel-Therapie, siehe Kapitel 9 bis 11).

»Es muss einen Grund geben, warum diese Ernährungsweise funktioniert. Ich weiß, dass die Theorie, lediglich Kohlenhydrate von Eiweißen zu trennen, eine zu starke Vereinfachung darstellt. Aber ich habe keine Ahnung, wo der Knackpunkt liegt. Ich weiß nur eines: Dieses Wissen ist wichtig für die Menschheit. Ich glaube fest daran, dass die Themen Gesundheit und Gewicht im 21. Jahrhundert keine Rolle mehr spielen müssen. Und denken Sie nur an die Reduktion der immensen Kosten, die unser Gesundheitssystem jährlich verschlingt.« Er blickte mir in die Augen und sagte: »Nun, dann suchen Sie eben nach dem wissenschaftlichen Hintergrund.«

In den darauffolgenden Wochen arbeitete ich fieberhaft. Selbst wenn ich mit meinem geliebten deutschen Schäferhund Quinky spazieren ging, hatte ich nur einen einzigen Gedanken im Kopf: Was steckte hinter dem Gedanken, Eiweiß von Kohlenhydraten zu trennen? Wie ließ sich begründen, was sich in der Praxis als zutreffend erwiesen hatte, von Fachleuten jedoch immer wieder als unwissenschaftliche Theorie verspottet wurde?

Während eines der darauf folgenden Gespräche mit Professor Burke äußerte dieser plötzlich einen Gedanken, den ich gar nicht sofort als revolutionären Ansatz erkannte: »Die chemischen Prinzipien sind höchst interessant«, sagte er, womit er den Plan und seine einzelnen Bestandteile meinte, den ich nach Dr. Hays Erkenntnissen zusammen mit Nahrungsmittel-Chemikern entwickelt hatte. »Aber ist Ihnen aufgefallen, dass viele eiweißhaltige Nahrungsmittel in der mittleren Spalte stehen, also bei den neutralen Nahrungsmitteln, die – wenn man Ihrem Buch Glauben schenkt – sieben Tage die Woche und 24 Stunden am Tag gegessen werden dürfen?« Darauf wusste ich keine Antwort.

Auf meinem Heimweg drehten sich meine Gedanken nur noch um Professor Burkes Worte. In meinem Kopf herrschte ein wahrer Aufruhr. Als ich zu Hause war, stürmte ich gleich in mein Arbeitszimmer, um mir den A & B-Plan genauer anzusehen. Das war es! Professor Luke Burke hatte Recht! Ich bemerkte, dass Gemüse drei Gruppen zugeordnet war, Obst ebenfalls, Pilze gehörten zu zwei Gruppen, Fleisch, Fisch, Käse, Nüsse und sogar Eier ebenso! Ein Teil zählt sogar zu der sehr wichtigen neutralen Lebensmittelgruppe. Die Kohlenhydrate wiederum werden grundsätzlich in drei Gruppen unterteilt: I, II und III (siehe Kapitel 5).

Das war es! Bei Dr. Hays Entdeckung ging es nicht um die Trennung der Kohlenhydrate von den Eiweißen, sondern um das perfekte Zusammenspiel von Körper- und Nahrungsmittelchemie, wodurch das Säure-Basen-Gleichgewicht aufrechterhalten wird. Teil dieses lebenswichtigen Puffersystems ist die Alkalireserve, die in Form von basenüberschüssiger Nahrung gefördert werden kann. Dr. Hay hatte also lediglich eine ungenaue Terminologie benutzt – ansonsten handelte es sich um die bedeutendste wissenschaftliche Erkenntnis des 20. Jahrhunderts. Und das sage ich ganz bewusst: Denn statt Forschungsgelder in die Gentechnologie zu stecken und zu eruieren, wie wir unsere Körperchemie weiterhin künstlich beeinflussen können, sollten wir meiner Meinung nach innehalten, Bilanz ziehen, analysieren, wo wir stehen, und von dort aus einen Neuanfang wagen.

Und deshalb habe ich mich auf dieses Projekt eingelassen. Mächtige Institutionen versuchten, meine Arbeit zu behindern. Einige »normale« Gurus setzten alles daran, mir meine Ideen zu stehlen, und manchen ist es sogar gelungen. Doch ich habe keine neue »Wunderdiät« geschaffen, die ich Ihnen mithilfe ungeheuerlicher Lügen verkaufe. Meine Zusammenarbeit mit Professor Burke war der erste Schritt, um Dr. Hays Forschungsergebnissen eine breite Akzeptanz in der wissenschaftlichen Öffentlichkeit zu verschaffen. Das bedeutet letztlich nichts anderes, als dass seine Lehre ein fester Bestandteil der Ausbildung an Universitäten, in Krankenhäusern und in Arztpraxen werden und zur allgemeinen Ernährungsrichtlinie des modernen Menschen avancieren soll.

Die schicksalhafte Begegnung mit Professor Burke gipfelte in der Entdeckung von »guten« und »schlechten« Eiweißen sowie dem Zusammenspiel von Nahrungs- und Körperchemie: den A & B-Prinzipien.

Auch heute noch ist Dr. Hay so revolutionär wie im 20. Jahrhundert. Die Annahme, dass die pharmazeutische Industrie all unsere Probleme lösen kann, indem sie immer mehr Pillen erfindet, ist ein Irrglaube. Die meisten Menschen sind der Überzeugung, dass Tabletten, also Antibiotika und andere Medikamente, einfach alles bewirken können. Das ist durchaus begreiflich, zumal der pharmazeutische Markt in den letzten Jahrzehnten förmlich explodiert ist. Krankheiten, die man früher für unheilbar hielt, können heute erfolgreich bekämpft werden. Doch Medikamente können in der Regel nichts gegen die Ursache einer Erkrankung tun. Und solange die Ursache bleibt, kann die Krankheit entweder wieder ausbrechen oder andere Leiden nach sich ziehen. Außerdem sind viele Krankheitserreger mittlerweile gegen bestimmte Präparate resistent.

Denken Sie daran, dass unser faszinierender Körper (oder, um mit Dr. Hay zu sprechen, »der chemische Apparat«) 200 Millionen Jahre brauchte, um sich zu dem zu entwickeln, was er seit vielen hundert Jahren ist: ein kompliziertes Körpersystem mit Verdauung, Stoffwechsel und Enzymen. Deshalb ist es nur logisch, dass unsere Ernährung sich ausschließlich an den biochemischen Gegebenheiten unseres Körpers orientieren sollte.

»Alle Arten von Krankheiten und Gewichtsproblemen haben nur eine einzige Wurzel – das chemische Ungleichgewicht des Körpers«, schreibt Dr. Hay. »Und alle lassen sich durch eine Korrektur der Körperchemie bekämpfen, so dass wieder der Normalzustand erreicht wird«.[2] Dem ist, damals wie heute, nichts hinzuzufügen.

Chronische Erschöpfung ist meist ein erstes Anzeichen dafür, dass unsere Körperchemie aus dem Gleichgewicht geraten ist. Die Ursache für derlei Erschöpfungszustände ist gleichzeitig auch die Ursache für Krankheiten, Gewichtsprobleme und frühes Altern. Wenn wir bei unserer Ernährung den Gesetzen unserer Körperchemie folgen, hat unser Stoffwechsel keine Probleme mehr. Wer bei seiner Ernährung die Bedürfnisse der Körperchemie kennt und seine Ernährung darauf abstimmt – d. h. Nahrungsmittel wählt, deren chemische Zusammensetzung dazu passt –, wer also seine Ernährung nach den hier dargelegten wissenschaftlichen Erkenntnissen richtet, der braucht keine Diät.

Gewichts- und Gesundheitsprobleme sind zwei Seiten der gleichen Medaille: Das eine lässt sich vom anderen nicht trennen. Wer jedoch einer Modediät folgt, wird keinen dauerhaften Erfolg haben. Entweder schaden derlei Diäten unserer Gesundheit und mindern unsere Energie, oder die Diät scheitert – wie es im übrigen in 90 Prozent aller Fälle passiert –, weil der Ernährungsplan unmenschlich streng ist. Hinzu kommt, dass wir den Alterungsprozess beschleunigen. Übergewicht ist nämlich kein ausschließlich kosmetisches Problem, sondern vor allem ein erster Hinweis darauf, dass mit der Körperchemie etwas nicht stimmt. Viele Leiden, inklusive Übergewicht, könnten verhindert und/oder auf Dauer behoben werden. In sehr schweren Fällen ist zumindest Linderung möglich, so dass die betreffende Person wieder ein befriedigendes Leben führen kann.

An dieser Stelle möchte ich auch meine Familie in Kalifornien erwähnen, deren Mitglieder sich mittlerweile alle nach den A & B-Prinzipien ernähren, obwohl sie früher einmal an den weit verbreiteten Mythos glaubten, dass »Europäer schlanker sind, weil ihre Nahrungsmittel weniger künstliche Bestandteile enthalten«. Eine derartige Annahme kann man in zahlreichen Büchern über Diäten nachlesen, doch sie ist schlicht und ergreifend falsch. Ich kaufe meine Lebensmittel im Supermarkt, ich esse sogar in Fastfood-Restaurants, und auf Partys habe ich auch keine Probleme. Alle Menschen, die ich vom Nutzen der A & B-Methode überzeugen konnte, sagen dasselbe: Es ist so einfach. Sie alle waren begeistert, wie vital sie sich wieder fühlten. Insbesondere Personen, die unter starkem Sodbrennen litten, waren schon bald beschwerdefrei. Hinzu kam, dass sie sich durch eine Umstellung ihrer Ernährungsgewohnheiten sehr bald erheblich jünger fühlten.

Erinnern Sie sich daran, dass Professor Burke mich fragte, warum ich dieses Projekt verfolgte, und dass ich ihm sagte, wie wütend ich wurde, wenn ich fernsah? All diese Werbespots über Diätmaßnahmen – Schlankheitsdrinks und Pillen, die die Gesundheit der Menschen, welche sie einnehmen, gefährden. Sie suggerieren, dass Gewichtsreduktion die leichteste Sache der Welt ist. Aber das ist eine Lüge: Abnehmen auf diese Art ist eine Qual – es sei denn, man weiß über »wissenschaftliches« Essen Bescheid, dann ist es leicht. Außerdem habe ich die Nase voll davon, dass gewisse Prominente ihr Image benutzen, um eine Diät zu propagieren und nebenbei noch ein hübsches Sümmchen einzustreichen. Nur eine davon, Sarah Ferguson, die Herzogin von York, erzählt tatsächlich die Wahrheit darüber, wie sie ihre schon fast legendären Gewichtsprobleme in den Griff bekam: Diesen Erfolg hat sie nicht einem bestimmten Produkt zu verdanken, das sie uns schmackhaft machen will, damit wir es kaufen, sondern der Trennkost nach Dr. Hay.

Mitte März 1991 wurde sie von dem deutschen Magazin *Der Spiegel* interviewt (20. Juli 1991, Nr. 31). Dort berichtete sie über ihre ebenso zahlreichen wie vergeblichen Versuche abzunehmen. 1986 versuchte sie es mit Hypnose, im Jahr 1988 verlor sie 20 Kilo durch Hungern und Gymnastik; doch stets nahm sie in kurzer Zeit alles wieder zu. Aber schließlich stieß sie auf Dr. Hays Trennkost: »Ich habe es ausprobiert«, berichtete sie während eines Besuchs der britischen Militärstreitkräfte in Fallingbostel. »Es wirkt Wunder.« Aber die meisten Menschen kennen diese Ernährungsmethode noch nicht einmal. Stattdessen kaufen sie Diätprodukte und Schlankheitsdrinks, in der Hoffnung, dass die Versprechungen, die ihnen die 32 Milliarden Dollar schwere Schlankheitsindustrie macht, wahr werden. Außerdem treiben sie Sport, ohne zu ahnen, dass übertriebener Sport ihrem Körper nur noch mehr Schaden zufügt.

Andererseits: Woher soll man wissen, was richtig und was falsch ist? Wie kann man erkennen, welche Diät seriös ist und welche nicht? Woher soll man wissen, dass der Begriff der Trennkost, so wie er in manchen Köpfen herumgeistert, gar nicht Hays ursprünglicher Lehre entspricht, sondern von Menschen verfälscht wurde, die aus der Verbreitung Kapital schlagen wollten? Von seinen ursprünglichen Forschungsergebnissen ist nicht allzu viel übrig geblieben. Aus dem perfekten Mosaik seiner Lehre wurde ein Steinchen entnommen und als die »ganze Wahrheit« verkauft: die Trennung der Kohlenhydrate von den Eiweißen.

Wissenschaftlich begründete Ernährung orientiert sich an dem perfekten Zusammenspiel von Nahrungsmittel- und Körperchemie. Zu diesem Zweck wurde der hoch differenzierte A & B-Plan entwickelt, der Ihnen zeigt, wie Sie dieses Ernährungsprogramm ins tägliche Leben integrieren können. Hinzu kommt, dass diese Ernährungsweise auf zwei Arten eingehalten werden kann: Stufe eins ist für gesunde und junge Menschen genau das Richtige, Stufe zwei richtet sich eher an Menschen mit Gesundheitsproblemen und/oder Übergewicht und/oder an Menschen über vierzig.

Ich bin sicher, dass Sie sich über die Tatsache freuen werden, dass das perfekte Zusammenspiel von Nahrungsmittel- und Körperchemie kein Kalorienzählen nötig macht; dass die A & B-Methode nicht auf der Einnahme von zu viel Eiweiß beruht (wie die meisten anderen Diäten), sondern dass Sie jeden Tag unbeschwert Ihre Kohlenhydrate genießen können. Sie werden sich freuen, dass dieses Programm nichts mit irgendwelchen »Wundermitteln« zu tun hat und weder eine »Gesundheitsdiät« noch eine »vegetarische Diät« ist. Die A & B-Methode ist weder Diät noch extrem, sondern einfach nur eine wissenschaftlich fundierte, ausgewogene Form der Ernährung, die sämtliche Nahrungsmittel aus dem reichhaltigen Angebot des 21. Jahrhunderts umfasst. Dies wird im Verlauf dieses Buches deutlich werden.

Wie bereits erwähnt, geht es bei dieser wissenschaftlich untermauerten Methode um das perfekte Zusammenspiel von Nahrungsmittelchemie und unserer Körperchemie. Das klingt kompliziert in Ihren Ohren? Aber in Wirklichkeit ist es ganz leicht zu verwirklichen, denn das Zusammenspiel zwischen Nahrungsmittel- und Körperchemie ist Teil unserer Natur. Sämtliche Lebensmittel, die wir zu uns nehmen und die zu unserer Körperchemie passen, können von unserem Stoffwechsel leicht verarbeitet werden. Wenn wir aber das Falsche essen, bekommen wir Heißhungeranfälle, sind vielleicht ständig hungrig, werden süchtig nach Kohlenhydraten und ein Opfer des berühmten Jojo-Effekts. Die Folge: Je mehr Diäten wir machen, desto schneller nehmen wir danach wieder zu. Die A & B-Methode jedoch entspricht unserer Natur, also kann man fast alles essen, was die Natur uns bietet. Sie passt sogar zu unserer Supermarkt- und Fastfood-Kultur und ist auch nicht besonders teuer. Wichtig ist einfach nur, die chemischen Prinzipien zu kennen, die hinter den Funktionen unseres Körpers stecken. Dabei soll dieses Buch Ihnen helfen. Der A & B-Plan (siehe S. 209 ff.) wird Ihnen bei der Auswahl der richtigen Lebensmittelkombinationen sehr nützlich sein.

Wissen ist Macht, und Wissen über sich selbst bedeutet, dass man die Macht hat, seine eigene Gesundheit, sein Gewicht und seine Energie zu kontrollieren; man hat sogar die Geschwindigkeit des eigenen Alterungsprozesses in der Hand. Wissen ist der Schlüssel zu einem glücklichen und langen Leben. Niemand vermag besser als Sie selbst zu beurteilen, wie Ihr Körper sich fühlt. Und durch das Wissen, welche Nahrungsmittel am besten zu Ihrer Körperchemie passen, werden Sie das Falsche immer vom Richtigen unterscheiden können. Solange ihr Körper ein Geheimnis für Sie ist, sind Sie den Diätgurus auf Gedeih und Verderb ausgeliefert – zumindest im Hinblick auf Ihre Gesundheit.

Wenn Sie Ihr Gewicht in den Griff bekommen wollen, gilt das Alles-oder-Nichts-Prinzip; Gesundheit, Übergewicht und Alterung sind miteinander verwoben. Wer gesünder isst, der nimmt nicht nur ab, sondern fühlt sich gleichzeitig auch jünger! Wenn Sie bei Ihrer Ernährung die Erfordernisse Ihrer Körperchemie im Hinterkopf behalten, bleiben (oder werden) Sie gesund; und Sie hindern Ihren Körper daran, chronische Krankheiten zu entwickeln. Außerdem bekommen Sie Ihr Gewicht unter Kontrolle. Wenn Sie übergewichtig sind, nehmen Sie mit diesem Programm ab – und zwar mit Leichtigkeit. Wenn Sie aber untergewichtig sind, werden Sie zunehmen. Warum? Dr. Hay hat die Antwort folgendermaßen formuliert: »Gesundheitsprobleme sind ebenso wie Gewichtsprobleme auf ein chemisches Ungleichgewicht im Körper zurückzuführen« – deshalb ist es nur logisch, »dass die Wiederherstellung normaler Bedingungen durch eine Korrektur der Körperchemie« die optimale Gegenmaßnahme ist.[3] Das A & B-Programm trägt zudem zur Stärkung Ihres Immunsystems bei. Dieser Punkt ist besonders wichtig, denn der Zusammenbruch des Immunsystems ist ein idealer Nährboden für viele ernsthafte Erkrankungen.

Obwohl die Kenntnis der einfachen Prinzipien unserer Körperchemie (und ganz besonders der dazu passenden chemischen Zusammensetzung von Nahrungsmitteln) zu den Grundlagen unseres Alltags gehören sollte, wissen die meisten Menschen nicht darüber Bescheid. Deshalb will ich Ihnen mit diesem Buch eine »Gebrauchsanweisung« für Ihren Körper an die Hand geben: einfach, klar, leicht verständlich. Denken Sie darüber nach. Würden Sie eine neue Maschine benutzen, ohne vorher die Gebrauchsanweisung zu lesen? Wohl kaum; entweder aus Sicherheitsgründen oder einfach nur deshalb, weil Sie die betreffende Maschine nicht beschädigen wollen. Dieses Buch ist also die Gebrauchsanweisung für Ihren chemischen Apparat. Mit ihrer Hilfe können Sie ab sofort die vollkommene Kontrolle über ihre Gesundheit und Ihr Gewicht erreichen – und zwar auf ganz leichte Art.

Im Kapitel »Im Namen der Wissenschaft« schilderte ich Ihnen, wie und warum ich überhaupt auf den Gedanken kam, ein

Buch wie dieses zu schreiben. Im Kapitel »Ein Genie namens Hay: Der Ursprung der wissenschaftlichen Ernährung« werde ich Ihnen die wahre Geschichte eines Mannes erzählen, dessen Erkenntnisse heute, im 21. Jahrhundert, wichtiger sind denn je. Im Kapitel »Gesund und munter« erzähle ich Ihnen meine eigene Geschichte, die sicher recht inspirierend für Sie sein wird.

Im zweiten Teil des Buches stelle ich Ihnen die »A & B-Prinzipien« vor. In den Kapiteln »Das perfekte Zusammenspiel von Körper- und Nahrungsmittelchemie«, »Selbstvergiftung: Das Alkalidefizit« und »Der chemische Apparat« spreche ich darüber, warum wir unter Übergewicht, Erschöpfungszuständen und Krankheiten leiden. In den Kapiteln »Die Bedeutung von Fett«, »Die Wahrheit über Cholesterin und Homocystein« sowie »Enzyme und die fehlende Verbindung« schildere ich Ihnen die Irrtümer, die sich in der Vergangenheit am besten verkaufen ließen.

In Teil III des Buches lernen Sie die revolutionäre Milch-Apfel-Therapie kennen. Die Kapitel »Die Wahrheit über Milch« und »Arthritis und das ›Wundermittel‹« schildern, wie ich das Wundermittel entdeckte, das meine Arthritis und die anderer Menschen ebenso zu heilen vermochte wie andere Krankheiten. Im Kapitel »Ein Kraftwerk: Die Milch-Apfel-Therapie« erfahren Sie, warum diese Kombination so durchschlagend wirkt.

In Teil IV spreche ich über gefährliche Irrtümer, wie »Modediäten: Der Erfolg ist nur von kurzer Dauer« und »Kann Tofu Krebs heilen?« In Teil V erfahren Sie, wie man die A & B-Prinzipien in die Praxis umsetzen kann. »Die A & B-Prinzipien« und der »A & B-Plan« zeigen Ihnen, wie einfach es ist, Gewicht zu verlieren, Ihre Vitalität wiederzuerlangen, den Alterungsprozess zu verzögern und Krankheiten vorzubeugen. In den Kapiteln »Die richtige Wahl – Stufe eins« (für gesunde Menschen) finden Sie ebenso praktischen Rat wie in »Die richtige Wahl – Stufe zwei« (für Menschen, die unter gesundheitlichen Problemen leiden, und/oder übergewichtig und/oder über vierzig sind). Hinzu kommt ein zweiter, farblich markierter Teil des A & B-Plans (Stufe zwei), der Ihnen auf einen Blick zeigt, welche Nahrungsmittel gesund sind und welche nicht.

Außerdem finden Sie »Fragen und Antworten von A bis Z«, »Informationen zum Thema Abnehmen«, »Praktische Tipps« und »Sport, Atmung und Alterungsprozess«.

Teil VI stellt Ihnen einen »Vierwochen-A & B-Plan« vor, ferner »Das Entgiftungsprogramm nach Dr. Hay« sowie den »Dreitagesplan für Diabetiker«. Ich beschließe diesen Teil des Buches mit dem »A & B-Kochbuch«, in dem Sie selbst feststellen werden, dass dieses Ernährungsprogramm nichts mit Askese zu tun hat.

Aber werfen Sie zunächst einen Blick in das Kapitel »Ein Genie namens Hay: Der Ursprung der wissenschaftlichen Ernährung«.

Kapitel 1 *Ein Genie namens Hay: Der Ursprung der wissenschaftlichen Ernährung*

Ich weiß nicht, ob der Name von Dr. William Howard Hay Ihnen geläufig ist. Wenn ja, dann bin ich fast sicher, dass Sie ihn im Zusammenhang mit diversen »Wunderdiäten« gehört haben, die die Kombination bestimmter Lebensmittel zur obersten Maxime erklären, aber im Grunde nichts mit Dr. Hays seriösen und revolutionären Forschungsergebnissen zu tun haben.

Ja, wir sprechen über den gleichen Mann, einen großen amerikanischen Forscher, einen leidenschaftlichen Kämpfer und ein Genie, das in einem Atemzug mit anderen herausragenden Wissenschaftlern genannt werden sollte – wie z. B. mit Robert Koch, der im Jahr 1905 für seine Entdeckungen auf dem Gebiet der Tuberkulosebekämpfung den Nobelpreis für Medizin erhielt. Oder mit Iwan Petrowitsch Pawlow, dem man im Jahr 1904 als Anerkennung für seine Arbeit zur Physiologie des Stoffwechsels ebenfalls den Nobelpreis verlieh. Oder mit Marie Curie, die im Jahr 1911 den Nobelpreis für Chemie bekam (schon 1903 war er ihr für Physik verliehen worden), oder mit Konrad Bloch oder Feodor Lynen, die ihren Nobelpreis im Jahr 1964 für die Erkenntnisse erhielten, die sie über die Bedeutung und die Regulierung des Cholesterins sowie des Fettsäurestoffwechsels im Körper gewonnen hatten. Oder mit Günter Blobel, der ihn 1999 für die Entdeckung erhielt, dass Eiweiße bestimmte Merkmale besitzen, die ihren Transport und ihren Standort in einer Zelle bestimmen. Dr. William Howard Hays Ergebnisse in Bezug auf das Säure-Basen-Gleichgewicht sind ebenso wichtig und revolutionär wie all diese Entdeckungen.

Trotzdem ist seine Leistung niemals angemessen gewürdigt worden. Wenn überhaupt, dann gilt er als größter Scharlatan in der Geschichte der Medizin. Er wurde zum Vater sämtlicher unseriöser Trennkostgurus und Möchtegern-Ernährungswissenschaftler. Jeder, der auch nur im Entferntesten die Kombination bestimmter Nahrungsmittel propagiert und dabei womöglich sogar bestimmte Lebensmittelgruppen (entweder Eiweiß oder Kohlenhydrate) auslässt, jeder, der Sie zu überzeugen versucht, dass Eiweißdiäten Ihrer Gesundheit keinesfalls schaden können, verfälscht Dr. Hays Ergebnisse, wenn er sich auf ihn als die Quelle seiner Erkenntnisse beruft. Natürlich ist von Dr. Hays ursprünglicher Lehre nicht mehr viel übrig, denn er hat (ohne es zu wissen) geldgierige Menschen dazu inspiriert, den biochemischen Apparat unseres Körpers in einen Geldautomaten zu verwandeln. Was also sollen wir tun? Lassen Sie uns zu den Ursprüngen zurückkehren, zu Dr. Hay und seiner revolutionären Entdeckung der wissenschaftlichen Ernährung.

Heute, sechzig Jahre nach seinem Tod, erinnert sich niemand mehr an die Leidenschaft, mit der dieser einzelne Mann gegen den konventionellen medizinischen Apparat kämpfte. Die etablierte Medizin versteckte sich hinter weißen Kitteln, die verbergen sollten, dass ihre Hauptsorge nicht dem Patienten, sondern dem Geld galt. Umso bemerkenswerter ist der Mann, den ich Ihnen an dieser Stelle vorstellen möchte. Er nämlich war davon überzeugt, dass seine Mission auf Erden darin bestand, das Leiden der Menschen zu beenden: Ihr Leiden, mein Leiden, das Leiden eines jeden. Und das tat er und wird es mithilfe dieses Buches auch weiterhin tun – sogar über seinen Tod hinaus.

Um ein möglichst authentisches Bild von ihm zu zeichnen, werde ich ihn aus seinem Buch so häufig wie möglich selbst zu Wort kommen lassen. So können Sie sich Ihr eigenes Urteil über diesen großartigen Mann bilden.

Geboren wurde Dr. William Howard Hay am 14. August 1866 in Hartstown, Pennsylvania. Doch er war keineswegs von Geburt an ein Revolutionär, obwohl er schon von Kindesbeinen an entsprechende Anlagen mitbrachte. Er hatte keinen großen Respekt vor menschlichen Autoritäten, dafür aber umso mehr vor der Natur und vor Gott. »Jeder von uns erfüllt eine bestimmte Mission im Leben, wir müssen nur herausfinden, welche es ist.«[4a] Nachdem er am 26. März 1891 seinen Abschluss an der medizinischen Fakultät der New York University gemacht hatte, praktizierte Dr. Hay über vierzig Jahre lang als Arzt und Chirurg. Während seines Medizinstudiums beschränkte er sich nicht »auf die Autoren, die die Professoren an der Universität empfahlen, sondern las auch zahlreiche andere Werke vieler verschiedener Autoren«.[4]

Instinktiv spürte er, dass etwas in der Medizin fehlte, aber zu diesem Zeitpunkt konnte er seinen Verdacht noch nicht beweisen. Er suchte nach einer Antwort, die er erst viel später in seinem Leben fand, und das auch nur durch Zufall. Nach 16-jähriger medizinischer Tätigkeit, bei der er sich in der Hauptsache der Chirurgie verschrieb, erkrankte Dr. Hay an einer unheilbaren Nierenkrankheit, die von hohem Blutdruck und erweiterten Blutgefäßen begleitet wurde. Zu diesem Zeitpunkt war er erst 41 Jahre alt. »Die Medizin vermag keine dauerhafte Linderung zu bieten, bestenfalls eine vorübergehende«, erklärte Dr. Hay. Man verschrieb ihm Opiate, ansonsten folgte man der konventionellen Behandlungsmethode. Nichts half, und sein Zustand besserte sich nicht. Das war für ihn der Beweis, dass er über die Ursprünge verschiedener Krankheiten genauso wenig wusste wie der Rest seines Berufsstandes.[5]

Er glaubte »aufs Abstellgleis geraten, oder zumindest nahe dran zu sein«.[6] Während einer jener »langen Nächte«, in denen er »schlaflos dalag und um Atem rang«[6], erinnerte er sich plötzlich an den Bericht eines Colonel, der beim British Army Medical Service in einem Lazarett der britischen Armee seinen Dienst verrichtet hatte. Es handelte sich um Robert McCarrison, der Ende des 19. Jahrhunderts seine Beobachtungen und Schlussfolgerungen über die Essgewohnheiten der Menschen in der Himalajagegend dokumentiert hatte. Sie ernährten sich ausschließlich von Gemüse, Obst, Nüssen und Vollkornbrot sowie von Milch und Käse.[7] Außerdem fand McCarrison heraus, dass er »während der gesamten neun Jahre seiner dortigen Stationierung kein einziges Mal auf Blinddarmentzündung, Magen- oder Zwölffingerdarmgeschwüre, Gallensteine, auf Dickdarmbeschwerden, Verstopfung, Magenverstimmungen, Paradontose, Asthma, Gicht, Rheuma oder andere normale Geißeln der Zivilisation gestoßen war, und dass seine chirurgische Tätigkeit sich ausschließlich auf Verletzungen beschränkte, die durch Unfälle hervorgerufen worden waren«.[7]

Dr. Hay hatte nichts zu verlieren. Er begann auf der Stelle, sich wie die Menschen im Himalaja zu ernähren. Er nahm nur solche Nahrungsmittel zu sich, von denen er glaubte, dass die Natur sie für den Menschen vorgesehen hatte, und zwar ausschließlich in ihrer natürlichen Form. Außerdem achtete er darauf, die notwendigen Mengen nicht zu überschreiten.[7] Dr. Hays gesundheitliche Probleme verschwanden. Nach drei

Monaten war er wieder in der Lage, mühelos lange Strecken zu laufen. Hatte er vorher 112 Kilo gewogen, so wog er jetzt nur noch 92. Die Jahre schienen förmlich von ihm abzufallen, und er fühlte sich jünger und stärker denn je.[8] Dieses Schlüsselerlebnis sollte Dr. Hays Ansichten über Medizin und Chirurgie für immer verändern. »Erst ein persönlicher Zusammenbruch und die Aussicht auf eine hoffnungslose Zukunft vermochten mir die Augen für die Möglichkeit zu öffnen, mich auf gänzlich andere Weise von der Krankheit zu befreien, als die konventionelle Medizin es gewohnt war«.[9] Und er hatte Recht. Schlechte Zeiten sind für viele von uns eine Zeit des Wachstums. Und oft wachsen wir sogar über uns selbst hinaus.

Als Mediziner war Hay bewusst, dass er seine persönlichen Erfahrungen wissenschaftlich untermauern musste, um die Kollegen aus der Fachwelt zu überzeugen. Und so geschah es: Er erholte sich nicht nur, sondern fand auch die Antwort, die er schon seit so langer Zeit gesucht hatte. Sein Gehirn – entgiftet und also wieder aktiv – verwandelte ihn wieder in den Analytiker, der er in seiner Jugend gewesen war. Ihm wurde klar, »dass es an Krankheiten einen Faktor geben muss, den wir bislang noch nicht verstanden hatten, denn immerhin war ich von einer Krankheit genesen, die die medizinische Fachwelt für unheilbar hielt«.[10] Dr. Hay war wieder der Kämpfer von einst, und es dauerte nicht lange, da kehrte auch die Leidenschaft zurück, mit der er seine Überzeugungen vertrat. Sein Leben hatte eine neue Dimension erlangt, denn endlich wusste er, was seine Mission auf Erden war.

Als Wissenschaftler spürte er tief im Herzen, dass auch andere Krankheiten geheilt werden konnten, wenn eine ernste Erkrankung wie sein Nierenleiden durch so simple Methoden zum Verschwinden gebracht werden konnte. Hinzu kam, dass er sich nun, als älterer Mensch, erheblich besser fühlte als in seiner Jugend. Vielleicht ließ sich all das ja auf ein und dieselbe Ursache zurückführen: »In den darauf folgenden vier Jahren widmete ich mich der Behandlung von Krankheiten durch gesunde Ernährung. Ich hatte die Theorie, dass der Körper nichts weiter als eine Zusammensetzung dessen ist, was er täglich in Form von Nahrung und Flüssigkeit zu sich nimmt. Diese These galt es zu beweisen oder zu widerlegen. Und in der Tat: Die vier Jahre lieferten den Beweis, dass jeder sich so gut fühlen kann, wie er will, wenn er die richtigen Nahrungsmittel zu sich nimmt«, schreibt Dr. Hay in seinem Buch.[11]

Schon bald war der Arzt überzeugt, dass »diese Theorie sich als Tatsache entpuppte. Tausende von Fällen wurden untersucht; die Mehrheit der Patienten litt an einer mutmaßlich unheilbaren Krankheit. Sie stellten ihre Ernährungsgewohnheiten um und sind nun vollkommen geheilt, ja sie fühlen sich gesünder als je zuvor, gesünder sogar als in der Kindheit. Und meine Patienten regenerieren sich weiter. Jetzt schon können sie Dinge leisten, zu denen sie ein Jahr zuvor noch nicht fähig waren; mit jedem Jahr entwickeln sie mehr Ausdauer und Effizienz. Und sie genießen das Leben mehr denn je. Und sie alle sind nicht die Ausnahme, sondern die Regel«.[12] Aber er widmete weitere 15 Jahre der Forschung dem Bemühen, die Richtigkeit seiner Methoden zu beweisen.[13] Mittlerweile betrachtete Dr. Hay selbst Zahnschmerzen als Beweis für schlechte chemische Bedingungen im Körper.

Das Ergebnis seiner klinischen Untersuchungen lautete: »Progressive perniziöse Anämie, Asthma, Nierenentzündungen, Diabetes, Rheumatismus, Arthritis, Neuritis, Magen- oder Zwölffingerdarmgeschwüre, jede Form von Verdauungsstörung, Ekzeme, Schuppenflechte, Pityriasis, Strumae aller Art, Tumore, Tuberkulose – all diese verschiedenen Formen so genannter Krankheiten lassen sich auf ein und dieselbe Ursache zurückführen, auf ein chemisches Ungleichgewicht im Körper; und alle können überwunden werden. Egal, an welcher Erkrankung eine Person leidet, der Normalzustand lässt sich leicht wiederherstellen, und zwar durch eine Korrektur der Körperchemie und gründliche Entschlackung. Dies ist eine radikale Vereinfachung der Überlegungen in Bezug auf Krankheiten, doch gleichzeitig verlieren sie dadurch ihren geheimnisumwitterten Nimbus«.[13]

Zu Dr. Hays Lebenszeiten waren Antibiotika noch unbekannt. Das erste Antibiotikum, Penicillin, wurde im Jahr 1941 entdeckt, und das erste wirksame Mittel gegen Tuberkulose, die von dem Bakterium *Mycobacterium tuberculosis* verursacht wird, war das Medikament Streptomyzin, das 1944 entwickelt wurde. Zu dieser Zeit konzentrierte sich die pharmazeutische Forschung mehr und mehr darauf, Krankheiten durch Medikamente zu heilen, statt ihre Entstehung zu verhindern. Damals begann sich ein gigantischer pharmazeutischer Apparat zu bilden, der im Gesundheitswesen das große Geschäft witterte.

Wenn Dr. Hay von einer »Korrektur der Körperchemie« sprach, so lag sein Hauptinteresse in der Vorbeugung von Krankheiten, Übergewicht, Erschöpfungszuständen und vorzeitigem Altern. Mit dem Begriff Körperchemie wiederum meinte er unsere natürliche Chemie. Künstliche Chemie kann Krankheiten heilen oder reduzieren, aber niemals kann sie den Körper in seiner Gesamtheit sehen. Zu Dr. Hays Lebzeiten steckte die pharmazeutische Industrie noch in den Kinderschuhen. Er konnte nicht ahnen, wie schnell seine Erkenntnisse und seine »heilige Mission, die Menschen in ein neues Zeitalter der Gesundheit zu führen« nach dem Zweiten Weltkrieg – in der Ära des Wirtschaftswunders – im Keim erstickt werden würde. Dr. Hay wusste es nicht, und er konnte es auch nicht wissen.

Er war weder Diplomat noch Politiker. Er war geradeheraus und ehrlich. Er glaubte an die »gute alte schottische Gewohnheit, dass zwei und zwei immer vier ergeben, und wenn nicht, dann liegt ein Betrug vor«.[14] Er wünschte sich, dass Millionen von Menschen seine Lehre kennenlernten, die sich für ihn in eine »geheime Mission« verwandelt hatte. Das, so glaubte er, würde das Leiden der Menschen beenden. Und so begann er, seine Lehre, die ihm mittlerweile zur »festen Überzeugung« geworden war[15], zu verbreiten. Die Wirksamkeit seiner Publikationen bewertete Dr. Hay wie folgt: »Die wenigen Tausend, die durch eine entsprechende stationäre Behandlung geheilt wurden, sind nur eine kleine Gruppe im Vergleich zu denen, die durch die Lektüre meiner Bücher davon profitieren, weil sie den Richtlinien folgen. Die Dankesbriefe, die ich täglich von so vielen vollkommen fremden Menschen erhalte, bezeugen die Tatsache, dass meine Methoden so einfach und effektiv sind, dass sie erfolgreich auch ohne ärztliche Überwachung durchgeführt werden können«.[16]

Zu den wohl verblüffendsten Fällen gehört der von Dr. Robert G. Jackson, seines Zeichens Dozent für Medizin am Philadelphia Medical College.[17] Im Alter von 49 Jahren hatte er sich mit seinem bevorstehenden frühen Tod abgefunden. Wie Hay selbst hatte auch er eine schwere Nierenentzündung, litt unter Bluthochdruck, hatte Arteriosklerose, ein doppeltes Glaukom und eine Blutung hinter einem Auge, so dass er auf diesem erblindet war. Neuritis und Arthritis hatten ihn schon vor fünf Jahren zum Krüppel gemacht. Seine Familiengeschichte war denkbar schlimm: Das älteste Familienmitglied war mit 43 Jahren gestorben. Alle anderen waren viel früher zu Tode gekommen, und zwar durch ebenjene Krankheiten, an denen auch Jackson selbst jetzt litt. Dann jedoch entschloss sich dieser Mann, Dr. Hays Konzept zu folgen. Mit Erfolg, denn Dr. Hay schreibt:»Seine Geschichte ist die einer beeindruckenden Heilung, vielleicht sogar die beeindruckendste, von der überhaupt jemals berichtet wurde. Heute ist er 75 Jahre alt, fit, sportlich aktiv. Er läuft täglich 10 Meilen, hält sich aufrecht wie ein Soldat (statt sich vornüber zu beugen, wie früher), und nennt zwei vollkommen gesunde Augen sein Eigen«.[18]

Schottische und britische Ärzte besuchten Dr. Hays Vorlesungen und behandelten ihre Patienten nach seiner Methode. Immer mehr fortschrittliche Amerikaner folgten seiner Lehre. Der amerikanische Forscher Dr. Daniel Munro beteiligte sich an seiner Forschung. Drei Jahre, nachdem Dr. Hay seine Ergebnisse in dem Buch *A New Health Era* veröffentlicht hatte, führte Dr. Munro zusammen mit drei Kollegen in Philadelphia einen Test durch, in dem fünf Probanden sich über einen längeren Zeitraum hinweg Dr. Hays Ernährungsweise unterzogen. Die Schlussfolgerungen der Wissenschaftler wurden 1956, also zwanzig Jahre später, in dem Buch *Man Live – You Are Half Dead*[19] veröffentlicht. Die Ergebnisse untermauerten Dr. Hays Theorie. Auch klinische Mediziner begannen, seine Forschungsergebnisse zu bestätigen. Der Arzt Dr. Arthur Cason nahm zusammen mit seinen Assistenten Experimente vor, die bewiesen, dass Dr. Hay im Recht war. Seine Arbeit wurde 1945 von Herbert M. Shelton im Rahmen des Buches *The Hygienic System* publiziert.[20]

Dr. Hay glaubte, seine heilige Mission vollendet zu haben: das körperliche Leiden einer ganzen Nation (besser: der Menschheit) zu verändern. »Die Welt beginnt zu erwachen, sie prüft kritisch, sieht und bewertet unabhängig und zieht vernünftige Schlussfolgerungen. Solange wir denken, gibt es Hoffnung für uns«, sagte er im Jahr 1933 glücklich. Von 1933 bis 1936 erlebte sein Buch jährlich eine Neuauflage.

Doch plötzlich hört man nichts mehr von ihm. Augenscheinlich forderte die Weltwirtschaftskrise auch von ihm ihren Tribut. Am 31. Oktober 1940 kam er dann im Alter von 74 Jahren bei einem Autounfall ums Leben – nachdem er die Mission seines Lebens erfüllt hatte.

Wenn auch nicht vollkommen, denn solange Dr. Hays Ergebnisse in Krankenhäusern, Arztpraxen, Universitäten und in sämtlichen privaten Haushalten nicht zum Allgemeinwissen gehören, und solange Dr. Hays Buch *A New Health Era* nichts weiter ist als eine Quelle für neue Modediäten (wie es seit vierzig Jahren immer wieder der Fall ist), kann er nicht in Frieden ruhen.

Seine Haltung zum Thema wissenschaftlicher Ernährung ist eindeutig: »Das Wort ›Diät‹ sollte man vermeiden, denn die richtige Ernährung ist in keiner Weise als Diät zu verstehen; statt dessen ziehe ich es vor, von wissenschaftlicher Ernährung zu sprechen, von Ernährung, die einen bestimmten Zweck verfolgt«.[21] Sein Ziel also war es, den Menschen den Schlüssel, die »Gebrauchsanweisung« für ihren »chemischen Apparat«, wie er den menschlichen Körper gern bezeichnete, zu geben. Kein Wunder also, dass zahlreiche schottische und englische Ärzte und Forscher sich Dr. Hays Ansichten anschlossen und sich als »Anwender« seines Systems bezeichneten. Viele Mediziner nutzten seine Erkenntnisse sogar zur Unterstützung ihrer Heilmethode. Hierzu gehörten etwa Dr. Ragnar Berg[22], der Chemiker Fred W. Koch, Dr. Friedrich Sander[23], Professor Dr. Louis-Claude Vincent, Dr. Berthold Kern, Dr. Michael Worlitschek, Dr. Eduard A. Brecht[24], Dr. Hermann Aihara[25], Professor Lothar Wendt, Dr. Bircher-Brenner[26], Professor W. Zabel, Dr. Ludwig Walb und viele andere.

Mithilfe der Hay-Methode bekämpften und heilten sie Diabetes, Krebs, Herzerkrankungen, Bluthochdruck, Arteriosklerose, Fettsucht, chronische Erschöpfungszustände, Nierenerkrankungen, Arthritis, rheumatische Arthritis, Osteoporose, Gicht, Rheuma, Neuritis, Wirbelsäulenversteifung (Wirbelsäulenankylose), das Bärtschi/Rochaix Syndrom (Reizdarm), Anämie, Allergien, Schuppenflechte, Ekzeme, Migräne, Entzündungen, Lungenentzündung, Asthma, Gallensteine, Kolitis, jede Form von Verdauungsstörung, Organerkrankungen, Magen- oder Zwölffingerdarmgeschwüre, erhöhte Cholesterinwerte, Kröpfe oder Strumae, Tumoren und multiple Sklerose (in Kombination mit der Elektroneuraltherapie nach Croon und vielen anderen ganzheitlichen Therapiemethoden.)

Lassen Sie mich an dieser Stelle einen Leserbrief zitieren, der für sich selbst spricht und die Bedeutung der Erkenntnisse Dr. Hays noch einmal augenfällig macht. Der Brief entstammt einer 1957 erschienenen Ausgabe der deutschen Zeitschrift *Industriekurier*. Der 55-jährige Verfasser schreibt:

»Sechs Jahre lang litt ich unter einer sehr komplizierten Variante von Diabetes mellitus und musste mich wiederholten Krankenhausbehandlungen unterziehen, die allesamt erfolglos waren, was – nebenbei bemerkt – zu großen beruflichen Schwierigkeiten führte. Eines Tages stieß ich zufällig auf Knoches Artikel (in der Ausgabe vom 10. August 1957, Nr. 122, S. 12 sowie in der Ausgabe vom 14. September 1957, Nr. 142, S. 13) und besorgte mir daraufhin die entsprechende Literatur zum Thema. Dann begann ich, mich nach den entsprechenden Maßgaben zu ernähren. Nach vier Monaten hatten sich meine Blutwerte erstaunlich verändert: Der Blutzuckerwert, der vorher bei etwa 350 Milligramm gelegen hatte, betrug nunmehr nur noch 100 Milligramm (80 bis 120 sind normal); die Zuckerwerte im Urin sanken ebenfalls beträchtlich. Außerdem nahm ich etwa 20 Kilo ab. Die Erregungszustände, unter denen ich aufgrund der erhöhten Blutzuckerwerte litt, und der psychologische Stress (durch den ich mich schon in so etwas wie den Schrecken meiner Familie verwandelt hatte) sind mittlerweile vollkommen verschwunden. Mein Sinn für Humor ist wieder da, ich bin ausgeglichen und voller Lebensfreude und Energie. Geistig bin ich sogar fitter als in meiner Jugend. Und was die Medikamente angeht, hat sich auch einiges getan: Früher bekam ich täglich 50 Insulineinheiten. Heute sind es meist null. Nur gelegentlich nehme ich 4 bis 8 Einheiten zu mir, um die positive Entwicklung zu unterstützen.

Auch die Dosis der anderen Medikamente wurde mittlerweile auf ein Mindestmaß reduziert. Die Schleimhautentzündung ist verschwunden, meine Augen funktionieren wieder tadellos, ich leide nicht länger unter Verstopfung und benötige keine Abführmittel mehr; auch Leberbeschwerden habe ich keine mehr. Solange ich die richtigen Speisen miteinander kombiniere, darf ich praktisch alles essen.«[27]

Dieser Brief ist mehr als vierzig Jahre alt, doch immer noch haben die Menschen mit Diabetes zu kämpfen. In den Vereinigten Staaten hat sich die Zahl der Zuckerkranken in den vergangenen drei Jahrzehnten um 700 Prozent erhöht; allein in den USA gibt es 15 Millionen Diabetiker, und in 80 Prozent aller Fälle liegt die Ursache erwiesenermaßen in ihrer Ernährung.

Diabetiker müssen unser Ernährungsprogramm den Bedürfnissen ihrer Erkrankung anpassen und sollten mit ihrem Arzt darüber reden. Eine medikamentöse Behandlung wird durch das Programm keineswegs behindert. Im Gegenteil: Das hohe Maß an Ballaststoffen (beispielsweise in Äpfeln) führt dazu, dass die Glucose, ein Grundbaustein der Kohlenhydrate, langsamer in den Blutkreislauf gelangt. Deshalb steigen die Blutzuckerwerte nur ganz allmählich an und bleiben über einen längeren Zeitraum hinweg konstant, statt in schneller Folge auf und ab zu pendeln. Die körpereigene Insulinproduktion (wenn es sie überhaupt noch gibt) kommt besser damit zurecht. Mithin können die Reaktionen auf übermäßige Insulinzufuhr, die mit dem typischen Gefühl des Heißhungers einhergeht, vermieden werden.

Mittlerweile schreiben wir das Jahr 2000, und über 1 Billion Dollar wird in den Vereinigten Staaten jährlich im Gesundheitswesen ausgegeben. Die Schlankheitsindustrie macht mit entsprechenden Präparaten ein Riesengeschäft, und die meisten Menschen haben sich an den Gedanken gewöhnt, dass das Leben nach dem fünfzigsten Lebensjahr mit chronischen Krankheiten, Medikamenten und Schmerzen einhergeht. Ganz zu schweigen davon, dass ein Drittel der Bevölkerung sich nach dem Essen kaum wach halten kann und Übergewicht mittlerweile zu unseren Zivilisationskrankheiten gehört.

Dr. Hay hatte die richtige Idee zum falschen Zeitpunkt, nämlich damals, als die pharmazeutische Industrie gerade auf dem Vormarsch war. Die Werbung propagierte die »Wunder«, die manche Mittel zu wirken versprachen, so lange, bis die Generation unserer Eltern und unsere glaubte, dass Pillen buchstäblich alles können. Aber das stimmt einfach nicht. Wenn es tatsächlich »Wundermittel« gäbe, wären die staatlichen Gesundheitssysteme in aller Welt nicht so heillos überlastet! Wir können unserer Biologie, die sich im Lauf von 200 Millionen Jahren entwickelt hat, nicht entgehen. Aber wir können lernen, damit zu leben.

»Die Wahrheit stirbt nie«, hat Dr. Hay einmal gesagt. Und die Wahrheit über das wissenschaftliche Essen, über das Zusammenspiel von Nahrungsmittel- und Körperchemie kann das Leben vieler Menschen auch heute noch grundlegend verändern. Nahrungsmittel, die der Körperchemie entsprechen, lassen sich vom Stoffwechsel leicht verarbeiten und unterstützen das Säure-Basen-Gleichgewicht. Und von solchen Nahrungsmitteln gibt es jede Menge. Dieses Buch zeigt Ihnen, wie Sie ganz von vorn anfangen können, so dass chronische Erschöpfung, Übergewicht und Krankheiten schon bald zur Vergangenheit für Sie gehören.

Wenn Sie wieder vitaler sind und nicht mehr unter Sodbrennen leiden, so ist dies das erste Anzeichen für Ihre Genesung. Ihr Körper befreit sich von den Giften, die sich im Lauf des Lebens dort angesammelt haben, und nach und nach steigert sich auch Ihr gesundheitliches Wohlbefinden. Sie haben das Gefühl, wieder jünger zu sein, und Ihr Gewicht normalisiert sich, Schritt für Schritt. Ich selbst bin ein gutes Beispiel für den Erfolg dieses Systems. Auch ich bin durch die Hölle gegangen und habe alle möglichen Diäten ausprobiert. Ich habe gehungert bis zum Umfallen, war abhängig von Schmerzmitteln und ruinierte meine Gesundheit – so lange, bis ich dem Tode nahe war. Doch ich hatte Glück, denn ich stieß auf die Hay-Methode. Und was das zur Folge hatte, können Sie im folgenden Kapitel nachlesen.

Kapitel 2   *Gesund und munter*

Ich weiß schon gar nicht mehr, wie viele Menschen mir von ihren Gewichtsproblemen und ihren gesundheitlichen Schwierigkeiten berichtet haben – und natürlich von ihrem Leidensweg. Aber es waren eindeutig zu viele. Junge Menschen, Menschen in der Mitte des Lebens und alte; sogar Kinder waren schon ernsthaft krank. Und ich erzählte ihnen meine Geschichte. Ich schilderte ihnen, dass ich ein erblich bedingtes Krebsrisiko trage. Meine Großmutter väterlicherseits starb an Leukämie, meine Großmutter mütterlicherseits an Leberkrebs, mein Großvater väterlicherseits an Nierenkrebs. Doch meine Mutter, die mittlerweile achtzig Jahre alt ist, fühlt sich topfit, denn vor zwölf Jahren drangen meine Schwester und ich darauf, dass sie sich in Zukunft nach der Hay-Methode ernährte. Diesem Ernährungsprogramm folgt sie bis heute gewissenhaft. Sie ist schlank, immer noch sehr elegant, scharfsinnig, wie sie es ihr Leben lang war, und – gesund und munter.

Doch in meiner Kindheit war alles ganz anders: »Iss Fleisch, damit du groß und stark wirst«, sagte meine Mutter fast täglich zu mir. Aber ich bin viele Jahre lang wegen gesundheitlicher Probleme und meines Übergewichts durch die Hölle gegangen. Und all das einfach nur deshalb, weil ich nicht wusste – und auch nicht wissen konnte –, dass meine Pillen und Fleisch liebenden Eltern sich irrten. Ich eignete mir die falschen Essgewohnheiten an (die man damals für richtig hielt), aber was das Wichtigste war: Ich lernte nichts über den loyalsten Begleiter unseres ganzen Lebens – unseren Körper, die »chemische Maschine«.

Im Jahr 1967 war ich 22 Jahre alt. Ich verließ mein Elternhaus und ließ die Zukunftspläne, die Mutter und Vater für mich hatten, hinter mir. Sie wollten, dass ich zu Hause blieb und ihre Firma übernahm. Doch ich verbrachte den Großteil meiner Jugend in Los Angeles, München und Mailand. Ich liebte die Spontaneität der italienischen Lebensart, die viel mehr Spaß machte als das Zusammenleben mit meiner Familie in Los Angeles oder München. Ich setzte mir meine beruflichen Ziele selbst und erreichte sie problemlos. Meine Schwierigkeiten begannen, wenn mein knurrender Magen mich zur Mittagszeit daran erinnerte, dass ich hungrig war, oder am Abend, wenn meine Freunde anriefen und die »Gretchenfrage« stellten, wohin wir an diesem Abend zum Essen gehen sollten?

Tagsüber aß ich mit Vorliebe Pizza, weil man die schnell mal eben an der Straßenecke herunterschlingen konnte. Natürlich strotzte sie nur so vor Wurst, Fisch und Tomatensauce. Abends ging ich zusammen mit meinen Freunden, ein paar typischen italienischen Männern und Frauen, zum Essen. Dieses begann entweder mit Spaghetti und Tomatensauce oder Rigatoni mit Fleischsauce. So oft wie möglich aß ich mein Lieblingsgericht, Tortellini mit Schinken, Erbsen und Sahnesauce. Und zum krönenden Abschluss gab es als Dessert ein Tiramisu. Nach einem solchen Abendessen war mir meist schlecht, aber ich kümmerte mich nicht darum. Damals war ich jung und hatte keine Ahnung, was es hieß, übergewichtig, krank und antriebslos zu sein. Zumal ich mich gleich besser fühlte, wenn ich danach zu den neuesten Hits in der Disco tanzte.

Doch schon bald begann ich zuzunehmen. Das störte mich, besonders am Strand, der mit schönen Frauen in Bikinis übersät war. Deshalb begann ich mit der »Eiweißdiät«, die in den siebziger Jahren gerade in Mode war. Dabei nahm man keine Kohlenhydrate, fast kein Fett, aber zweimal am Tag kleine Steaks oder anderes gegrilltes Fleisch und eine kleine Portion Salat zu sich. Das war alles. Wenn ich auf Partys war, litt ich Höllenqualen. Ich war den ganzen Tag lang hungrig. Und eigentlich nahm ich viel zu wenig ab, als dass es diesen Stress aufgewogen hätte. Am Tag benötigte ich all meine Kraft und Energie, denn ich arbeitete hart an diversen Projekten. Ich ahnte nicht, dass das ständige Hungergefühl auf meine eiweißlastige Ernährung zurückzuführen war. Egal, wie viel ich aß, mein Körper sandte beständig Hungersignale aus. Infolgedessen sanken mein Energiereserven.

Später dann traten starke Bauchschmerzen auf, die ich zu ignorieren versuchte. Ich nahm schmerzstillende Mittel, und nach und nach stieg die tägliche Dosis auf 20 Tabletten. Doch auch sie vermochten den Schmerz nicht zu unterdrücken. Eines Tages erlitt ich einen Zusammenbruch, weil die Schmerzen unerträglich geworden waren. Ein Arzt tippte auf Nierenkoliken. Ein anderer verabreichte mir Penicillin und weitere Schmerzmittel, aber mir ging es immer schlechter, so dass ich glaubte, sterben zu müssen.

Ich flog nach Deutschland, wo es einen Spezialisten gab, dem ich vertraute: Dr. Theo Spreng, Chefarzt der gleichnamigen Klinik. Ich weiß bis heute nicht, wie ich den Flug von Mailand nach München schaffte, aber ich schaffte ihn. Ich nahm so viele Medikamente, dass ich mich noch nicht einmal an die Fahrt zum Flughafen erinnern kann, ebenso wenig daran, wer mich abholte. Dr. Spreng nahm mich sofort in seiner Klinik auf, und schon am nächsten Tag musste ich mich einer Operation unterziehen.

Nachdem ich aus der Narkose erwacht war, sagte Dr. Spreng zu mir: »Es war sogar noch schlimmer, als ich dachte;

vier Stunden später wären Sie tot gewesen. Sie hatten nicht nur einen 2 Pfund schweren Tumor neben Ihrem rechten Eierstock, sondern auch einen vereiterten Blinddarm, der nur deshalb noch nicht durchgebrochen ist, weil er mit dem Tumor verwachsen war.« Dann fügte er hinzu: »Es hätte jeden Augenblick zu spät sein können. Sie haben praktisch das letzte halbe Jahr in Lebensgefahr geschwebt. Wie haben Sie diese Schmerzen nur aushalten können? Sie müssen teilweise so stark wie Wehen gewesen sein.«

Nachdem ich mich von dem Eingriff erholt hatte, verließ ich das Krankenhaus und quartierte mich im Haus meiner Schwester in München ein, wo ich meine Kraft zurückzugewinnen hoffte. Durch die »Fressgelage« in Mailand und die Medikamente, die sich offensichtlich nicht mit meiner Körperchemie vertrugen, hatte ich so viel zugenommen, dass ich mein Normalgewicht von 45 Kilo weit hinter mir gelassen hatte: Ich wog mittlerweile 70 Kilo.

Obwohl ich körperlich in schlechter Verfassung war, machte ich erneut eine Eiweißdiät, die man durchaus mit Verhungern gleichsetzen kann. Nur diejenigen, die solche extremen Diäten schon einmal am eigenen Leib ausprobiert haben, können das nachvollziehen: Es ist, wie wenn ein Süchtiger seine täglichen Drogen nicht mehr bekommt – Rauschgift, Alkohol oder Zigaretten. Der emotionale Stress steigt, und die Stimmung sinkt ins Bodenlose. Trotzdem verlor ich 20 Kilo und versuchte, diese nicht wieder zuzunehmen – und zwar, indem ich weiter hungerte.

Zu diesem Zeitpunkt wurde meine Arbeit immer anstrengender; die Erschöpfungszustände und eine angeschlagene Gesundheit aber blieben mir weiterhin treu. Ich erwachte morgens mit seltsamen Beschwerden in Armen und Beinen, mit ungeheuren Kopfschmerzen und gelegentlichen Migräneanfällen. Zweifellos hatten meine gesundheitlichen Probleme etwas mit der Operation und der Narkose zu tun. Eine Krankenschwester verkündete mir, dass ich zwei Jahre lang sogar jeden Wetterwechsel spüren würde. Nach zwei Jahren jedoch hatte ich immer noch Schmerzen im ganzen Körper und litt unter massiver Antriebslosigkeit. Ich hatte zu diesem Zeitpunkt immer noch keine Ahnung, dass diese Schmerzen etwas mit meinen Ernährungsgewohnheiten und mit den Medikamenten zu tun hatten. Und ich wusste auch nicht, dass ich etwas dagegen hätte unternehmen können. Also tat ich, was die meisten Menschen tun: Ich nahm Schmerzmittel – jeden Tag.

Die Chemie des Gehirns ist direkt mit der Körperchemie verbunden. Ein Ungleichgewicht in der Körperchemie kann also leicht Depressionen zur Folge haben. Doch auch davon hatte ich nicht die leiseste Ahnung, ebensowenig wie von Dr. Hays Merksatz: »Je weniger Gift im Körper ist, umso klarer ist der Geist.« Statt also das Richtige zu tun, verschlimmerte ich das Problem noch. Fünf bis zehn Schmerztabletten am Morgen reichten schon bald nicht mehr aus. Über den Tag verteilt, von morgens bis abends, nahm ich immer mehr davon. Außerdem benötigte ich Valiumpräparate, um den immer heftiger werdenden Depressionen eine Zeitlang zu entkommen. Ich konnte mit den Depressionen nicht umgehen und wurde unberechenbar. In einem Augenblick lachte ich, genoss das Leben und ging gern auf Partys, im nächsten Moment war ich nicht mehr ich selbst.

Schon bald musste ich auch die Dosis der Beruhigungsmittel erhöhen und begann, Aufputschmittel zu nehmen, um tagsüber fit zu sein. Es dauerte nicht lange, bis ich herausgefunden hatte, dass das Zusammenspiel von Tranquilizern und

Aufputschmitteln die Probleme scheinbar verschwinden ließ. Die Kombination machte mich nicht nur künstlich glücklich, ich kam auch viel besser mit dem Hunger zurecht. Die Mittel hatten eine ähnliche Wirkung wie Diätpräparate, waren aber natürlich noch gefährlicher. Damals war es leicht, an Aufputschmittel heranzukommen, was heute nicht mehr der Fall ist. Man wusste nicht, wie gefährlich derlei Medikamente sind und dass sie abhängig machen. Genau das aber geschah: Schließlich war ich süchtig.

Ein Jahr nach der ersten Operation entdeckte Dr. Spreng einen neuen Tumor. Schockiert sagte er zu mir: »Mein Gott, bei Ihnen wachsen Tumore aber schnell. Normalerweise müsste ich jetzt noch einmal operieren, aber ich fürchte, dass Sie eine weitere Operation in so jungen Jahren unnötig schwächen würde, so dass Ihr Immunsystem nicht länger in der Lage wäre, die Krebszellen zu bekämpfen.« Er fragte mich nach meinem Zigarettenkonsum, und ich bekannte, dass ich trotz seines Ratschlags nicht mit dem Rauchen aufgehört hatte. Damals rauchte ich vier Päckchen Marlboro am Tag. »Ich habe Ihnen doch dringend ans Herz gelegt, keine Zigarette mehr anzurühren!« explodierte er. »Sie wissen, wie ich über Raucher im Allgemeinen denke, aber für Frauen ist das Rauchen ganz besonders gefährlich. Und das gilt keineswegs nur für Schwangere oder für Frauen, die die Pille nehmen. Und die Folge sind auch nicht nur Herz-Kreislauf-Erkrankungen. Seit Jahrzehnten weiß man, dass es das weibliche Hormonsystem beeinflusst und dem Körper seine Fähigkeit nimmt, die Bildung von Tumoren zu hemmen. – Und genau das ist bei Ihnen der Fall«, fügte er hinzu. »Zigaretten enthalten über 4000 chemische Stoffe. Kohlendioxid, Kohlenmonoxid, Methan und Nikotin sind nur einige der Hauptkomponenten, die Ihr Hormonsystem durcheinanderbringen. Sie sind auf dem besten Weg, an Krebs zu erkranken und die Metastasenbildung auch noch zu beschleunigen. Wie ich schon sagte: Ihre Tumore wachsen schnell, und eines Tages werden sie nicht mehr nur gutartig sein. Ab Ihrem dreißigsten Lebensjahr, wenn die Zellen sich nicht mehr so schnell erneuern, schweben Sie mit jedem Lebensjahrzehnt in größerer Gefahr. Sie müssen unbedingt mit dem Rauchen aufhören. Wenn Sie es versuchen, werden Sie feststellen, dass der Tumor darauf reagiert. Vielleicht wächst er nicht weiter, und Sie können damit leben.«

Das motivierte mich natürlich. Also überwand ich alle Schwierigkeiten und hörte mit dem Rauchen auf. Es war sehr anstrengend, aber ich wusste, dass ich keine Wahl hatte, wenn ich eine weitere Operation vermeiden wollte. Bald erfand ich einen Trick, um mich selbst zu überlisten: Ich *erlaubte* mir zwar zu rauchen, *wollte* es aber nicht. Ich appellierte an meine Stärke und an meinen Stolz. Das war ganz schön schwer. In den ersten Wochen geschah es häufig, dass ich eine Zigarette zwischen die Zähne nahm, sie aber nicht anzündete. Doch nach einer Weile kam ich davon los.

Damals wusste ich noch nicht, dass die Raucherei nicht die ganze Wahrheit war. Deshalb hatte ich nach wie vor schlechte Ernährungsgewohnheiten. Trotzdem bekam ich den kleinen Tumor unter Kontrolle. Ich hatte zwar hin und wieder Schmerzen, aber er wuchs nicht weiter. Im Gegenteil, er schrumpfte so weit zurück, dass ich um einen chirurgischen Eingriff herumkam. Während der darauf folgenden Jahre vergaß ich den Tumor, vielleicht, weil die Probleme mit meinem Gewicht, meiner chronischen Erschöpfung und meinen anderen Krankheiten mein Leben bestimmten.

Eines Tages erlitt ich einen Nervenzusammenbruch und wurde in ein Münchner Krankenhaus eingeliefert. »Ihre Nerven sind die einer fünfzigjährigen Frau«, sagte der Arzt damals. Aber ich war immer noch in den Zwanzigern. Meine Hände zitterten. Ich war so schwach, dass ich kaum laufen konnte. Ich war krank und lag sechs Wochen lang im Bett. Es erforderte unmenschliche Stärke und Mühen, meine Abhängigkeit von den Tranquilizern und Aufputschmitteln zu überwinden. Es gelang mir, aber die Schmerztabletten blieben auch weiterhin meine Begleiter. Ich schaffte es einfach nicht ohne sie. Ich wurde zwar wieder gesund, aber ich war einfach nicht mehr der gleiche Mensch wie vor der Operation. Der Schmerz in meinem Körper war einfach immer da, jeden Tag und jede Nacht. Und auch mein Übergewicht blieb mir erhalten. Es wurde sogar von Jahr zu Jahr schwerer abzunehmen. Aber wenigstens hatte ich mich in Bezug auf meine Medikamentenabhängigkeit wieder im Griff.

Im Jahr 1975 feierte ich meinen dreißigsten Geburtstag. Ich war erfolgreich und hatte meiner Familie und mir selbst bewiesen, dass ich nach meinen eigenen Vorstellungen leben konnte und niemanden brauchte. Oberflächlich betrachtet war ich sehr glücklich, doch der tägliche Kampf mit meinem Gewicht und mit dem Schmerz zermürbte mich und verdarb mir häufig die gute Laune. Mir wurde klar, dass Abnehmen einen nicht zu unterschätzenden Stressfaktor darstellte. Häufig kam ich mir vor wie Sisyphus (der legendäre König von Korinth aus der griechischen Mythologie), der wegen seiner Gottlosigkeit dazu verdammt war, in der Unterwelt unablässig einen Felsbrocken einen Hügel hinaufwälzen zu müssen. Immer, wenn er zum Gipfel gelangt war, ließ das Gewicht des Steins ihn wieder herunterrollen, und Sisyphus musste von neuem beginnen. Aber ich war weder so listig wie Sisyphus, noch hatte ich mich je mit Zeus angelegt. Ich fand eigentlich nicht, dass ich für eine Sünde bestraft werden musste.

Eines Tages dann beschloss ich, mich fortan vegetarisch zu ernähren. Doch auch dies erforderte eine Disziplin, die mir abging. Ich war völlig überfordert, wenn ich mit meinen Freunden zusammensitzen und ihnen dabei zusehen sollte, wie sie voller Freude ihre Steaks verspeisten. Meine Motivation, es mit einer neuen Diät zu versuchen, schrumpfte immer weiter, bis ich erneut zuzunehmen begann.

Schließlich hörte ich von der neuesten »Wunderdiät« eines Diätgurus, der behauptete: »Je mehr ich aß, desto schlanker wurde ich.« Da ich keine Ahnung von dem Zusammenspiel von Körper- und Nahrungsmittelchemie hatte, war ich von diesem Slogan ganz fasziniert. Ich konnte es kaum abwarten, wie eine Verrückte alles Mögliche in mich hineinzustopfen, um mich für die Vergangenheit zu entschädigen. Erlaubt waren große Fleischportionen, Hühnchen und sämtliches Eiweiß, denn es hieß: »Wer keine Kohlenhydrate zu sich nimmt, hat auch keinen Hunger!« Aber das stimmte nicht. Trotz der großen Portionen hatte ich ständig Hunger. Doch ich hörte weiter auf die fadenscheinigen Diätvorschriften und aß den ganzen Tag lang – aufgrund meiner Fresssucht manchmal sogar ganze Hühnchen.

Damals hatte ich keine Ahnung, dass diese Trenddiät auf einem recht einfachen Prinzip beruhte: Je mehr man zu Beginn dieser Diät wiegt, umso mehr Gewicht verliert man. Ich hatte reichlich Pfunde zu verlieren und konnte den Erfolg zunächst in vollen Zügen genießen. Aber nach einer Weile meldete sich die wahre Chemie meines Körpers zu Wort. Ich steckte fest! Hinzu kam, dass mein geschundener Körper mit so vielen starken Säure bildenden oder »schlechtem« Eiweiß nicht zurechtkam.

Ich fühlte mich sehr alt – und sah auch so aus. Ich war so erschöpft, dass ich nichts mehr zustande brachte. Und weil ich es nicht besser wusste, machte ich den normalen biologischen Alterungsprozess dafür verantwortlich, dass mir aus dem Spiegel eine alte Frau entgegenblickte. Ich gehöre zu den Menschen, die es hassen, einer Situation auf Gedeih und Verderb ausgeliefert zu sein. Ich pflegte um das zu kämpfen, was ich wollte und brauchte, um mein Leben unter Kontrolle zu haben. Und obwohl ich hart kämpfen musste, habe ich es immer irgendwie geschafft.

Diesmal hatte ich zum ersten Mal das ohnmächtige Gefühl, einer Macht ausgeliefert zu sein, die stärker war als mein Wille: der Biologie. Auf geistiger Ebene war ich einfach noch nicht auf das Altern vorbereitet – 35 ist doch noch kein Alter. Trotz der kreislaufstützenden Medikamente war ich ständig müde und hatte mehr mit den überschüssigen Pfunden zu kämpfen denn je. Ich war froh, wenn ich meine täglichen Aufgaben bewältigte. Damals setzten die Depressionen von neuem ein; diesmal waren sie sogar noch heftiger. Damit begann ein Teufelskreis. Jetzt probierte ich die »Cognac-Diät« aus, die aus reinem Cognac und sonst nichts bestand. Ich hoffte, dass das vollkommene Meiden von Nahrungsmitteln die Ergebnisse bringen würde, nach denen ich mich sehnte. Wenigstens lullte der Alkohol mich so sehr ein, dass ich meinen täglichen Kampf gegen Brot, Mayonnaise, Brötchen, Cornflakes, Kartoffeln, Reis, Käse, Pommes frites und viele andere Nahrungsmittel vergaß. Aber der Cognacgenuss hatte keinerlei Gewichtsverlust zur Folge.

Also probierte ich, trotz meines anfänglichen Zögerns, Diätpillen aus. Die Tabletten machten mich extrem unruhig. Meine Hände begannen zu zittern, ich fing an zu stottern und wurde mit jedem Tag fahriger. Hinzu kam, dass meine Abhängigkeit von Nahrungsmitteln keineswegs abnahm.

Als nächstes kaufte ich mir Schlankheitsdrinks, denn ich glaubte, dass sie Vitamine und andere wichtige Nährstoffe für den Körper enthielten. Ich war entschlossen, »streng« zu mir zu sein und sie zu trinken, damit ich endlich diese hässlichen Fettpolster loswurde. Damals schwor ich mir, dass ich alles tun würde, um auch schlank zu bleiben, wenn ich mein Ziel einmal erreicht hatte, wenn ich nur einmal erfolgreich war. Mit dieser Motivation trank ich Unmengen und aß so wenig wie möglich. Aber das Wunder erwies sich als Fata Morgana; die Folge waren lediglich Stress und weitere Gesundheitsprobleme.

Wenn zu jenem Zeitpunkt eine gute oder auch eine böse Fee zu mir gekommen wäre, ich hätte mit Sicherheit zehn oder sogar zwanzig Jahre meines Lebens geopfert, um meinen früheren Körper wiederzubekommen – und meine Kraft. Ich war vom erbarmungslosen Wirken der Biologie so vollkommen verwirrt, dass ich ohne zu zögern ja zu solch einem Pakt gesagt hätte. Glücklicherweise gab es weder die Fee noch den Pakt.

Mein Alkoholkonsum stieg proportional zu meinen Depressionen. Ich suchte meinen Arzt auf, einen Internisten. Nachdem er einen Check-up durchgeführt hatte, stellte er fest, dass meine Bauchspeicheldrüse ganze 5 Zentimeter größer geworden war und dass ich unter Leberzirrhose litt. Außerdem lautete seine Diagnose: Diabetes, Nierenschaden und klinische Depressionen. Trotz der medizinischen Versorgung und den Ernährungsvorschriften, die mein Arzt mir machte, erholte ich mich weder physisch noch seelisch. Hinzu kam, dass ich trotz der ärztlichen Empfehlungen nicht in der Lage war, mit dem Trinken aufzuhören. Ich hatte eine ungeheure Neigung zur Selbstzerstörung. Dann kam jener Tag im Sommer des Jahres 1983: Ich konnte nicht mehr vom Bett aufstehen. Ich war so schwach, dass ich kaum laufen konnte. Mein Körper hielt diesem Wahnsinn nicht mehr länger stand.

Ich rief John an, der nicht nur ein persönlicher Freund von mir ist, sondern auch Spezialist für innere Medizin. Ich wollte seinen medizinischen Rat einholen. Bis heute ist mir nicht klar, warum ich ihn nicht gleich zu Beginn um Hilfe gebeten hatte, zumal ich wusste, dass er seine Praxis jedes Jahr für ein paar Wochen schloss, um an Seminaren zur neuesten medizinischen Forschung in den USA teilzunehmen. Aber erst jetzt wandte ich mich an ihn, weil ich mir wünschte, dass er eine »Wunderdroge« aus dem Hut zauberte, vielleicht eine aus den Staaten, durch die sich alles wieder einrenken würde.

Ich war zu schwach, um John in seiner Praxis aufzusuchen. Also machte er einen Hausbesuch und las sich zuerst den Bericht seines Kollegen durch, in dem dieser von einer vergrößerten Bauchspeicheldrüse, Leberzirrhose, Diabetes, Nierenerkrankungen und Depressionen gesprochen hatte. Nachdem er meinen einst so vitalen Körper untersucht hatte, bat er mich, ihm meine Ernährungsgewohnheiten zu schildern. Wahrscheinlich war er von meinen Antworten schockiert. Aber statt mir von einem »Allheilmittel« zu berichten, erklärte er mir zum ersten Mal, was man unter dem Begriff Übersäuerung versteht. »Tatsächlich bist du dabei, dich nach und nach selbst zu vergiften, denn die sauren Endprodukte der Verdauung und des Stoffwechsels verursachen dir Schmerzen an den freien

Nervenenden.« Das leuchtete mir ein. Endlich kannte ich nun den Grund für die seltsamen Schmerzen in meinen Armen und Beinen, die mich jetzt schon seit Jahren plagten – jeden Tag.

Außerdem warnte er mich, dass ich meine Gesundheit ruinieren und mein Immunsystem zerstören würde, wenn ich meine Ernährungsgewohnheiten nicht veränderte – radikal und von Grund auf. Er erklärte mir, dass der vorzeitige Alterungsprozess, dem ich unterlag, eine Folge der Tatsache war, dass ich meine Körperchemie ignorierte.

Trotz dieser offensichtlichen Lösung war ich enttäuscht, denn ich erwartete von John, dass er mir ein Wundermittel verabreichte, das mir meine Kraft, meine Gesundheit und meine Schlankheit wiedergab. Ich war einfach noch nicht bereit, nur über Essen zu reden! Obwohl ich seiner Ansicht vertraute, hielt ich meinen Freund und seinen Glauben an die heilende Kraft der Natur für etwas merkwürdig. Durch die ganze Esserei hatte ich schon genug Probleme; und ich wollte ganz bestimmt nichts mehr über eine neue Diät hören.

John sah meine Enttäuschung und sagte: »Vertrau mir. Mein Ratschlag ist genau das Gegenteil von dem, was du in der Vergangenheit gelernt hast. Ich verschreibe dir keine Medikamente. Zunächst werde ich dir die richtigen Lebensmittel kaufen, und dann sollten wir uns unterhalten. Wenn du meine fachliche Meinung als Arzt hören willst, Eleonora: Du bringst dich selbst um.« Ich war zu schwach, um diese schockierenden Neuigkeiten wirklich zu verstehen. Mein Mann stimmte Johns Ansichten zu, denn er und seine Familie haben sich schon immer mit Gesundheitsthemen befasst. Ich hingegen hatte mich über ihr Interesse dafür immer lustig gemacht.

Nachdem John vom Einkaufen zurückgekehrt war, gab er mir zunächst drei Löffel Weizenkeime und dann Vollkornweizenbrot mit Vollfettkäse, Tomaten, Zwiebelringen, etwas Salz und schwarzen Tee. Ich schämte mich fast, um eine zweite Scheibe Brot zu bitten, aber John lachte nur und sagte: »Du kannst so viel essen, wie du willst. Wenn du dem A & B-Plan ein paar Wochen lang folgst, hat sich deine Körperchemie bald wieder eingependelt, und die Heißhungerattacken, unter denen du bei all deinen anderen Modediäten gelitten hast, werden verschwinden. Du wirst nur noch dann Hunger verspüren, wenn du wirklich Nahrung brauchst, denn wir beziehen unsere Energie ausschließlich aus Fett und Kohlenhydraten.« schlechte« Eiweiße hingegen schaffen nur die kurzfristige Illusion, satt zu sein. Die meisten Modediäten basieren auf zu viel Eiweiß. Aber wenn man genug Basenbildner, Ballaststoffe und geringe Mengen Eiweiß zu sich nimmt und diese wiederum mit dazu passenden Nahrungsmitteln kombiniert, reguliert die Körperchemie sich nach einer Weile von selbst. Danach isst man automatisch wieder weniger Brot und mehr Basen bildende Nahrungsmittel. Aber im Augenblick ist es für dich völlig in Ordnung, so viel Weizenvollkornbrot zu essen, wie du willst.«

Später zog mein Freund ein schwarzes Büchlein aus der Tasche. Der Titel lautete *A New Health Era*[28] von Dr. William Howard Hay. John sagte zu mir: »Du musst dieses Buch keineswegs sofort lesen. Ich werde dir für die nächsten beiden Wochen einen Diätplan ausarbeiten, dann hast du schon mal eine Ausgangsbasis, von der aus du starten kannst. Hier hast du zunächst einmal die Liste der wichtigsten Nahrungsmittel – aufgeteilt in drei Kategorien.« Zum ersten Mal hörte ich von Dr. Hay und seiner Theorie, dass Krankheit und

Erschöpfung auf falsche Ernährungsgewohnheiten zurückzuführen sind. John berichtete mir, dass der Durchschnittsamerikaner zehnmal mehr Eiweiß zu sich nimmt, als er sollte. Das sei der Grund für einen Großteil aller gesundheitlichen Probleme. Obwohl ich mich sehr schlecht fühlte, musste ich lachen und sagte: »Das ist in Europa nicht anders. Auch hier sind eiweißreiche Diäten schon seit Jahrzehnten sehr in Mode.«

»Stimmt«, antwortete John. »Und für kurze Zeit sind sie durchaus auch recht wirkungsvoll. Unglücklicherweise glauben die Leute deshalb daran.« Dann erklärte er mir, was man unter dem »Jojo-Effekt« versteht: Je mehr Diäten man macht, desto schneller nimmt man auch wieder zu. Das Gewicht geht in die Höhe wie ein Jo-Jo, so dass man schließlich mehr wiegt als vorher.

Wenn es etwas gab, das meinen Qualen ein Ende bereiten konnte, dann wollte ich es kennen lernen. Ich wollte alles darüber wissen. Zum ersten Mal in meinem Leben erfuhr ich, wie mein Körper funktionierte. John erklärte mir alles über die Körperchemie und über die Nahrungsmittel, die dazu passen.

Ich hatte niemals auf das Zusammenspiel von Nahrung und Körperbedürfnissen geachtet, und das war auch der Grund, warum ich krank und übergewichtig geworden war. Sicher, von Übersäuerung hatte ich durchaus schon einmal gehört, aber ich hatte keine Ahnung, was das tatsächlich bedeutete. Ich wusste, dass die Folge Sodbrennen war und dass Präparate wie Maaloxan Erleichterung verschaffen konnten. Aber bis dahin hatte ich immer angenommen, dass Übersäuerung jedem passieren kann. Die Tatsache, dass man seinen Körper mit den Jahren unwissentlich und unnötig vergiften kann, war mir neu.

Also begann ich auf der Stelle, mich nach den Prinzipien Dr. Hays zu ernähren. Ich folgte den Richtlinien der »Stufe eins« für gesunde und junge Menschen, ohne das optimale Verhältnis zwischen 80 Prozent Basenbildnern und 20 Prozent Säurebildnern, wie es die »Stufe zwei« vorschreibt, überhaupt in Betracht zu ziehen. Das wäre zwar besser gewesen, aber ich tat es nicht, denn in Ernährungsfragen war ich noch nie sonderlich diszipliniert gewesen. Aber offensichtlich hatte ich Glück. Denn allein schon die Tatsache, dass ich der Hay-Methode folgte (ohne auch nur daran zu denken, genügend Basenbildner zu essen), half mir in den folgenden Jahren, meine bedrohlichen Krankheiten ebenso zu überwinden wie meine Gewichtsprobleme.

Ich weiß sicher, dass dieses Ereignis mein Leben für immer verändert hat. Meine Energie kehrte fast sofort zurück. Ich fühlte mich wieder stark. Es war großartig. Essen verursachte keine Schuldgefühle mehr, sondern es machte Vergnügen. Die Menge (oder die Kalorienzahl) war nicht länger entscheidend, solange ich die chemisch korrekte Wahl traf. Und schließlich und endlich konnte ich jeden Tag meine »geliebten« Kohlenhydrate genießen, ob sie nun aus Ofenkartoffeln mit Butter und Vollfettkäse, aus Weizenbrot mit Mayonnaise oder aus Haferflocken mit Rosinen und Sahne bestanden oder aus Nudeln mit Pilz-Sahne-Sauce, aus Pizza mit Brokkoli, Pilzen, Zwiebeln, Oliven und jeder Menge Mozzarella.

Und das Größte war, dass ich die Lebensmittel, die der neutralen Gruppe zuzuordnen sind, 24 Stunden am Tag essen durfte. Und ich aß den ganzen Tag – und aß und aß –, bis zum späten Abend.

Diese »Nicht-Diät« gab mir meine Stärke zurück, so dass ich schon bald wieder in der Lage war, meine Willenskraft zu mobilisieren. Ich hörte auf, Alkohol und Medikamente zu mir zu nehmen. Ich wusste ja jetzt, dass sogar »harmloseste« Schmerzmittel meine Körperchemie in Unordnung bringen konnten. Und nun erlebte ich den Unterschied. Dr. Hay schreibt hierzu: »Einer der ersten Hinweise auf die fortschreitende Entgiftung ist eine Steigerung der geistigen Fähigkeiten, lange bevor eine Verbesserung der körperlichen Situation in Sicht ist. Daraus kann man schließen, dass das Gehirn schon auf die Entgiftung reagiert, bevor der Körper es tut ... Wenn also das Blut weniger Abfallstoffe ins Gehirn transportiert, arbeiten die Gedanken gleich wieder klarer«.[29] Und das stimmt. Genau das fühlte ich. Ich hatte meine Energie wieder zurück und verspürte wieder den Wunsch, zu denken. Und in der Tat, ich dachte nach. Häufig konnte ich stundenlang nicht schlafen; mein Gehirn war so aktiv wie in alten Tagen. Ich dachte über mein Leben nach, meinen Beruf, meine Ehe, meine Zukunft, und mir wurde klar, wie viel ich bereits zerstört hatte.

Ich erinnere mich genau an mein letztes Glas Whiskey. Das Glas stand verführerisch vor mir. Ich betrachtete es, dann nahm ich es in die Hand und schwenkte es vor meinen Augen hin und her. Ich konnte das Geräusch der aneinanderklirrenden Eiswürfel hören. In diesem Augenblick wusste ich eines genau: Wenn ich dieses Glas trank, würde das das Ende sein. Plötzlich lachte ich und sagte zu mir: »Was bist du eigentlich? Eine Sklavin des Alkohols?« In diesem Augenblick traf ich die Entscheidung meines Lebens: Ich wollte leben.

Ich bezweifle nicht, dass diese Ernährungsform (und ihre Fähigkeit, die Vitalität wieder zu mobilisieren) der Grund war, warum ich meine Medikamenten- und Alkoholabhängigkeit überhaupt überwinden konnte. Auch wenn ich die wissenschaftlichen Fakten noch gar nicht kannte, ich lebte die Wirklichkeit. Ich fühlte mich stark und voller Energie. Der größte Triumph bestand darin, dass mein Schicksal nun wieder in meiner Hand lag. Ich konnte entscheiden, ob ich mich gut fühlte. Ich konnte entscheiden, ob ich voller Energie war; ich konnte entscheiden, ob ich gesund und attraktiv bleiben bzw. werden wollte. Ich konnte sogar beeinflussen, wie schnell (oder langsam) ich alterte. Ein überwältigender Augenblick: Der schlimmste Teufelskreis meines Lebens war unterbrochen. Ich konnte mich wieder am Essen freuen. Ich entwickelte wieder Interesse am Leben. Ich war zurück.

Innerhalb von nur sechs Wochen nahm ich über 12 Kilo ab. Das gelang, weil ich immer noch in den Dreißigern war. Heute würde ich dafür wahrscheinlich drei Monate brauchen. Wie dem auch sei: Nach einer Weile stieg ich noch nicht einmal mehr auf die Waage. Ich ließ es einfach »laufen«. Und es machte richtigen Spaß. Von diesem Zeitpunkt an ging ich nur noch in Begleitung von Dr. Hays Liste auf Feten – und tatsächlich entpuppte sie sich häufig als Partyrenner. Ich war so begeistert, dass ich jeden dazu überreden wollte, die Prinzipien verstehen zu lernen. Schon bald sah meine Haut wieder ganz gesund aus. Heute weiß ich, dass der Grund dafür die fortschreitende Entschlackung war. Je weniger Säure ich im Körper hatte, umso besser fühlte ich mich. Nach einer Weile probierte ich meine alte Jeans an, die mir schon seit vielen Jahren nicht mehr gepasst hatte. Plötzlich war mein Fortschritt sichtbar geworden. Auch wenn die Jeans noch ziemlich eng saß, immerhin hatte ich sie über meine Schenkel bekommen. Sogar den Reißverschluss konnte ich zuziehen. Ich war überglücklich. Wahrscheinlich sah ich aufgrund dieses ersten Erfolgserlebnisses schon gleich besser aus.

Zurückblickend versuche ich mir vorzustellen, was geschehen wäre, wenn ich meine Energie und meine Gesundheit nicht wiedererlangt hätte. Ich weiß, dass so viele Dinge, die mich glücklich gemacht haben, nicht geschehen wären. Wahrscheinlich wären viele Entscheidungen ganz anders ausgefallen, weil ich mich müde und abgeschlagen gefühlt hätte. Vielleicht hätte ich sie verschoben auf »morgen, wenn ich mich besser fühle«. Vielleicht hätte ich sie nie in Angriff genommen. Ich kann nur das eine sagen: Ich bin wieder auferstanden wie der Phönix aus der Asche, indem ich mich richtig zu ernähren begann und wieder auf den »Pfad der Tugend« zurückkehrte. Schon bald hatte ich wieder die gleiche Energie und die gleichen Überzeugungen wie zu dem Zeitpunkt, als ich vor vielen Jahren mein Elternhaus verlassen hatte. Und ich veränderte mein Leben und meine Ziele von Grund auf. Ich bin mir bewusst, dass ich ohne die Hay-Methode nicht genug Energie für die schweren Aufgaben gehabt hätte, die vor mir lagen.

Unglücklicherweise neigen die meisten Menschen dazu, Schlimmes schnell zu vergessen. Ich lebte jetzt schon so viele Jahre mit dem zusammengeschrumpften Tumor, dass ich mir gar nicht mehr vorstellen konnte, dass sein Wachstum mit meinem Zigarettenkonsum zu tun hatte. Ich hatte damals ziemlich viel Stress, und so tat ich, was ich niemals hätte tun sollen – ich begann wieder zu rauchen. Genau wie früher rauchte ich vier Päckchen am Tag. Und als ob das nicht genug gewesen wäre, trank ich einen Mokka nach dem anderen. Es dauerte nicht allzu lange, bis die Schmerzen wieder schlimmer wurden – und gleichzeitig der Tumor größer. Er wuchs mit beängstigender Geschwindigkeit, die mir jedoch offenbar noch immer nicht genug Angst einjagte, denn ich hörte nicht mit dem Rauchen auf. Mein Stress und meine Probleme waren einfach zu erdrückend.

Unterdessen war ich eine »reife Frau« geworden. Ich wusste, dass meine Körperzellen sich mit jedem Lebensjahrzehnt weniger schnell regenerierten, was zur Folge hatte, dass mein Immunsystem nicht mehr in der Lage war, genügend Killerzellen zu bilden. Mein Immunsystem war also erheblich schwächer als vor 25 Jahren, wodurch die Gefahr, dass Krebszellen wuchern und in allen möglichen Teilen meines Körpers Metastasen bilden konnten, wuchs. Obwohl ich das wusste, nahm ich es nicht so ernst, wie Dr. Spreng es mir vor vielen Jahren ans Herz gelegt hatte. Warum nicht? Weil ich mich trotz des Tumors, trotz der Schmerzen ganz gut fühlte. Ich war nicht mehr so müde wie vor und nach der ersten Operation. Ob Sie es nun glauben oder nicht: Ich hatte jede Menge Energie, und das, obwohl ich rauchte und wie eine Verrückte Mokka trank – und obwohl ich die schwerste Zeit meines Lebens durchmachte, denn stets hielt ich mich an die Hay-Methode. Ich glaube, dass das der Grund dafür war, dass ich die Operation noch weitere drei Jahre hinauszögern konnte.

Ich hatte unglaubliche Angst vor dem Eingriff. Angst, mich danach wieder wie ein Wrack zu fühlen – wie damals. Aus diesem Grund schob ich es so lange wie möglich vor mir her. Aber der Tumor wuchs weiter. Die Ärzte warnten mich, dass ich Gefahr lief, meine Nieren zu verlieren, und dass der Tumor diesmal mit hoher Wahrscheinlichkeit bösartig war. Meine Angst steigerte sich immer mehr – proportional zu dem Schmerz in meinen Nieren. Aber noch mehr fürchtete ich mich vor den Konsequenzen einer Operation. Ich fragte mich, ob mein Leben schon vorbei war! Ich hatte doch noch so viele Pläne, und ich fühlte mich beileibe nicht alt.

Die Computertomographie führte mir erbarmungslos vor Augen, dass ich keine andere Wahl hatte, als mein Schicksal zu akzeptieren. Die Diagnose besagte, dass »es sich mit hoher Wahrscheinlichkeit um eine bösartige Geschwulst« handelte und dass die Nieren eine »leichte doppelseitige Hydronephrose« aufwiesen, die »als Folge einer Ureterkompression durch die im Becken befindliche Masse aufgetreten« sei. Dr. Vietz, ein Spezialist für Frauenkrankheiten, den ich in seiner Praxis in Maryland aufgesucht hatte, rief mich an und sagte: »Ich habe schlechte Neuigkeiten für Sie. Ich habe gerade per Fax die Diagnose bekommen. Es ist vermutlich Krebs, und man wird Ihnen die Nieren entfernen müssen. Vielleicht ist es bereits zu spät.«

Am 3. Januar 1995 unterzog ich mich der Operation. Nachdem ich wieder aufgewacht war, brachte man mir etwas zu essen und zu trinken. Obwohl ich immer noch unter dem Einfluss der Medikamente stand, betrachtete ich genau, was ich essen sollte. Ich sah den zuckerhaltigen Saft und die anderen Nahrungsmittel, von denen einige ebenfalls Zucker enthielten. Obwohl ich ziemlich durstig war, trank ich den Saft nicht, denn ich wusste, dass er eine katastrophale Auswirkung haben würde. Ich bat meinen Mann, der sich in der Nähe des Krankenhauses ein Zimmer gesucht hatte, mir eine Flasche Wasser mitzubringen.

Zwei Tage später führte ich bei einer Visite eine nette Unterhaltung mit meinem Arzt, Chefarzt Dr. James Romano. Sehr schnell wurde ihm klar, dass ich mich in bester körperlicher Verfassung befand. Plötzlich fragte er: »Wie kommt es, dass Sie sich zwei Tage nach einem solchen Eingriff so wohl fühlen?« Ich lachte und antwortete: »Wenn ich dieses ganze Junkfood gegessen hätte, das ich in Ihrem Krankenhaus bekommen sollte, wäre ich jetzt schon tot.« Dann berichtete ich ihm, wie ich mich in den vergangenen zwölf Jahren ernährt hatte. Außerdem schilderte ich ihm, wie ich mich gefühlt hätte, wenn ich den Zucker in den Nahrungsmitteln und den Getränken zu mir genommen hätte. Nachdem er meinen Erklärungen aufmerksam gelauscht hatte, griff mein Arzt sofort zum Telefon und bestellte die richtigen Nahrungsmittel für die nächste Mahlzeit.

Am 6. Januar 1995 wollte ich das Krankenhaus wieder verlassen, obwohl mein Arzt mich beschwor, noch ein paar Tage zu bleiben. Er konnte sich nicht vorstellen, dass ich so schnell nach einer großen Operation in der Lage war, wieder nach Hause zu gehen. Zudem wartete er auf den Bericht der Pathologie. Was, wenn der Tumor, den er eben entfernt hatte, wirklich bösartig war? Er sowie alles seine Kollegen, die die Diagnose gelesen hatten, nahmen nicht nur an, dass der Tumor bösartig war, sie glaubten auch, dass sich bereits in meinem gesamten Körper Metastasen gebildet hatten. Wahrscheinlich war es einfach zu unglaublich, dass eine derartige, sich über viele Jahre erstreckende Rücksichtslosigkeit gegen meinen eigenen Körper ohne schwerwiegende Konsequenzen geblieben sein könnte.

»Wirklich, ich fühle mich großartig«, versicherte ich ihm. Er blieb jedoch besorgt. Er war ein erfahrener Chirurg und wusste, was es für mich bedeuten würde, wenn sich tatsächlich kanzerogenes Gewebe hinter diesem großen hässlichen Tumor verbarg.

Wenn ich heute daran denke, wie viele Sorgen sich mein Arzt darum machte, dass ich vielleicht an Krebs erkrankt war, bin ich immer noch gerührt. Als das Fax aus der Pathologie bescheinigte, dass der Tumor doch nicht bösartig war, war er überglücklich, genauso wie ich. Endlich verstand ich das Ausmaß seiner Sorge. Bis zu diesem Zeitpunkt hatte ich überhaupt nicht über den Unterschied zwischen »bösartig« und »gutartig« nachgedacht. Für mich schien alles in Ordnung. Ich erwachte aus der Narkose, die ich übrigens am meisten gefürchtet hatte. Ich lebte wieder, war munter und bereit, ganz von vorn anzufangen. Mein Arzt schien sehr erstaunt über meine Energie. Ich lachte und bestand darauf, dass ich diese Energie meinem starken Immunsystem zu verdanken hatte, das ich im Laufe der Jahre aufgebaut hatte.

Er wollte mehr über meine Ernährungsweise erfahren, weil er darin den Grund für mein starkes Immunsystem vermutete. Kurz nach meiner Genesung brachte ich ihm Dr. Hays Plan vorbei und erklärte ihm die Hintergründe.

Meine Entlassungspapiere bescheinigten mir, dass mein Zustand stabil war. Sowohl der Verdauungstrakt als auch die Blase vermochten ihre normale Funktion wieder aufzunehmen. Am 6. Januar 1995 wurde ich tatsächlich entlassen. Die Entlassungspapiere enthielten den Rat: »Die Patientin sollte zu Hause ihre normale Ernährungsweise wieder aufnehmen.« Das tat ich natürlich – ich folgte weiterhin der Ernährung Dr. Hays.

Doch noch immer hatte ich große Angst davor, wie ich mich vielleicht in Zukunft fühlen würde. Würde die Prophezeiung der Krankenschwestern im St. Francis Hospital in Erfüllung gehen? Würden Hitzewallungen, Erschöpfungszustände, Herzprobleme und schnelles Altern mein Schicksal sein? Und würde es mir ähnlich gehen wie nach meiner ersten Operation, nach der ich mein Gewicht nie wieder richtig in den Griff bekommen hatte? Ich wog jetzt 62 Kilo. Ich wusste, ich musste mindestens noch 12 Kilo abnehmen, um wieder ich selbst zu sein.

Aber es ging mir ganz anders als nach meiner ersten Operation, die ich als junge Frau hinter mich gebracht hatte. Ich erholte mich extrem schnell. Am 6. Februar 1995 schon traf ich mich mit meinen Agenten in New York. Sie konnten kaum glauben, dass ich so vital und gesund war. Außerdem hatte ich weitere 7 Kilo verloren. Und was am wichtigsten war: Ich hatte wieder Zukunftspläne.

Bis zum heutigen Tag hatte ich weder Hitzewallungen noch Erschöpfungszustände, Depressionen oder Herzbeschwerden. Die Operation ist mittlerweile einige Jahre her, und ich nehme keinerlei Medikamente. Natürlich habe ich auch das Rauchen aufgegeben. Aber ich müsste mich nur zwei oder drei Wochen lang »falsch« ernähren, um mich daran zu erinnern, was für ein Wrack ohne die Hay-Methode aus mir geworden wäre.

Heute weiß ich, dass dieses Universalprogramm mir das Leben gerettet hat. Ich habe erkannt, dass eine wissenschaftliche Ernährung sogar stärker ist als das Rauchen. Ich fand heraus, dass Übersäuerung sogar noch gefährlicher für unseren Organismus ist als die unzähligen Chemikalien, die wir in Zigaretten finden und die für unseren Organismus eine wahnsinnig hohe und gefährliche Belastung darstellen. Deshalb habe ich überlebt. Und deshalb habe ich heute mehr Energie als in meinen Zwanzigern.

Ich hatte Glück, dass ich während meines Aufenthalts in Europa von Dr. Hay und seinen Lehren erfuhr. Dieses Wissen ermöglichte es mir, mein Leben wieder in den Griff zu bekommen. Danach machte ich es mir zur Aufgabe, auch meiner Familie und meinen Freunden, die auf der Suche nach einer Lösung waren, jenes Programm vorzustellen. Meine Mutter litt an einer Laktoseintoleranz und hatte massive Gallen- und Leberprobleme (von denen man vermutete, dass sie erblich bedingt seien). Meine Schwester Sylvia litt an schweren Allergien. Eine alter Freund wurde von heftigem Sodbrennen und einem Magengeschwür geplagt, so dass er keine feste Nahrung mehr zu sich nehmen konnte. Mein 75-jähriger Nachbar litt an Osteoarthritis, die ihn so sehr beeinträchtigte, dass er noch nicht einmal mehr laufen konnte. Diese Liste könnte ich endlos fortsetzen, und die Krankheiten reichen von schwerer Akne bis hin zu Lungenkrebs. Trotz der Vielzahl von Problemen, an denen die Menschen litten, mit denen ich sprach, hatten sie doch alle eines gemeinsam: Sie alle überwanden ihre Probleme schon kurze Zeit, nachdem ich sie mit der Hay-Methode vertraut gemacht hatte. Alle – ohne Ausnahme – leben glücklich und in Freuden, seit sie ihre gequälten Körper entgiftet haben und nur noch Nahrungsmittel zu sich nehmen, die mit der natürlichen Körperchemie in Einklang stehen.

An dieser Stelle möchte ich Ihnen eine besondere Geschichte erzählen, die noch gar nicht so lange her ist, und die mich trotz der Vielzahl an Erfahrungen, die ich mit Dr. Hays wissenschaftlicher Ernährung gemacht habe, nach wie vor begeistert. Meine Schwiegermutter ist 77 Jahre alt und lebt in Saudi-Arabien, 7000 Meilen von uns entfernt. Anfang Juli 1997 wurde sie als Notfall auf die Intensivstation eines Krankenhauses eingeliefert. Der Grund: gefährlicher Bluthochdruck, Arteriosklerose, hohe Cholesterinwerte und Verkalkung der Herzkranzgefäße. Ein Blutgerinnsel in der Herzarterie bedrohte ihr Leben, und so sollte sie am 16. Juli operiert werden. Sie war so schwach, dass sie kaum sprechen konnte. Die Geschwister meines Mannes rechneten mit dem Schlimmsten. Obwohl solch eine Operation heutzutage ein Routineeingriff ist, befürchtete sie, ihn nicht zu überleben.

Mein Mann, der von der Hay-Methode überzeugt war, seit er sich selbst von hohem Blutdruck, Diabetes und einer schmerzhaften Arthritis in den Knien geheilt hatte, wusste, dass er sofort handeln musste. Er überredete eine seiner Schwestern, die Mutter ab sofort »prinzipiengerecht« zu ernähren. Er faxte ihr den »A & B-Plan« zu und erklärte ihr die wichtigsten Einzelheiten. Obwohl die ganze Familie uns für verrückt hielt, befolgten sie die Regeln. Meine Schwiegermutter hörte auf, die »gesunden« (aber gezuckerten) Obstsäfte aus der Flasche zu trinken. Statt dessen begann sie jeden Tag mit Milch und zwei Äpfeln, aß jede Menge Kartoffeln, rohes Gemüse und sorgte auch ansonsten für Mahlzeiten, die mit ihrer Körperchemie in Einklang standen.

Ihre Energie kehrte zurück und mit ihr der Lebenswille. Das Resultat: Die Operation wurde zunächst verschoben und am 29. Juli 1997 schließlich ganz abgesagt. Meine Schwiegermutter wurde aus dem Krankenhaus entlassen. Seitdem lebt sie wieder zu Hause und ernährt sich vollkommen nach der in diesem Buch beschriebenen Methode. Sie hat phantastisch viel Kraft und Elan – und sie hat 20 Kilo abgenommen. Jeder ihrer Tage fängt mit Milch und Äpfeln an, jeden Morgen.

Diese Nicht-Diät ist das größte Erlebnis meines Lebens. Wo stünde ich jetzt, wenn ich nicht die Energie und die Kraft eines jungen Menschen besäße? Ich brauche wohl kaum zu betonen, dass ich nicht in der glücklichen Position wäre, in der ich mich jetzt befinde. Und meine Mitmenschen haben es verdient, ebenfalls von dieser Entdeckung zu profitieren. Nach dem, was Dr. Hay sechzig Jahre nach seinem Tod für mich getan hat, glaube ich fest daran, dass es meine Mission ist, die Prinzipien der Hay-Methode einem jeden zugänglich zu machen, der nach einer wahren Lösung seiner Probleme sucht.

Teil II

Die A & B-Prinzipien

Kapitel 3 Das perfekte Zusammenspiel von Körper- und Nahrungsmittelchemie: »Gute« und »schlechte« Eiweiße

Bei der Lektüre dieses Kapitels rate ich Ihnen, auch gleich den A & B-Plan (S. 209 ff.) zur Hand zu nehmen. Werfen Sie immer wieder einen Blick darauf, und schon bald werden Sie feststellen, dass Essen ein Vergnügen sein kann. Sie werden bemerken, dass sämtliche Lebensmittel in eine der drei von Hay unterschiedenen Gruppen eingeordnet werden können: An dieser Stelle sei erwähnt, dass das vorliegende Buch den bewussten Versuch unternimmt, die unwissenschaftliche Terminologie Hays, deretwegen er selbst und sein Ernährungsprogramm in Verruf gerieten, zu umgehen. Wo Hay zwischen »Kohlenhydraten«, »Eiweißen« und »neutraler Kost« unterschied, sprechen wir von Nahrungsmitteln der Gruppen A, B und Neutral. Dies und die Unterscheidung zwischen »guten« und »schlechten« Eiweißen einerseits und Kohlenhydraten andererseits sowie die Entwicklung einer Stufe eins und zwei (letztere für kranke und ältere Menschen) macht das vorliegende Programm zur Neuen A & B-Trennkost nach Hay, zur Schilderung seiner ursprünglichen Theorie unter neuem, richtungweisendem Vorzeichen.

Sie werden lernen, dass Gemüse und Obst gleichermaßen zu den drei verschiedenen Nahrungsmittelgruppen gehören; Milchprodukte, Fleisch, Fisch und Nüsse gehören zu zwei Gruppen gleichzeitig, und selbst das Ei wird in zwei verschiedene Gruppen eingeteilt – ganz gemäß dem perfekten Zusammenspiel von Nahrungsmittel- und Körperchemie. Außerdem werden Sie feststellen, dass zwischen drei verschiedenen Markierungsfarben unterschieden wird: gelb, grau und weiß. Die gelb markierten Nahrungsmittel sind gesunde Basenbildner, die weißen sind gesunde Säurebildner. Bei den grau gekennzeichneten Nahrungsmitteln sind wahlweise die »schlechten« Eiweiße oder die ungesunden, denaturierten Kohlenhydrate zu finden.

Die kleinen Pfeile zeigen Ihnen an, dass Sie die Nahrungsmittelgruppen A und B jeweils mit der neutralen Lebensmittelgruppe kombinieren können (nicht aber untereinander). Und es gibt noch einen zusätzlichen Bonus: Aus der neutralen Gruppe können Sie alles *24 Stunden am Tag* essen, und das auch noch an *sieben Tagen die Woche*, egal, was Sie vorher gegessen haben oder nachher essen werden.

Sicher haben Sie bereits festgestellt, dass zur neutralen Gruppe nicht nur Salami, Rindersalami, geräucherter Schinken, Rollschinken, Speck, geräucherte Würstchen, Dörrfleisch, geräucherter und marinierter Fisch, Bohnen, Faselbohnen*, Linsen, sämtliche Nusssorten, Samen, Avocados, Pilze, Gemüse, Salate, Sprossen, Oliven, Kräuter und Heidelbeeren hinzuzurechnen sind, sondern auch Butter, Öle, Mayonnaise und zahlreiche Milchprodukte wie süße und saure Sahne, Joghurt, Molke, Quark, Mozzarella, Kefir, Schafskäse (wie Roquefort), Ziegenkäse (wie Feta), Camembert, Voll-

---

* Faselbohnen, auch Helmbohnen genannt, stammen aus Indien, werden aber auch in Afrika, Mittelamerika und China angebaut. In Deutschland sind sie in Asia-Läden erhältlich. (*Anmerkung des Lektorats*)

fettbrie, Vollfettgouda und anderer Käse mit einem Fettgehalt von über 60 Prozent.

Wahrscheinlich sind Sie überrascht, dass diese neutralen Lebensmittel, insbesondere die oft geschmähten Milchprodukte (Eiweiße), Butter und Öle, keine Gesundheits- und Gewichtsprobleme hervorrufen sollen. Aber das entspricht der Wahrheit. Ihre Gesundheitsprobleme und Ihr Übergewicht entstehen lediglich dadurch, dass Sie sich (unwissentlich) selbst vergiften, weil Sie Nahrungsmittel zu sich nehmen, die nicht zueinander passen (Prinzipien der Neuen A & B-Trennkost bzw. A & B-Prinzipien) oder weil Sie zu viele falsche Nahrungsmittel zu sich nehmen (»schlechte« Eiweiße) und zu wenige richtige Nahrungsmittel, nämlich Basenbildner und gesunde Kohlenhydrate. Wahrscheinlich haben Sie sich bereits gedacht, dass die »neutralen« Nahrungsmittel die »guten« Eiweiße sind, sonst könnten Sie sie schließlich nicht den ganzen Tag lang essen. Und mit dieser Vermutung haben Sie Recht.

An dieser Stelle möchte ich das Thema Selbstvergiftung nur anreißen, das von den Wissenschaftlern mit dem Begriff »Übersäuerung« umschrieben wird. Da es von großer Wichtigkeit ist, dass Sie alles über Ihren eigenen Körper und über die Körperchemie wissen, ist jedoch eine umfassendere Darstellung vonnöten, diese Sie in den folgenden Kapiteln »Selbstvergiftung: Das Alkalidefizit« und »Der chemische Apparat« finden. Das vorliegende Kapitel soll Ihnen zunächst nur einen historischen Abriss unserer Probleme liefern.

Durch die Geschichte unserer Gesundheit und unserer Gewichtsprobleme werden Sie die innere Logik der A & B-Prinzipien verstehen lernen. Dadurch werden Sie automatisch erkennen, dass Ihre Gesundheit und Ihr Gewicht vollständig in Ihrer Hand liegen.

Es ist kein Geheimnis, dass wir Menschen klar umrissenen Regeln hinsichtlich unserer Biologie und Chemie folgen. Das Gehirn selbst ist eine biochemische Fabrik. Ob es uns gefällt oder nicht, wir gehören zur zoologischen Klasse der Säugetiere, die sich aus säugetierähnlichen Reptilien (Therapsida) während des Trias im Mesozoikum vor etwa 200 Millionen Jahren entwickelte. Diese Säugetiere und ihre Ernährungsgewohnheiten sind die Vorläufer für unsere Körperchemie, unseren Verdauungsapparat, unseren Stoffwechsel und die Enzyme. Denken wir also stets daran, dass wir trotz der technischen Revolution (Kühlschränke, Fernsehen, Mikrowellen und Computer) immer noch Säugetiere sind. Wir bringen immer noch lebende Nachkommen zur Welt, genau wie unsere Vorfahren es schon vor Millionen von Jahren taten. Und wir haben immer noch das gleiche Verdauungssystem, das den Gesetzen unserer Körperchemie folgt. Stärke und Zucker (Kohlenhydrate) werden noch immer zuerst im Mund aufgespalten. Nichts in unserer Biologie hat sich verändert – nur unsere Technologie hat Fortschritte gemacht.

Man könnte sagen, dass unser Hirn, dieses flexibelste Organ unseres Körpers, sich dramatisch weiterentwickelt hat; doch selbst dieses flexibelste Organ unseres Körpers konnte sich nicht innerhalb einiger Jahrzehnte in ein anderes Extrem verwandeln. Und genau das ist es, was wir von unserem Körper verlangen! Innerhalb weniger Jahrzehnte sollte unser Verdauungstrakt sich an eine radikal veränderte Welt gewöhnen: an Supermärkte und an Fastfood-Restaurants, wo man jederzeit alles bekommt, was man will. Dort können Sie wählen, ohne die Gesetze Ihrer Körperchemie zu berücksichtigen. Und so vergiften Sie sich selbst, ohne es zu wissen, langsam zwar, aber dafür unaufhaltsam.

Auch das Märchen, das unseren weniger betagten Vorfahren, den Homo erectus, zum wilden Mörderaffen macht, der vorzugsweise Fleisch (was sonst) aß, entspricht nicht den Tatsachen. Zu keinem Zeitpunkt kamen wir diesem Fleisch fressenden Mörderaffen auch nur nahe, wie Archäologen es dreißig Jahre lang behaupteten. Der Homo erectus war noch nicht einmal »hauptberuflich« Jäger: Sowohl Männer als auch Frauen gingen lediglich von Zeit zu Zeit auf die Jagd. Ansonsten handelte es sich um einfache und friedliche Sammler von Gemüse, Obst, Samen und Nüssen, die Knochen hauptsächlich deshalb auseinander brachen, um das Mark zu essen.[30] Knochenmark wiederum gehört zu den neutralen Eiweißen und enthält den Energielieferanten Nummer eins: Fett.

Selbst unsere Vorfahren aus der Neuzeit, die Tiere zähmten und ihr Fleisch kochten oder brieten (falls sie welches hatten), konnten sich den Luxus, eine ihrer Kühe, Ziegen oder Schafe zu schlachten, keineswegs täglich leisten. Die meisten Menschen waren arm und konnten sich glücklich schätzen, wenn sie überhaupt ein Tier besaßen, geschweige denn mehrere. Vieh wurde für Festtage und besondere Ereignisse aufgespart (nur eine Handvoll reicher Menschen konnte es sich leisten, Fleisch im Übermaß zu genießen, und die waren allesamt übergewichtig und krank; man denke nur an Heinrich VIII.). Wenn eine Familie oder sogar ein Dorf ein Tier schlachtete, dann bekam jeder nur ein sehr kleines Stück. Falls genug übrig blieb, so wurde das Fleisch getrocknet, geräuchert und gepökelt.

Warum? Weil unsere Vorfahren keine Tiefkühltruhen besaßen. Die auf die soeben beschriebene Weise haltbar gemachten Fleischprodukte aber gehören zu den neutralen, den »guten« Eiweißen.

So rechnen wir Salami, Rollschinken, Dörrfleisch, geräucherten Speck und getrockneten, geräucherten oder gepökelten Fisch zu der Gruppe der neutralen Lebensmittel. Rollschinken z. B. wird zunächst gepökelt und dann drei bis vier Wochen in Salz gelagert. Später wird er getrocknet (um seine Haltbarkeit zu gewährleisten) und anschließend geräuchert, aber nicht gekocht. Wurst, wie Salami wird aus ungekochtem Muskelfleisch und Fett hergestellt, ohne dass Wasser hinzugefügt wird. Haltbar gemacht wird sie durch Trocknen, Räuchern oder Pökeln. Das Gleiche gilt für alle anderen geräucherten, getrockneten oder gepökelten Lebensmittel.

Aber was hat die Mehrheit unserer Vorfahren in den vergangenen zehntausend Jahren nun tatsächlich mit ihren Kühen, Ziegen oder Schafen getan? Sie tranken die Milch und stellten gesunde Milchprodukte her (allerdings ohne sie zu pasteurisieren und zu homogenisieren), wie Butter, Sahne, saure Sahne, Buttermilch, alle möglichen Dickmilchprodukte (wie den Weißkäse, den wir heute als Quark bezeichnen), ferner Ziegen- oder Schafskäse (wie Feta) – allesamt neutrale Eiweißquellen. Vielleicht werden Sie jetzt überrascht feststellen, dass ebendiese Lebensmittel im A & B-Plan (siehe S. 211 ff.) unter der neutralen Rubrik zu finden sind: Quark, Mozzarella, Feta, Roquefort, Hüttenkäse, Kefir, Vollfettkäse, Camembert, Vollfettgouda, Vollfettbrie mit einem Fettgehalt, der über 60 Prozent i. Tr. (= »in der Trockenmasse«) liegt (kein Gouda oder Brie unter 50 Prozent), ebenso wie Sahne und vieles mehr.

Wie Sie sicher bemerkt haben, betone ich immer wieder, dass die betreffenden Lebensmittel »nicht gekocht« und »nicht homogenisiert und pasteurisiert« sind. Genau das ist die Crux des Ganzen, besonders wenn es um konzentriertes Eiweiß geht, wie es in Fleisch, Fisch und Milchprodukten vorkommt.

Unsere genialen Vorfahren erfanden zwar die einzigartige Methode des Kochens und Garens – aber gleichzeitig war das die Geburt der »schlechten« Eiweiße.

Rohes Fleisch, roher Fisch sowie unverarbeitete Milchprodukte sind von Natur aus neutral, stellen also für den Körper und sein Verdauungssystem kein Problem dar. Die Chemie dieser Lebensmittel wird durch das Garen und Kochen jedoch verändert. Die Hitze denaturiert die Eiweiße, d. h. sie verändert die chemische Zusammensetzung des neutralen Eiweißes und verwandelt es in einen Säurebildner, der für unsere Gesundheit extrem schädlich ist (»schlechtes« Eiweiß).

An dieser Stelle möchte ich Ihnen eine Demonstration aus dem »wirklichen Leben« schildern, die Ihnen vor Augen führt, wie gefährlich der übermäßige Genuss »schlechter« Eiweiße ist. In Tibet war es früher Sitte, einen zum Tode verurteilten Menschen nicht sofort hinzurichten. Jemand, der die Gesellschaft bedrohte, sollte zur Strafe auch leiden. Deshalb bekam der inhaftierte Straftäter ausschließlich gekochtes Fleisch zu essen. Nach ein paar Wochen starb der Betreffende unweigerlich eines qualvollen Todes.

Der moderne Mensch isst nicht deshalb zu viel Eiweiß, weil er zum Tode verurteilt ist, sondern er tut es freiwillig. Wir nehmen viel mehr Eiweiß zu uns, als für den Muskelaufbau vonnöten wäre. Die in den fünfziger und sechziger Jahren florierende Fleischindustrie prägte Slogans wie »Fleisch ist ein Stück Lebenskraft« und hämmerte sie der Bevölkerung ein. Schon bald bezweifelte niemand mehr, dass ein großer Mann auch ein großes Steak braucht, wenn er stark bleiben will. Aber das stimmt nicht. Energielieferant Nummer eins ist das Fett, die Nummer zwei sind die Kohlenhydrate.

Betrachten wir doch einmal die menschliche Muttermilch als Beispiel dessen, was die Natur als beste Nahrung für uns erachtet. Muttermilch besteht zu etwa 85 Prozent aus Wasser. 6,9 Prozent sind Kohlenhydrate, 3,7 Prozent sind Fett und 1,2 Prozent Eiweiß. Und wir wissen schließlich alle, dass es auf dieser Welt in den ersten sechs Lebensmonaten keine bessere Nahrung gibt als Muttermilch.

Das oben genannte Mengenverhältnis ist in der Tat interessant, denn der Löwenanteil der Muttermilch besteht aus den beiden Hauptenergielieferanten: aus Kohlenhydraten und Fett. Nur ein kleiner Prozentsatz der Milch besteht aus Eiweiß.

Kuhmilch wäre in ihrer ursprünglichen Form ebenfalls ein neutrales Lebensmittel. Die Prozesse des Pasteurisierens und Homogenisierens jedoch verändern die chemische Zusammensetzung der Milch, so dass sie jetzt der Gruppe B zuzurechnen ist. Trotzdem handelt es sich immer noch um ein gesundes Nahrungsmittel (einen moderaten Basenbildner), zumindest wenn die Milch in Verbindung mit dazu passenden Nahrungsmitteln aus der Gruppe B genossen wird, insbesondere mit Äpfeln und anderem A & B-Obst, und natürlich mit Lebensmitteln aus der neutralen Gruppe. Das Gleiche gilt für andere Milchprodukte. Sämtliche (ungesunden) Säure bildenden Käsesorten (die einen Fettgehalt von unter 50 Prozent i. Tr. haben – auch sie finden Sie in der Gruppe B) sind neuere Erfindungen. Unsere Industrie und die Methoden der Nahrungsmittelverarbeitung wurden mit der Zeit immer ausgefeilter – ebenso wie unser Käse. Er verwandelte sich in einen starken (ungesunden) Säurebildner, der »schlechtes« Eiweiß liefert.

Eiweiß ist eine Notreserve für unseren Stoffwechsel. Wenn wir also zu viel Eiweiß und zu wenig Fett und Kohlenhydrate zu uns nehmen, zwingen wir den Körper, seine Energie aus dem Eiweiß zu ziehen. Aber auf lange Sicht ist das gesundheitsschädlich (lesen Sie hierzu Kapitel 6 und 10). Die Folge einer derartig einseitigen Ernährung ist Heißhunger, denn als Energielieferant ist Eiweiß nicht allzu nützlich.

Viele Nahrungsmittel versorgen Sie mit *gesundem* Eiweiß, so beispielsweise Weizenbrot, Roggenbrot, Naturreis und natürlich Basenbildner wie Obst, Gemüse und Salat. Doch ironischerweise ist das beste, hochwertigste Eiweiß in der Kartoffel zu finden!

Ständiges Hungergefühl ist mithin keine Folge davon, dass Sie Gewicht verlieren oder zu »schwach« sind, um Ihre Sucht in den Griff zu bekommen. Sie sind hungrig, weil Sie (und Ihr Stoffwechsel) tatsächlich hungern. Hunger ist ein Signal, dass Ihr Körper nicht das bekommt, was der Stoffwechsel benötigt, um seine Aufgaben zu bewältigen: Mineralien, Aminosäuren, Fettsäuren, Enzyme, Fette, Kohlenhydrate – und eine kleine Menge »guter« Eiweiße (neutrale Lebensmittelgruppe).

Aber wir essen nicht nur zu viel »schlechtes« Eiweiß, sondern wir fügen dem noch ein weiteres Ernährungsproblem hinzu: Wir nehmen Nahrungsmittel zu uns, deren chemische Zusammensetzung nicht zueinander passt (A & B-Prinzipien). Das bedeutet, wir kombinieren bei ein und derselben Mahlzeit Nahrungsmittel der Gruppe A mit Nahrungsmitteln aus Gruppe B. Unsere Körperchemie ist einer solchen Belastung jedoch nicht gewachsen. Statistische Angaben wie eine 700-prozentige Steigerung der Diabeteserkrankungen in den vergangenen dreißig Jahren in den USA spiegeln diesen Umstand wider.[31]

Auch wenn es vielleicht merkwürdig klingt: Unsere Vorfahren haben über Jahrmillionen hinweg unwissentlich immer nur Nahrungsmittel aus der Gruppe A mit neutralen Lebensmitteln kombiniert; außerdem gab es noch keine der modernen

»schlechten« Eiweiße aus Gruppe B. Der Stoffwechsel unserer Vorfahren funktionierte somit problemlos. Sie hatten keinerlei Mangelerscheinungen: Sie bekamen Kohlenhydrate, Fette und Eiweiß, weil die meisten natürlichen Lebensmittel sich aus diesen drei Bestandteilen zusammensetzen. Die meisten Nahrungsmittel aus der Nahrungsmittelgruppe B hingegen sind historisch gesehen »neu«.

Da wir unsere Körperfunktionen nicht ändern können – zumindest nicht mit der Geschwindigkeit, die notwendig wäre –, müssen wir eine Lösung finden, um uns der Realität anzupassen. Wir müssen die Wahl unserer Nahrungsmittel an die Chemie unseres Körpers anpassen. Und bei der Hay-Methode geht es um nichts anderes. Moderne Forschungsergebnisse und die triumphalen Leistungen des A & B-Plans werden Ihnen den Weg weisen.

Deshalb dürfen im Rahmen der Neuen A & B-Trennkost sogar historisch gesehen neue Eiweiße (die »schlechten« Eiweiße) wie ungesunder, Säure bildender gegarter Fisch, gegartes Fleisch und Käse mit einem Fettgehalt unter 50 Prozent gegessen werden, solange man auf die Einhaltung der A & B-Prinzipien achtet.

Vielleicht sind Sie überrascht, auch Obst, wie Äpfel, Ananas, Aprikosen, Kirschen, Grapefruits, Orangen, Pfirsiche, in der Nahrungsmittelgruppe B zu finden. Natürlich ist Obst sehr gesund, denn es handelt sich um lebenswichtige Basenbildner (Kategorie gelb). Trotzdem ordnen wir es der Gruppe B zu, weil es kurzzeitig Säure freisetzt, die sich mit Nahrungsmitteln aus der Gruppe A nicht verträgt.

Obwohl Obst ein starker Basenbildner ist, sollte es also nicht mit Brot, Kartoffeln, Reis oder Nudeln kombiniert werden. Es passt jedoch hervorragend zu gegartem Fleisch, gegartem Fisch und Säure bildendem Käse mit einem Fettgehalt von unter 50 Prozent, denn hierbei handelt es sich um Säurebildner, die durch die Basen bildenden Eigenschaften des Obstes neutralisiert werden.

Auch gekochte Tomaten und gekochter Spinat werden der Gruppe B zugezählt. Der Kochvorgang verändert die chemische Struktur dieser Gemüse, so dass sie sich in ungesunde Säurebildner verwandeln (Spinat etwa enthält Oxalsäure). Deshalb sollte man Nudeln und Pizza grundsätzlich nicht mit einer Fleisch-Tomaten-Sauce kombinieren. Doch in unserem A & B–Kochbuch finden Sie jede Menge »gesunder« Pizza- und Nudelrezepte. Denken Sie daran: Rohe Tomaten und roher Spinat gehören in die neutrale Gruppe und sind starke Basenbildner.

Vielleicht stellen Sie sich nach all diesen Informationen die Frage: »Aber wie steht es mit dem Kalorienzählen? Wie soll ich das anstellen?« Die Antwort lautet: Sie brauchen es überhaupt nicht. Eine Kalorie ist die Hitzeeinheit, die benötigt wird, um 1 Gramm Wasser von 14,5 auf 15,5 Grad Celsius zu erhitzen. Die Vorstellung von Kalorien stammt aus der Zeit, in der die Dampfmaschine erfunden wurde: Je mehr Kohle aufgelegt wird, desto mehr Energie kommt dabei heraus. Damals glaubten die Menschen daran, dass es sich mit der Nahrung genauso verhält.

Man entwickelte die Vorstellung, dass es wichtig sei, wie viel Energie bestimmte Nahrungsmittel enthalten. Das ist falsch. Wir sind kein Dampfschiff, das durch eine Dampfmaschine angetrieben wird; wir sind ein *chemischer Apparat*. Wie bereits erwähnt ist sogar das Gehirn selbst eine chemische Fabrik. Und deshalb hat das perfekte Zusammenspiel der Körperchemie und der Nahrungsmittelchemie so große Auswirkungen auf unseren Körper.

Wenn Sie den Prinzipien der A & B-Trennkost folgen, werden Sie schon bald feststellen, wie grundlegend Ihr Leben sich verändert hat und um wie viel besser Sie sich fühlen. Die ersten Auswirkungen spüren Sie schon in den ersten beiden Wochen. Der schnelle Erfolg des Programms ist nicht besonders erstaunlich, sondern vielmehr logisch, denn unsere aus dem Gleichgewicht geratene Körperchemie beginnt sofort, sich selbst zu regulieren. Nur wenn Sie das perfekte Zusammenspiel von Nahrungsmittel- und Körperchemie außer Acht lassen, vergiften Sie sich selbst. Die Folge ist eine allgemeine Übersäuerung, die Erschöpfungszustände, Krankheiten und Übergewicht zur Folge hat.

Aus diesem Grund halte ich es für lebenswichtig, dass Sie sich ein klares Bild davon machen können, welche Bedeutung dieses Zusammenspiel hat. Ein Zusammenspiel, das die Selbstvergiftung verhindert. Ihr Körper ist nie mehr übersäuert und verfügt über eine starke Alkalireserve.

Deshalb wenden wir uns nun dem nächsten Kapitel zu: Untersuchen wir die Ursache der »Selbstvergiftung: Das Alkalidefizit« und ihre Auswirkungen auf unsere Gesundheit, unsere Energie und unser Körpergewicht.

Kapitel 4   *Selbstvergiftung:*
Das Alkalidefizit

Ich bin immer wieder erstaunt, wenn ich meine Mitmenschen von »Schuldgefühlen« sprechen höre, weil sie Diäten nicht durchgehalten haben oder in alte Ernährungsgewohnheiten zurückgefallen sind. Wie kann sich jemand wegen seines Wunsches zu essen schuldig fühlen? Essen gehört – ebenso wie Trinken, Schlafen, Atmen und Sex – zu den grundlegenden menschlichen Bedürfnissen. Wie können wir uns schuldig wegen etwas fühlen, das stärker ist als unser Wille? Wir werden mit dem Wunsch zu essen geboren, damit wir überleben. Keines unser grundlegenden menschlichen Bedürfnisse sollte jemals ein Problem für uns darstellen – zumindest solange wir Mutter Natur nicht vergessen. Aber genau das tun wir, und zwar nicht nur in puncto Ernährung.

Wenn irgendjemand »schuldig« ist, dann die industrielle Revolution und unsere Wohlstandsgesellschaft. Wollen Sie sich etwa selbst die Schuld für die Entstehung der Lebensmittelindustrie und ihrer verführerischen Produkte geben, deretwegen wir uns dem perfekten Zusammenspiel zwischen Nahrungsmittel- und Körperchemie auf ganz anderem Wege nähern müssen, als es noch vor hundert Jahren der Fall gewesen wäre. Dieser neue Ansatz ist von entscheidender Bedeutung, wenn wir mit sämtlichen verführerischen Speisen zurechtkommen wollen, die wir in Supermärkten und Restaurants vorfinden.

Wir können die Uhr nicht zurückdrehen. Die Nahrungsmittelindustrie gehört heute nun einmal zum Leben. Aber wir können lernen, mit der Produktvielfalt zu leben und trotzdem gesund und vital zu sein.

Mutter Natur hat dafür gesorgt, dass wir uns aus einer einzigen Zelle zu einem Konglomerat aus Billionen und Aberbillionen von Zellen entwickelt haben, von denen jede einzelne wiederum eine unabhängige Einheit bildet. Die Biologie versteht unter einer Zelle ein einzelnes, von einer Membran umgebenes Stück lebender Masse. Sie ist die kleinstmögliche lebensfähige Einheit. Sämtliche Organismen – mit Ausnahme der Viren – bestehen aus einer oder mehreren Zellen. Doch mit dem dreißigsten Lebensjahr beginnt die Zellaktivität nachzulassen – und mit jedem Jahrzehnt reduziert sie sich weiter. Das Immunsystem drosselt die Antikörperproduktion, so dass wir anfälliger für Krankheiten werden. Die Muskeln werden durch Fett ersetzt, zumindest, solange wir nichts dagegen unternehmen.

▼ **Unsere Existenz ist** gleichbedeutend mit unseren Körperzellen. Wenn diese nicht gesund sind, sind auch wir weder gesund noch vital. Die Gesundheit und den Fortbestand unserer Zellen aber sichern wir über unsere Ernährung. ▲

Müdigkeit und Erschöpfung sind ein erster Hinweis darauf, dass unsere Körperchemie (also die Chemie unserer Körperzellen) aus dem Gleichgewicht geraten ist. Stellen Sie sich einmal vor, dass ein Drittel der Gesamtbevölkerung in den USA Schwierigkeiten hat, nach dem Essen wach zu bleiben.[32] Doch die Ursachen für Müdigkeit sind gleichzeitig häufig auch die Ursachen für eine Erkrankung. Pathologische Erschöpfung ist oft die Folge einer (unwissentlichen) Selbstvergiftung.

Sämtliche Krankheiten entstehen aus einem Übermaß saurer Schlacken sowie giftiger Abfallprodukte des Stoffwechsels, die im Körper verblieben sind, statt den Organismus über die Haut, den Dickdarm, die Leber oder die Nieren zu verlassen (vergleichbar beispielsweise Autoabgasen oder dem Rauch aus einem Kamin, der nicht abziehen kann). Die Selbstvergiftung (Selbstintoxikation), die auch als Übersäuerung bezeichnet wird, wird durch die sauren Endprodukte des Verdauungstrakts sowie des Stoffwechsels hervorgerufen (toxische Schlacken), die vom Körper nicht effizient genutzt werden konnten. Diese Schlacken gelangen durch den Stoffwechsel in den Zellkörper, weshalb sie in unserem Organismus zu einer Toxikämie führen können. Mit anderen Worten: Unsere Zellen werden vergiftet.

Lassen Sie sich von diesen zahlreichen verschiedenen Fachtermini für ein und dieselbe Sache nicht verwirren. Was immer Sie über Vergiftung, toxische Schlacken, Säure, toxische Übersäuerung hören, die Begriffe meinen immer ein und dasselbe: die Selbstvergiftung.

»Wenn wir unseren Organismus entschlackt haben, verschwindet auch die Müdigkeit automatisch; chronische Erschöpfungszustände sind nichts anderes als Vergiftungserscheinungen«, schreibt Dr. Hay.[33] Auch er nennt die Müdigkeit als erstes Indiz dafür, dass etwas mit unseren Zellen nicht stimmt. Schritt für Schritt kommen weitere körperliche Symptome hinzu: Kopfschmerzen, geschwollene Lider, Schwindel, blutunterlaufene Augen, Sehstörungen, eine verstopfte Nase, Husten und ein trockener Mund; eine pelzige Zunge ebenso wie Bauchschmerzen und Gelenk- sowie Muskelbeschwerden. Doch dies ist nur der Anfang. Wenn Sie Ihren Körper viele Jahre lang vergiften, können Sie fast sicher sein, dass Sie zu einem späteren Zeitpunkt ernsthaft erkranken werden.

Hinzu kommt, dass eine solche falsche Ernährung den Grundstein für Übergewicht legt. Übergewicht oder gar Fettleibigkeit stehen niemals für sich allein. Beides ist immer mit gesundheitlichen Problemen und diversen Stoffwechselstörungen verbunden, wie erhöhten Blutfettwerten, Nierensteinen, Krampfadern, Kreislaufstörungen, einem erhöhten Thrombose- und Embolierisiko. Außerdem stellt Übergewicht eine zusätzliche Belastung für die Wirbelsäule, die Hüft- sowie die Kniegelenke dar. Es ist bekannt, dass Fettleibigkeit (ein Symptom für Stoffwechselstörungen) das Risiko von Herz- und Kreislauferkrankungen erhöht, ebenso wie das Risiko, an Brust- oder Dickdarmkrebs zu erkranken.

Wie bestätigt fühlte ich mich, als der Sender NBC im Dezember 1998 im Rahmen sein *Nightside*-Show ein Interview mit John J. Lynch ausstrahlte, dem Vorsitzenden der American Cancer Society, einer Gesellschaft, deren Ziel die Krebsvorbeugung und Krebsbekämpfung in den Vereinigten Staaten ist. Er betonte, dass »40 Prozent aller Krebserkrankungen durch falsche Ernährung« hervorgerufen werden.[34]

Ohne dass es ihnen bewusst ist, missachten die meisten Menschen die Gesetze der Chemie und sammeln so jede Menge Giftstoffe im Körper an. Die Folgen sind dramatisch: »100 000 Amerikaner sterben [alljährlich] aufgrund falscher Ernährungsgewohnheiten«.[35]

Nur die richtige Ernährung garantiert die optimale Versorgung Ihrer Körperzellen. Denken Sie daran: Wenn Ihre Körperzellen gesund sind, sind Sie es auch. Ihre Verdauung regeneriert sich, was wiederum die Voraussetzung für einen intakten Stoffwechsel ist. Letzterer sorgt dafür, dass Ihre Zellen keine giftigen, sauren Schlacken einlagern. Ein funktionierender Stoffwechsel ist mithin unabdingbar für unser Immunsystem und infolgedessen auch für unser Wohlbefinden: Je schlechter der Stoffwechsel, desto höher das Infektionsrisiko. Und je länger dieses Risiko besteht, umso anfälliger werden wir auch für chronische Erkrankungen. Und schließlich führt dies zu einem vermehrten Auftreten von Krebs.

»Nur wer den Nährwert eines Nahrungsmittels kennt, kann sich bewusst gesund ernähren. Er gibt vollwertigen Speisen den Vorzug und folgt den Gesetzen der Körperchemie«, schrieb Dr. Hay dazu.[36] Er hatte Recht – damals wie heute. Und während ich hier sitze und dieses Zitat niederschreibe, denke ich plötzlich darüber nach, welches Image Nahrungsmittel in unserer Gesellschaft haben. Nahrung – wie gewöhnlich ist sie doch! Sie stammt weder von Cartier noch von Gucci oder Tiffany. Aber ohne sie könnte man noch nicht einmal an Cartier, Gucci oder Tiffany denken!

Diese Arroganz gegenüber unserer Natur, unserem Sein und allem, was wir haben, führt dazu, dass wir uns vergiften. Habe ich Arroganz gesagt? Vielleicht sollte ich mich lieber korrigieren, denn viele Menschen würden unsere Natur durchaus respektieren, wenn sie nur darüber Bescheid wüssten. Denn welcher Mensch würde sich freiwillig selbst vergiften und sich auf einen nicht enden wollenden Kampf mit seinen überschüssigen Pfunden einlassen, würde im »Herbst des Lebens« chronische Krankheiten und Schmerzen riskieren, ebenso wie frühes Altern und einen frühen Tod? Wahrscheinlich sind wir doch alle überglücklich, wenn unser Stoffwechsel intakt ist und wir uns wohl fühlen.

Doch da die meisten Menschen keine Ahnung vom perfekten Zusammenspiel zwischen Nahrungsmittel- und Körperchemie haben, tun sie genau das, was ich eben geschildert habe: Tagein, tagaus vergiften sie sich selbst. Und eines Tages stellen sie fest, dass sie kurz vor dem Zusammenbruch stehen. Vielleicht sagen sie sich, dass eine solche Entwicklung nach Vollendung des fünfzigsten Lebensjahres unvermeidlich ist, aber diese Annahme ist ein Irrtum.

Der menschliche Organismus folgt klaren biologischen und chemischen Regeln. Wenn man einmal weiß, was man tun kann – dass man seine Gesundheit, Vitalität und Kraft selbst steuern, ja dass man sogar den eigenen Alterungsprozess verlangsamen kann –, dann vermag man das Leben wieder zu genießen, und der »Herbst des Lebens« wird ein goldener Herbst.

Wie ich schon sagte: Dieses Buch versteht sich als »Gebrauchsanweisung« für Ihren chemischen Apparat, einen Apparat, der gleichzeitig kompliziert und einfach ist: kompliziert, wenn man die Gesetze der Körperchemie nicht kennt; einfach, wenn man einmal durchschaut hat, wie man mit seinem Körper umgehen muss.

»Gesundheitliche Probleme sind vornehmlich eine Folge der Säurebildung im Blut«, schrieb der geniale Dr. Hay vor vielen Jahrzehnten, und zahlreiche Forscher der Gegenwart sind der gleichen Ansicht. Und Hay fügt hinzu: »Wenn sich eine Säure bildet, müssen im Gewebe oder der Körperflüssigkeit genug Basen freigesetzt werden, um sie zu binden. Sonst könnten wir nicht überleben.«[37] Auch wenn es vereinfachend klingt, nur diese Alkalireserve, die die Säuren kurz nach ihrer Bildung bindet, entscheidet darüber, wie wir leben. Man könnte sogar sagen, dass wir ohne die Alkalireserve nicht überleben können. Doch das ist den meisten Menschen nicht bewusst, und so wundern sie sich, dass sie mit einer unzureichenden Alkalireserve nicht optimal funktionieren können. Ein Alkalidefizit ist gleichbedeutend mit Übersäuerung oder Azidose, deren Folgen wir hier schon mehrfach geschildert haben.

Um Hays Theorie vollständig zu verstehen, müssen wir uns zunächst ein paar wichtige Fragen stellen: Was bedeutet der Begriff »Säurebildung« überhaupt? Was hat unser Körper mit Säure eigentlich zu schaffen?

Zu den anorganischen Säuren zählt man Borsäure, Kohlensäure, Salzsäure, Flusssäure (Fluorwasserstoffsäure), Salpetersäure, Phosphorsäure und Schwefelsäure. Zu den organischen Säuren gehören Essigsäure, Benzoesäure, Zitronensäure, Ameisensäure, Milchsäure, Oxalsäure und Salizylsäure, ebenso wie komplexe Substanzen wie Nucleinsäuren und Aminosäuren. Darüber hinaus muss noch das Säure-Basen-Gleichgewicht und der sogenannte pH-Wert (Abkürzung für *potentia hydrogenii*, »Stärke des Wasserstoffs«) Erwähnung finden. Der saure oder basische Charakter einer Lösung (Azidität oder Alkalizität) wird auf einer pH-Skala gemessen. Ein pH-Wert von 7,0 (destilliertes Wasser) gilt als neutral. Alles, was unter 7 liegt, gehört zu den Säuren. Was darüber liegt, gilt als alkalisch. Die Skala umfasst einen Rahmen von 0 bis 14. Starke Säuren, wie die in Autobatterien, haben einen pH-Wert von etwa 2; säurehaltiges Obst wie Zitrusfrüchte besitzen einen pH-Wert von etwa 4. Bei fruchtbarer Erde bewegt er sich etwa zwischen 6,5 und 7, während schwach alkalische Stoffe wie Seife einen Wert von 9 bis 10 besitzen. Korrodierende (ätzende) alkalische Stoffe wie Lauge entsprechen einem pH-Wert von 13. Der pH-Wert ist definiert als der negative Logarithmus der Wasserstoffionenkonzentration.

Es würde mich keineswegs überraschen, wenn Sie bereits genug hätten. Batterien, fruchtbare Erde, korrodierende alkalische Stoffe! Da raucht einem ja der Kopf, und was hat das überhaupt mit den Säuren zu tun, über die wir hier sprechen? Sie haben Recht. Je mehr Verwirrung, umso größer der Vorteil derjenigen, die Ihre Unwissenheit ausnutzen, um Sie zum Kauf von Diätpräparaten zu überreden und Sie auszunehmen wie eine Weihnachtsgans.

»Die Funktion eines jeden Organs und Gewebes hängt von der Alkalireserve ab«, erklärt Dr. Hay.[38] »Je niedriger der Alkaliwert, desto niedriger die Funktion. Umgekehrt gilt: je höher die Alkalireserve, desto höher die Aktivitätsrate unseres Körpers«. So einfach ist das. Seit dieser revolutionären Entdeckung von Dr. Hay hat sich nichts geändert. Dieser Grundsatz galt schon vor 200 Millionen Jahren, er galt vor hundert Jahren, und er gilt auch heute noch für all die 6 Milliarden Menschen, die das Glück haben, auf diesem wunderbaren Planeten leben zu dürfen. Und er wird gelten, solange die Menschheit existiert.

Das Gegenteil von sauer ist alkalisch. Diese beiden Gegensätze sollten einander ausgleichen. Man sollte weder zu viele Basen noch zu viel Säure (Gift) im Blut haben. Die einzige Möglichkeit, unseren chemischen Apparat sowohl mit alkalischen als auch mit sauren Stoffen zu versorgen, besteht über die Nahrungsaufnahme. Einige Nahrungsmittel werden im Rahmen des Stoffwechselprozesses in alkalische Stoffe, andere in saure umgewandelt. Oder anders formuliert: Es gibt Basenbildner und Säurebildner. Solange man sich bei der Ernährung nach den Gesetzen der Körperchemie richtet, geht es einem hervorragend. Wenn man dies aber versäumt, »foltert« man seinen chemischen Apparat, und diese Belastung führt eines Tages dazu, dass er nicht mehr reibungslos funktioniert, was sich wiederum in Gesundheits- oder Gewichtsproblemen manifestiert.

Wenn Sie sich den Gesetzmäßigkeiten Ihres chemischen Apparates gemäß ernähren, beugen Sie jedoch nicht nur Krankheiten, sondern ganz sicher auch dem Übergewicht vor (und das auch im Alter!). Kein Schlankheitsdrink, keine Eiweißdiät kann Ihren Metabolismus mit allen wichtigen Nährstoffen versorgen, denn Ihre Organe und Drüsen arbeiten nur dann problemlos, wenn Ihrem Organismus ein bestimmtes Maß an alkalischen und sauren Stoffen zugeführt wird. Trotzdem fallen wir immer wieder auf die Fata Morgana solcher Schlankheitsdrinks, Diätpillen oder auf entsprechende Eiweißdiät-Märchen herein und glauben, dass sie einen komplizierten Mechanismus wie unseren Körper wirklich auf Dauer befriedigen können. Lachen Sie nicht, wenn ich das Innere Ihres Körpers mit einer großen Fabrik vergleiche, in der riesige Maschinen stehen. Stellen Sie sich vor, Sie füttern diese Maschinen mit den falschen Daten. Was würde geschehen? Sie wären wohl kaum länger in der Lage, das zu produzieren, was sie produzieren sollten. Und auch Ihr Körper ist eine Maschine. Daran gibt es nun einmal nichts zu rütteln.

Man muss nicht gleich Medizin oder Biochemie studieren, um die Körperfunktionen zu verstehen. Der A & B-Plan (S. 209 ff.) erleichtert es Ihnen, den Prinzipien Ihrer Körperchemie zu folgen. Es ist nur eine Frage des Verstehens, des Bewusstseins, dass wir nichts weiter als ein chemischer Apparat sind, den man eigentlich nur richtig behandeln muss, um Probleme zu vermeiden. Wie formulierte es doch Dr. Hay vor hundert Jahren? »Wenn die Vergiftung überwunden ist, sind wir auch nicht mehr erschöpft.« Wenn die Erschöpfung verschwunden ist, kehrt auch unsere Energie zurück, und sobald die Energie wieder da ist, sind wir auch wieder bei guter Gesundheit usw. Zuerst einmal müssen Sie also eigentlich nur eines wissen, nämlich dass es so etwas wie das Säure-Basen-Gleichgewicht und die Alkalireserve überhaupt gibt (Letztere erreichen wir, indem wir genug alkalische Nahrungsmittel zu uns nehmen und uns einen Alkalivorrat im Körper »für schlechte Tage« anlegen). Der A & B-Plan zeigt Ihnen, wie Sie dieses Wissen auch in die Praxis umsetzen können. Kurz: wie Sie sich einen Alkalivorrat anlegen können.*

»Eine Alkali bildende Reaktion bezeichnet jede chemische Veränderung im Körper, die die vermehrte Fähigkeit, dem Organismus Energie zuzuführen, hervorruft. Ferner hinterlässt sie alkalische Spuren im Urin«, erklärt Dr. Theodore A. Baroody, Wissenschaftler und Spezialist für die Säure-Basen-Problematik und praktizierender Arzt in North Carolina.[39] »Ob eine Substanz basisch oder sauer ist, wird von ihrem pH-Wert bestimmt. Er misst die Anzahl der negativen Hydroxyl-Ionen (OH-), die Alkali bildend sind, im Gegensatz zur Anzahl der Wasserstoff-Ionen (H+), die positiv und Säure bildend sind«, erläutert Dr. Theodore A. Baroody. »Vom Standpunkt der Energie aus

---

* Mit Alkalireserve ist laut »Wörterbuch der Medizin« (Zetkin-Schaldach, Medizin, Zahnheilkunde, Grenzgebiete, Thieme Verlag 1992) folgendes gemeint:
Die Alkalireserve ist ursprünglich ein Laboratoriumsverfahren, bei dem Veränderungen des Gehalts von CO_2 und HCO_3 im Blut bestimmt werden. Dieses Bicarbonat-Puffersystem ist ein wichtiges Puffersystem im Blut. Weitere Puffersysteme im Blut sind die Proteine (z. B. Hämoglobin) und die anorganischen Phosphate im Blut. Auch Lunge und Niere besitzen Pufferkapazität. Blut, Lunge und Nieren können beim Gesunden Störungen des Säure-Basen-Gleichgewichts kompensieren. Nur unter krankhaften Bedingungn kommt es zu einer Anhäufung von Säuren oder Basen im Blut, sodass die Puffersysteme überfordert werden.
Dr. Hay hat unter Alkalireserve aber anscheinend das gesamte Puffersystem des Körpers gemeint, nicht nur einen Teil davon.
(*Anmerkung des Lektorats*, siehe auch Literaturverzeichnis, Thews, Mutschler, Vaupel)

gesehen misst der pH-Wert den elektrischen Widerstand zwischen den negativen und positiven Ionen im Körper. Basen- und Säure bildende Reaktionen sind also rein elektrochemischer Natur. Mit anderen Worten, der pH-Wert misst, mit wie viel Wucht die negativen (Basen bildenden) und die positiven (Säure bildenden) Ionen aufeinanderstoßen.«[39]

Das stimmt. Aber Mutter Natur hat uns mit jeder Menge »Sicherheitsgurte« ausgestattet. Die Alkalireserve ist ein Teil dieses Puffersystems. Die beiden Begriffe legen bereits nahe, dass es einen Mechanismus gibt, der Reserven zugänglich macht, wenn sie benötigt werden, und abschirmt, wenn ein Puffer benötigt wird. Das Puffersystem ist eine Mischung aus chemischen Komponenten, die einen stabilen pH-Wert im Körper erhalten sollen. Physiologische Puffersysteme bestehen aus einer schwachen Säure und ihrer korrespondierenden Base. Das Hinzufügen entweder einer Säure oder einer Base verursacht eine Verschiebung des chemischen Gleichgewichts und hält somit den pH-Wert konstant.

»Die Alkalireserve ist das Girokonto des Körpers«, sagt Dr. Baroody. Ich würde sie eher als Sparkonto bezeichnen. Der Körper kann jederzeit darauf zurückgreifen, um basische Elemente zur Neutralisation von Säure abzurufen – zumindest, solange wir gewissenhaft Vorräte anlegen! »Die Alkalireserve«, so fährt der Wissenschaftler fort, »ist eine Art Sicherheitsnetz, das den Menschen daran hindern soll, sich selbst beständig zu vergiften, indem er zu viel Säure bildende oder nicht zueinander passende Nahrungsmittel zu sich nimmt«.[39] Das Blut befindet sich in einem ausgeklügelten Gleichgewicht, und schon das geringste Ungleichgewicht kann Krankheiten zur Folge haben. Sämtliche Erkrankungen sind ursächlich auf ein Übermaß (giftiger) saurer Stoffwechselendprodukte im Blut zurückzuführen. Unglücklicherweise werden diese nicht abgebaut: Vom Dickdarm gelangen sie in die Leber* und von dort wieder zurück in den Blutkreislauf und ins Gewebe. Und diese Schlacken im Gewebe bestimmen über Krankheit oder Gesundheit. Kurz gesagt: Krankheiten – alle Krankheiten – entwickeln sich nicht in gesundem Gewebe, in dem die Blutversorgung ausreichend, der alkalische Wert also höher ist. Aber: Die Alkalireserve kann nur aufrechterhalten werden, wenn wir ein hohes Maß an Basen bildenden Nahrungsmitteln zu uns nehmen. Fazit: Ernähren Sie sich also nach den Prinzipien der A & B-Methode (und somit nach den Gesetzen der Chemie Ihres Körpers).

Bevor wir aber über die Lösung des Problems reden, sollten wir uns zunächst die drei verschiedenen Arten von Säuren ansehen:

Säure (und die damit verbundene Übersäuerung), von der wir in diesem Buch reden, ist nicht gleichzusetzen mit der Magensäure. Die Produktion von Salzsäure im Magen dient ausschließlich dem Verdauungsprozess und ist somit ein vollkommen natürlicher Vorgang.

Sämtliche anderen Säuren sind Stoffwechselendprodukte. Doch muss man auch hier zwischen »gesunden« und »ungesunden« unterscheiden; außerdem müssen wir uns mit der Frage beschäftigen, warum unsere neuere Geschichte uns mit

---

* Die Leber nimmt die Spaltprodukte des Verdauungsprozesses auf, wandelt Glukose in Glykogen um (ein langkettiges Kohlenhydrat, das zur Speicherung benutzt wird) und spaltet Fette auf. Sie entfernt überschüssige Aminosäuren aus dem Blut, indem sie sie in Harnstoff umwandelt, der durch die Nieren ausgeschieden wird. Die Leber baut zudem Vitamine auf, produziert Galle und bestimmte Faktoren zur Blutgerinnung. Zusätzlich entfernt sie beschädigte Erythrozyten und Gifte, wie z. B. Alkohol, aus dem Blut.

etwas gesegnet hat, das über 200 Millionen Jahre lang nicht existierte: die ungesunde Säure.

Unser Körper benötigt die gesunden Säuren von Natur aus. Säuren und ihre Gegenspieler, die Basen, haben in unserem Körper bestimmte Aufgaben zu erfüllen, beide sind also wichtig. Kleine Mengen Säure bildender Nahrungsmittel sind mithin durchaus notwendig, damit bestimmte Aufgaben erfüllt werden können. So vermögen bestimmte Säuren an freiliegenden Nervenenden Schmerzreize hervorzurufen, die ein wichtiges Alarmsignal darstellen. Schmerz sagt uns, dass etwas mit unserem Körper nicht stimmt; er schützt uns, indem er uns daran erinnert, dass wir gegen dieses Problem etwas unternehmen müssen. Milchsäure und Kohlendioxid entstehen in schwer arbeitenden Muskeln. Sie sind dafür verantwortlich, dass wir müde werden und die körperliche Anstrengung einstellen. Das Ansteigen der Kohlendioxidwerte im Blut beeinflusst unsere Atmung. Wir atmen heftiger, damit mehr Kohlendioxid den Körper verlassen kann. Nur so kann das Säure-Basen-Gleichgewicht wiederhergestellt werden.

Die »ungesunde« Säure, die Ursache für ein Basendefizit (also Übersäuerung, Azidose, Selbstvergiftung, toxische Reaktion, Überschuss an sauren Stoffwechselendprodukten, wie auch immer man es nennen will) entsteht durch eine Missachtung der Gesetze der Chemie, der Prinzipien Dr. Hays (des vollkommenen Zusammenspiels von Nahrungsmittel- und Körperchemie), durch den Genuss von zu vielen »schlechten« Eiweißen (im A & B-Plan auf S. 210 ff. durch die Farbe Grau gekennzeichnet) sowie von denaturierten Kohlenhydraten der Gruppe III (im A & B-Plan ebenfalls grau).

»Es stimmt, dass Krebs niemals gesundes Gewebe befällt; das Gleiche kann man mit Fug und Recht auch von jeder anderen Krankheit behaupten, denn der widerstandsfähige Körper vermag sich gegen Infektionen zur Wehr zu setzen«, betont Dr. Hay.[40] Denken Sie daran: Je niedriger der Basenwert, desto geringer die Funktion. Umgekehrt gilt: Je höher die Alkalireserve, desto aktiver kann unser Körper sein.[41] Saure Stoffwechselendprodukte erreichen das Gewebe fast immer über das Blut. »Wenn das Blut nicht frei von toxischen Stoffen ist, wird dem Herzen unglaublich viel Stress zugemutet, ebenso wie der Leber, der Lunge, der Bauchspeicheldrüse, den Nieren, der Schilddrüse, den Nebennierendrüsen und dem Lymphatischen System«, so Dr. Baroody.[42]

▼ **In Wirklichkeit sollten** wir die Ursache so vieler miteinander verwobener Probleme nicht als Übersäuerung bezeichnen, sondern als Basen- oder Alkalidefizit! Denn das ist es! Wir verzichten auf unsere Gesundheit, weil wir versuchen, ohne ausreichende Alkalireserve zu funktionieren. Wir lagern Säure um Säure im Gewebe ein und vergiften uns auf diese Weise selbst, Schritt für Schritt, bis wir übersäuert (vergiftet) sind und einen hervorragenden Nährboden für chronische Erkrankungen, Schmerzen und andere Leiden geschaffen haben. ▲

Ich bin sicher, dass viele von Ihnen sich die Frage stellen: »Warum sterben wir denn nicht sofort an dieser Form der Selbstvergiftung?« Die Antwort lautet: Weil unsere Spezies zu den Überlebenskünstlern dieser Welt gehört – weil Mutter Natur perfekt ist. Sie hat uns mit einem Regulierungsmechanismus ausgestattet, dem bereits erwähnten Puffersystem, das dafür sorgt, dass der pH-Wert der Körperflüssigkeiten (Blut, Lymphe) und des Gewebes konstant bleibt. Nach Dr. Baroody wirkt die Alkalireserve »auf biochemischer Ebene als Puffer, um das Gleichgewicht im Blut aufrechtzuerhalten«.[43]

»Unser Körper kennt zahlreiche Möglichkeiten, um die toxischen Stoffe abzubauen, die abseits der normalen Schlacken, welche durch den täglichen Stoffwechselprozess entstehen«, erklärte Professor Luke Burke. Aus diesem Grund können wir Extremsituationen überhaupt erst überstehen. Und die meisten Menschen befinden sich in einer solchen Extremsituation – und zwar tagein, tagaus.

Doch selbst dieses Puffersystem hat seine Grenzen, zumindest wenn wir unserem Stoffwechsel zu viel zumuten und die Gesetze unserer Körperchemie missachten. Das Blut kann nicht mehr alle Schlacken abtransportieren. Die Folge sind Abgeschlagenheit und gesundheitliche Probleme. Die toxischen Zellen (die aufgrund des Basendefizits und einer Überlastung des Puffersystems entstanden sind) befinden sich weiterhin in Ihrem Organismus. Sie werden weder in Ihre Zellstruktur integriert, noch haben sie Ihren Körper verlassen. Sie wissen ja: Unsere Organe benötigen gesunde Zellen, um gut zu funktionieren. Und wir bestehen aus Billionen und Aberbillionen von ihnen.

Bevor wir also über Lösungsmöglichkeiten für dieses Problem sprechen, sollten wir uns ein weiteres Mal (und diesmal genauer) die beiden Entstehungsmöglichkeiten toxischer Schlacken oder saurer Stoffwechselendprodukte ansehen: durch den normalen Stoffwechselprozess und durch die Missachtung des Zusammenspiels von Nahrungsmittel- und Körperchemie (die Prinzipien der Hayschen Prinzipien).

1. Schlacken entstehen zum einen im Rahmen des normalen Stoffwechselprozesses: Viele der Billionen von Zellen, aus denen unser Körper besteht, sterben jeden Tag ab (und werden ständig durch neue Zellen ersetzt). Sie verlassen un-

seren Körper über Ausscheidungsorgane wie Lunge, Magen-Darm-Trakt, Haut, Leber und Nieren. Eine gewisse Menge dieser sauren Endprodukte ist ein Resultat der Zersetzung und des Absterbens unseres Körpers. Die einzelnen Zellen sterben und werden durch andere Zellen ersetzt; und im Absterben scheiden die Zellen ihre Abfallprodukte aus, die sauer sind. Der Austausch toter Zellen durch neue ist die erste Entstehungsmöglichkeit von Schlacken und ein vollkommen normaler Vorgang.

2. Zum anderen sind Schlacken eine Folge unserer eigenen Entscheidung. Wenn Sie Ihren Stoffwechsel dadurch belasten, dass Sie nicht zueinander passende Nahrungsmittel (siehe A & B-Plan, farbige Klappkarte) oder zu viele falsche Nahrungsmittel (wie »schlechte« Eiweiße und/oder denaturierte Kohlenhydrate aus Gruppe III [grau]) zu sich nehmen, und wenn Sie zu wenig von den richtigen Nahrungsmitteln essen (die gesunden Kohlenhydrate der Gruppe I, die gleichzeitig Basenbildner sind [gelb], die Kohlenhydrate der Gruppe II [weiß] sowie die gesunden Säurebildner und Basenbildner [gelb]), dann können die Nährstoffe dieser Nahrungsmittel nicht vernünftig vom Körper genutzt, also nach der Verdauung nicht in die Zellstruktur eingelagert werden. Im Blut sammeln sich überdies Giftstoffe an. Diesen Überschuss an vergifteten Zellen kann der Körper nicht mehr über die entsprechenden Organe ausscheiden. Die Folge ist eine Selbstvergiftung und eine Übersäuerung des Organismus.

Wahrscheinlich stellen Sie sich jetzt die Frage, warum unser Körper nicht in der Lage ist, alle Nahrungsmittel zu verwerten, die wir zu uns nehmen, und einfach die toten Zellen durch neue zu ersetzen? Warum sind die Fähigkeiten unseres Körpers so begrenzt? Aber unser Körper ist gar nicht so begrenzt, wie wir vielleicht meinen. Im Gegenteil: Wir sind ein biologisches Meisterstück. Wie gesagt, Mutter Natur ermöglicht es, dass aus einer einzigen Zelle ein Gebilde aus unzähligen Zellen wird: der Mensch. Wir selbst sind es, die uns die oben genannten Grenzen auferlegt haben. Wenn wir unsere Körperchemie außer Acht lassen, kommen wir der Natur so in die Quere, dass es ein Wunder ist, wenn wir unsere modernen Essgewohnheiten überhaupt überleben.

Der Unterschied zwischen Azidose und Alkalose scheint, was den pH-Wert angeht, nur sehr gering zu sein, trotzdem ist dieser Unterschied unerhört wichtig für die Gesundheit, für unsere Energie und unser Körpergewicht. Der Wissenschaftler Dr. Friedrich F. Sander hat im Rahmen seiner Forschungsarbeiten nachgewiesen, dass selbst eine latente (versteckte) Übersäuerung des Gewebes bei normaler Alkalireserve und normalem Säure-Basen-Gleichgewicht zahlreichen Erkrankungen den Weg bereiten kann. Auf ihn geht das Verfahren zurück, mit dessen Hilfe sich im Urin der Säure-Basen-Quotient ermitteln lässt. Auf diese Weise ist eine Übersäuerung leicht feststellbar. Seinen Erkenntnissen zufolge werden alle schweren Krankheiten einschließlich des Herzinfarkts oder des Schlaganfalls von einer versteckten Übersäuerung begleitet.[44]

Früher weigerte sich die wissenschaftliche Fachwelt, ein Phänomen wie das der Übersäuerung überhaupt anzuerkennen. Man glaubte, dass der Körper das Säure-Basen-Gleichgewicht mithilfe des Puffersystems aufrechterhält. Außerdem war man davon überzeugt, dass überschüssige Kohlensäure durch die Lunge ausgeatmet und ansonsten jedes Übermaß an Säure über die Nieren ausgeschieden werde, entweder direkt oder in Form leicht löslicher Salze. Aber glücklicherweise gab es ein paar recht beharrliche Wissenschaftler, die den Beweis für das Phänomen der Übersäuerung antraten – wobei es sich nicht um ein Phänomen im eigentlichen Sinn, sondern um eine vollkommen logische Konsequenz unserer physiologischen Disposition handelt. Ich bin sicher, dass Sie zum gleichen Schluss kommen werden, nachdem Sie in Kapitel 5 von unserem chemischen Apparat gelesen haben.

Aber wie können wir dafür sorgen, dass das Säure-Basen-Gleichgewicht im Blut erhalten bleibt? Die Lösung ist einfach: Indem wir die Alkalireserve durch unsere Ernährung weiter ausbauen.

1. A & B-Programm Stufe eins: Der erste wichtige Schritt besteht darin, sich gemäß Dr. Hays Prinzipien zu ernähren, die auf das perfekte Zusammenspiel zwischen der chemischen Zusammensetzung der Nahrungsmittel und der Körperchemie abzielen. Die Befolgung dieser Prinzipien ruft die schnellste und tiefgreifendste Veränderung hervor.

2. A & B-Programm Stufe zwei: Menschen, die unter gesundheitlichen Problemen leiden und/oder übergewichtig sind und/oder über vierzig sind, müssen sich nicht nur nach Dr. Hays Prinzipien ernähren, sondern auch darauf achten, dass ihre Ernährung zu 80 Prozent aus Basenbildnern und nur zu 20 Prozent aus Säurebildnern besteht. »Schlechte« Eiweiße sollten die Betroffenen wenn möglich ganz vermeiden.

Wahrscheinlich sagen Sie jetzt: »So, wie Sie das erklären, klingt das alles so einfach. Aber die Verführung lauert in jedem Supermarkt, in jedem Fastfood-Restaurant, an jeder Ecke, und sie lockt und lädt zu unaufhörlichen Gaumenfreuden ein. Wer um alles in der Welt kann noch an Säure und Basen denken, wenn ihm ständig das Wasser im Mund zusammenläuft?« Sie haben Recht, denn genau das ist das Problem des modernen Menschen. Doch der A & B-Plan (S. 210 ff.) erleichtert Ihnen den Zugang. Solange Sie das Zusammenspiel von Nahrungsmittel- und Körperchemie beachten, können Sie fast alles essen, was ein Supermarkt oder sogar ein Fastfood-Restaurant bieten.

Die Körperchemie ist unbestechlich. Man muss sie respektieren, um gesund und vital zu bleiben und schmerzfrei zu leben. Erst das Säure-Basen-Gleichgewicht macht den Unterschied.

Mithilfe dieses Programms können Sie sogar Krebszellen am Wachstum hindern, weil Sie Ihr Immunsystem stärken. Natürlich beugen Sie auch diversen Leiden vor und können sie sogar heilen. Hierzu gehören: Arthritis, Diabetes, Krebs, Gicht, Herz-Kreislauf-Erkrankungen (Arteriosklerose, Herzinfarkt, hoher Blutdruck), Nierenerkrankungen, Blasenstörungen, Magen- und Zwölffingerdarmgeschwüre, Darmbeschwerden und andere Organerkrankungen, Leber- und Gallenblasenkrankheiten, Schuppenflechte, Allergien, Fieber, Rheumatismus, Migräne, Bronchialasthma, Osteoporose, Fettleibigkeit und vieles mehr.

Außerdem haben die Prinzipien der Ernährungsmethode nach Dr. Hay ein paar tolle Nebenwirkungen: Sie nehmen automatisch ab und haben anschließend keine Probleme mehr damit, Ihr Gewicht zu halten. Darüber hinaus altern Sie langsamer. Die Erfolgserlebnisse Ihrer Ernährungsumstellung stellen sich vom ersten Tag an ein. Ihr Sodbrennen verschwindet sofort, Ihre Energie kehrt zurück (denken Sie daran, dass Sodbrennen eines der ersten Symptome ist, die Ihnen zeigen, dass

Sie auf dem besten Wege sind, ernsthafte Krankheiten zu entwickeln).

Wissen ist Macht. Und das Wissen über sich selbst und den eigenen Körper bietet Ihnen die Möglichkeit, Ihre Gesundheit, Ihr Gewicht, Ihre Vitalität und sogar das Tempo, mit dem Sie altern, unter Kontrolle zu halten. Sie wissen, welche Nahrungsmittel richtig und welche falsch sind.

Deshalb befassen wir uns im folgenden Kapitel mit dem Körper, dem »chemischen Apparat«.

Kapitel 5

Der chemische Apparat

Übersäuerung entsteht nicht über Nacht oder auf die Schnelle. Ein paar falsche Mahlzeiten haben also keineswegs gleich zur Folge, dass Sie übersäuert sind. Unglücklicherweise spüren wir nicht sofort, dass wir uns schaden, denn unsere Spezies ist darauf ausgerichtet, zu überleben. Einerseits ist das ein großer Vorteil, aber andererseits liegt genau darin die Gefahr. Wenn wir bei falscher Ernährung sofort krank würden, äßen wir automatisch immer das Richtige.

Unser Körper vermag sich problemlos zu korrigieren und zu regenerieren, und die Nahrung, die wir zu uns nehmen, hilft ihm dabei. Die Verdauung der Nahrung bildet den Kern des chemischen Apparates. Unsere Verdauung führt beinahe eine Art Eigenleben, von dem allerdings wiederum unser Leben und unser Wohlbefinden abhängen. Sie bildet den Knotenpunkt, von dem aus die Zellen, die Enzyme, der Stoffwechsel, das Gewebe, das Blut, das lymphatische System und sämtliche Organe mit Nahrung versorgt werden. Kurz gesagt: Die Verdauung ist die Grundlage unserer Existenz. Ohne Stoffwechsel keine Verdauung, ohne Verdauung keine Energie. Ohne Energie kein Leben.

Bevor wir uns in diesem Kapitel der Frage der richtigen Ernährung zuwenden, sollten wir den Verdauungsapparat näher kennen lernen.

Verdauung neutraler Eiweiße [weiß]

Die neutralen Eiweiße (also rohes, getrocknetes Fleisch, Fisch, Eidotter und Milchprodukte, die weder homogenisiert noch pasteurisiert wurden) entsprechen so perfekt unserer Natur, dass sie keine besondere Behandlung bei der Verdauung erforderlich machen. Sie können jederzeit mit Lebensmitteln aus der Gruppe A, der Gruppe B oder der neutralen Gruppe kombiniert werden.

Verdauung Säure bildender Eiweiße [grau]

Auch sie ist relativ einfach und unproblematisch, solange Sie von Ihrem Körper nicht verlangen, nicht zueinander passende Nahrungsmittel zusammen zu verdauen (also gleichzeitig Nahrungsmittel aus der Gruppe A und der Gruppe B). Die Bedingungen in unserem Magen sehen folgendermaßen aus: Die Magensäfte müssen extrem sauer sein, um eine Verdauung konzentrierter und damit Säure bildender (»schlechter«) Eiweiße überhaupt möglich zu machen. Die Eiweißverdauung beginnt im Magen mit dem Enzym Pepsin sowie mit Salzsäure. Säurebildende Eiweißmahlzeiten, also gegartes Fleisch, gegarter Fisch, Eier, Säure bildender Käse (unter 50 Prozent Fett i. Tr.) sowie pasteurisierte und homogenisierte Milchprodukte werden durch das Pepsin zerlegt. Und Pepsin kann nur in einer eindeutig sauren Umgebung wirken. Nach Abschluss dieses Verdauungsprozesses sind Eiweiße in Aminosäuren und Peptide zerlegt worden. Stärke (die zu den komplexen Kohlenhydraten gehört), Zucker und Fette werden von den Magensäften nicht verdaut. Der zweite Schritt der Verdauung von Eiweißen findet im Dünndarm statt. Dort kommt die im Magen vorverdaute Nahrung mit dem Bauchspeicheldrüsensekret in Berührung, ebenso wie mit den Verdauungssäften in Darm und Galle. Das Bauchspeicheldrüsensekret wird von der Bauchspeicheldrüse in den Dünndarm geleitet. Es enthält die Enzyme Trypsin, Amylase und Lipase. Trypsin ist für den Abbau der vorverdauten Eiweiße zuständig.

Verdauung von Kohlenhydraten

Im Gegensatz zur Verdauung der »schlechten« Eiweiße ist für die Verarbeitung von Kohlenhydraten eine basische Umgebung vonnöten. Der erste Schritt der Verdauung findet schon im Mund statt. Kauen (empfehlenswert sind fünfundzwanzig bis vierzig Kaubewegungen pro Bissen) ist aus zwei Gründen ein wichtiger Bestandteil der Verdauung. Zum einen wird die Nahrung in feine Partikel zerlegt, so dass die Verdauungssäfte eine bessere Angriffsbasis haben. Zum zweiten wird die Nahrung mit Speichel gemischt, der wiederum der erste Schritt in der Verdauung der Kohlenhydrate ist. Speichel enthält ein Enzym mit Namen Amylase, dessen Aufgabe darin besteht, in der Nahrung enthaltene Stärke (komplexe Kohlenhydrate) und Mehrfachzucker in kleinere Einheiten aufzuspalten: die Stärke in Stärkebruchstücke und Mehrfachzucker, den Mehrfachzucker in Einfachzucker. Amylase spaltet also die in unserer Nahrung enthaltene Stärke und verwandelt sie zum Teil in Zucker. Die Spaltprodukte werden hinuntergeschluckt und gelangen über die Speiseröhre in den Magen, wo sie weiterverdaut werden. Das Enzym Amylase wirkt ausschließlich in einer alkalischen Umgebung. Wenn die Umgebung nicht alkalisch ist, so behindert das den Verdauungsprozess, und die Stärke erreicht den Magen und den Dünndarm fast unverdaut.

Der Magen hat bei der Verdauung von Kohlenhydraten keine Funktion. Er fungiert lediglich als Mischmaschine, durch die der Speichel mit der aktiven Amylase gründlich mit der Nahrung vermengt wird. Nachdem die Stärke im Mund in kleinere Stärkebruchstücke, Mehrfachzucker und Einfachzucker aufgespalten worden ist, gelangen diese Spaltprodukte in den Darm, wo sie weiter verdaut werden. Der zweite Schritt der Stärkeverdauung findet somit im Dünndarm, oder genauer gesagt im oberen Teil des Dünndarms, dem Zwölffingerdarm, statt, wo Stärkebruchstücke und Mehrfachzucker weiter aufgespalten werden.

Das Bauchspeicheldrüsensekret enthält u. a. das Enzym Pankreasamylase. Gemeinsam mit der Amylase, die von der Dünndarmwand abgesondert wird, zerlegt sie die verbleibende Stärke in Einfachzucker. Wenn die Umgebung im Dünndarm nicht leicht alkalisch ist, wird die Verdauung behindert. Die Folge kann beispielsweise eine vermehrte Bildung von Gasen sein. Außerdem leiden viele Menschen unter einer Störung der Darmflora. In Kombination mit dem Fermentierungsprozess im Darm verursacht sie das berühmte Völlegefühl, Erschöpfung und lästige Gase.

Wenn wir Nahrungsmittel zu uns nehmen, die zwei verschiedene Arten der Verdauung erforderlich machen, schaffen wir für die Enzyme eine problematische Situation. Amylase und Pepsin behindern einander, wenn sie gleichzeitig aktiv werden müssen. Außerdem schaffen wir eine chaotische Situation für die Mischmaschine, den Magen. Er kann seine beiden Aufgaben nicht erfüllen, denn keine Flüssigkeit kann gleichzeitig sauer und alkalisch sein, ebenso wenig wie kein Zimmer gleichzeitig hell und dunkel sein kann. Selbst die kleinste saure Reaktion kann den Spaltungsprozess der Stärke nicht nur verlangsamen, sondern sogar völlig zum Stillstand bringen. Das Enzym Amylase kann nur wirken, wenn genügend alkalische (Basen bildende)

Nahrungsmittel verfügbar sind. Ohne die Stimulation dieses alkalischen Mediums kann die Amylase kohlenhydratreiche Kost nicht zerlegen. Wenn wir also Nahrungsmittel zu uns nehmen, die nicht zueinander passen, so erschwert und verzögert das den Verdauungsprozess – ja eine vollständige Verdauung wird verhindert, da die Enzyme sich gegenseitig behindern.

Verdauung von Fetten

Der Slogan »Fett macht fett« hat in Bezug auf gesunde Ernährung einige Popularität erlangt. Deshalb haben wir dem Thema Fett ein eigenes Kapitel gewidmet. Lassen Sie mich an dieser Stelle nur erwähnen, dass Fette und Öle aufgrund ihrer chemischen Zusammensetzung zur neutralen Nahrungsmittelgruppe gehören und also keine besondere Vorbehandlung zur Verdauung im Dünndarm benötigen. Obwohl der Dünndarm fettabbauende Enzyme absondert, ist seine Bedeutung für den Verdauungsprozess gering. Ein Großteil der Arbeit wird von der Bauchspeicheldrüse übernommen, die das entsprechende Enzym, die Pankreaslipase, in den Zwölffingerdarm abgibt. Dort zerlegt sie die Fette in Glycerin, freie Fettsäuren sowie Mono- und Diglyzeride. Die Galle (die die Zerlegung der Fettmoleküle erleichtert) wird in der Leber produziert, dann in der Gallenblase zwischengelagert und bei Bedarf in den Zwölffingerdarm umgeleitet. Die Fette werden emulgiert und verseift, und zwar vornehmlich durch die Gallenflüssigkeit. In dieser »seifigen« Form gelangen sie über die Lymphgefäße in den Blutkreislauf.

Jetzt wissen Sie, wie das »Eigenleben« unserer Verdauung funktioniert. Wenn Sie sich diese Informationen immer wieder vor Augen führen, wird das Ihr Leben langfristig von Grund auf verändern. Durch eine ausgewogene Ernährung kann Ihr Stoffwechsel endlich wieder vernünftig arbeiten. Ihr Körper lagert keine sauren, toxischen Stoffwechselendprodukte mehr ein, und Ihre Organe werden nicht weiter geschädigt.

Den A & B-Prinzipien zu folgen ist nur einer von drei wichtigen Punkten, aber es ist eindeutig derjenige, der Ihr Leben am schnellsten und tiefgreifendsten verändern wird – ein Meilenstein auf dem Weg in die richtige Richtung. Das Ziel: Ihr Wohlbefinden.

Kombination nicht zusammen passender Nahrungsmittel

Sehen wir der Wahrheit ins Gesicht: Die meisten chronischen Krankheiten, Übergewicht und frühes Altern sind auf Nahrungsmittel neueren Datums zurückzuführen. Kochen, Raffinieren und Konservieren verwandeln ursprünglich neutrale Lebensmittel in Säure bildende, »schlechte« Eiweiße. Wie bereits erwähnt, waren Millionen Jahre lang nur Nahrungsmittel der Gruppe A und der neutralen Lebensmittelgruppe verfügbar. Es gab weder gegartes Fleisch noch gegarten Fisch oder haltbar gemachten Käse, ebenso wenig wie pasteurisierte oder homogenisierte Milch, die die Körperchemie der Menschen hätte belasten können. Deshalb hatten unsere Vorfahren im Gegensatz zu uns auch keinen A & B-Plan nötig.

Interessanterweise richtet denaturiertes Eiweiß größeren Schaden an als denaturierte Kohlenhydrate. Ursprünglich neutrale Eiweiße verwandeln sich nach dem Kochen in »schlechte« Eiweiße. Sie sind verantwortlich für die Vielzahl unserer gesundheitlichen Probleme, insbesondere wenn sie mit inkompatiblen Nahrungsmitteln kombiniert werden.

Wir müssen unseren chemischen Apparat also überlisten, um eine vernünftige Verdauung jener »neuen« Lebensmittel zu gewährleisten. Und das ist in der Tat möglich, zumindest, solange man sich an die Gesetze der Körperchemie hält. Das erste dieser Gesetze lautet:

▼ **Niemals esse man** während ein und derselben Mahlzeit Nahrungsmittel aus der Gruppe A zusammen mit Nahrungsmitteln der Gruppe B. ▲

Dieses grundlegende Prinzip der A & B-Methode ist das ABC eines gesunden und tatkräftigen Lebens. Und das einfach nur, weil konzentrierte Kohlenhydrate alkalische Bedingungen im Verdauungsapparat benötigen (und das Enzym Amylase) – im Gegensatz zu den Säure bildenden, »schlechten« Eiweißen, die eine saure Umgebung (und das Enzym Pepsin) für die Vorverdauung brauchen.

▼ **Aber denken Sie daran:** Kohlenhydrate, die mit neutralen Nahrungsmitteln kombiniert werden, rufen keine Probleme für Ihren chemischen Apparat hervor. ▲

Wenn Sie nicht zueinander passende Nahrungsmittel miteinander kombinieren, bilden sich Tag für Tag mehr toxische Schlacken in Ihrem Körper, als wieder ausgeschieden werden können. Mit anderen Worten, Sie vergiften sich selbst (Übersäuerung). Die Folge: Sie fühlen sich erschöpft, denn der Körper benötigt viel Energie, um sich von den toxischen Schlacken zu befreien.

Wenn Sie Ihre Ernährungsgewohnheiten aber umstellen und während einer Mahlzeit immer nur Nahrungsmittel essen, die zueinander passen, dient das dem Aufbau Ihrer Alkalireserve. Die Wirkung spüren Sie bereits in den ersten beiden Wochen. Der sofortige Erfolg dieses Programms ist alles andere als erstaunlich, denn durch die hier geschilderte Ernährungsweise schwemmen Sie die toten, vergifteten Zellen aus Ihrem Körper.

Die Wirksamkeit dieser Form der Ernährung lässt sich also leicht kontrollieren: Wenn Sie die Chemie Ihres Körpers respektieren, wird er die nötige Anpassung vollziehen, egal welches gesundheitliche Problem Sie haben. Außerdem nehmen Sie dabei auch noch ab, zumindest wenn Sie übergewichtig sind; wenn Sie aber zu dünn sind, nehmen Sie zu. So einfach ist das? Ja, denn man kann die Chemie des menschlichen Körpers verstehen, aber nicht überreden.

Übermäßiger Genuss der falschen Lebensmittel: Die »schlechten« Eiweiße

Der übermäßige Genuss Säure bildender Eiweiße ist der häufigste Grund für Gesundheitsprobleme, die bereits in jungen Jahren auftreten können. Nahrungsmittel wie gegartes Fleisch, gegarter Fisch, Eier und Käse mit einem Fettgehalt unter 50 Prozent hinterlassen durch den Oxidationsprozess jede Menge schädlicher Schlacken in der Biochemie Ihres Körpers. Der Grund ist sehr einfach: Sämtliche gekochte und haltbar gemachte Eiweißnahrungsmittel sind »denaturiert«. Ob Fleisch oder Sojaprodukte, alle uns verfügbaren Eiweißprodukte dieser Art gehörten vor dem Kochen und Haltbarmachen zur neutralen Lebensmittelgruppe. Mittlerweile bezweifelt wohl niemand mehr, dass jedes unnatürliche raffinierte, denaturierte Produkt für den Stoffwechsel eine Belastung darstellt. Wir können unsere Biologie (die sich über 200 Millionen Jahre hinweg entwickelt hat) nicht so ohne weiteres verändern.

Wir brauchen zwar nicht viel Eiweiß, aber ohne geht es auch nicht. Eiweiß wird nur für einen einzigen Zweck benötigt, zum Gewebeaufbau. Da unsere Körperzellen ständig absterben und ersetzt werden müssen, ist Eiweißzufuhr unabdingbar. Die Menge richtet sich nach unserer Größe, nicht danach, ob wir nun Sport treiben oder nicht. Die Muskulatur, die Drüsen, das Nervengewebe, die Blutgefäße, der Verdauungstrakt – sie alle bestehen teilweise aus Eiweißbausteinen. Wenn also Zellen absterben, müssen ähnliche Zellen nachrücken. Eiweiße sind die Bausteine für Zellen, Enzyme und Hormone.

Im Gegensatz zu Kohlenhydraten und Fett können Eiweiße nicht durch andere Nahrungskomponenten ersetzt werden.[45] Der Körper kann essentielle Aminosäuren nicht selbst herstellen; deshalb müssen wir Produkte zu uns nehmen, um unseren Körper mit den Bausteinen zu versorgen, mit deren Hilfe er funktionstüchtig bleibt. Aber wir benötigen nur wenig Eiweiß, deshalb schießt man leicht übers Ziel hinaus.

Wenn wir also erheblich mehr Eiweiß zu uns nehmen, als wir brauchen, stellt sich die Frage, was aus dem überschüssigen Teil wird. Wenn er sich leicht abbauen ließe, würde er keinerlei Schaden anrichten; aber wenn wir nicht grade extrem viel Sport treiben, bei dem wir die Eiweißschlacken vollkommen verbrennen, wird das Eiweiß nicht in seine letztliche Form, in Harnstoff also, umgewandelt.*

---

* Nach den Ergebnissen verschiedener epidemiologischer Studien bewirkt der steigende Konsum tierischen Proteins eine verstärkte Bildung von Harnsteinen. Erklärt wird dies mit einer Senkung des pH-Wertes im Harn und einer Förderung der Calciumausscheidung. Ab einer gewissen Konzentration von Salzen (u. a. Calciumsalzen) im Harn, kristallisieren diese aus und es bilden sich Steine. (*Anmerkung des Lektorats*, s. a. Literaturverzeichnis Biesalski et al.)

Harnstoff enthält Stickstoff (N), der als Stickstoffverbindung NH_3 ausgeschieden wird. Das im Zellstoffwechsel anfallende schädliche Ammoniak wird in die ungiftige Form des Harnstoffs überführt. Die Ausscheidung der überschüssigen H+-Ionen (als NH_4+) schafft ein Säuregleichgewicht im Körper. Harnstoff und Harnsäure verbleiben im Körper, bis sie durch die Nieren ausgeschieden werden. Diese beiden Säuren verschieben das Säure-Basen-Gleichgewicht in Richtung Säure. In diesem Stadium benötigt Ihr Körper einfach nur genügend Zeit, um den Säureüberschuss auszuscheiden. Wenn Sie aber nicht zusammen passende Nahrungsmittel bei ein und derselben Mahlzeit zu sich nehmen, machen Sie es Ihrem Puffersystem unnötig schwer. Die überschüssigen Säuren können nicht alle ausgeschieden werden, weil das Blut nicht in der Lage ist, die im Körper angesammelten Säuren, welche diesen wellenweise überschwemmen, abzuwehren. Der Organismus kann keinen Ausgleich schaffen.

▼ **Glücklicherweise** gibt es zwei Arten von Eiweißen, so dass Sie die richtige Wahl treffen können:
● die neutralen Eiweiße (mittlere Spalte, weiß im A & B-Plan, siehe farbige Klappkarte)
● die Säure bildenden (»schlechten«) Eiweiße (rechte Spalte, B, grau im A & B-Plan, siehe farbige Klappkarte. ▲

»Neutrale« Milchprodukte sind hervorragende Eiweißlieferanten, denn sie sind nicht nur gesund, sondern auch wahlweise moderate Basenbildner oder moderate Säurebildner (siehe Kapitel 19). Diese positiven Säurebildner benötigt der Körper für bestimmte Aufgaben. Genau diese Nahrungsmittel nutzten auch unsere Vorfahren, um ihren Eiweißhaushalt zu decken – und die Beduinen ernähren sich immer noch so. In der mittleren Spalte finden Sie auch ausreichend neutrales Fleisch und neutralen Fisch. Geräuchert, getrocknet oder gepökelt sind Fleisch oder Fisch hervorragende Eiweißquellen, die nicht nur gut schmecken, sondern auch keine ungesunden Säurebildner wie die »schlechten« Eiweiße aus Gruppe B sind.

Lassen Sie sich dadurch nicht verwirren, dass Vollmilch zur Gruppe B gezählt wird, und zwar trotz der Tatsache, dass Milch ein moderater Basenbildner und somit gesund ist. Ursprünglich war Vollmilch (also Milch direkt von der Kuh) ein starker Basenbildner und konnte der neutralen Lebensmittelgruppe zugerechnet werden. Erst das Pasteurisieren und Homogenisieren hat die chemische Zusammensetzung der Milch verändert. Deshalb sollte Milch heute nicht mehr mit Nahrungsmitteln aus Gruppe A (linke Spalte), wie Brot oder Kartoffeln, kombiniert werden. Genießen Sie Milch also immer nur mit Nahrungsmitteln der Gruppe B und mit neutralen Speisen.

Trotz der industriellen Verarbeitung ist Vollmilch immer noch das geeignetste Mittel, um den Körper am Morgen zu entgiften. Im pasteurisierten Zustand ist Milch ein moderater Basenbildner und eine gute Eiweißquelle.

▼ **Neben neutralen Milchprodukten** und neutralem Fleisch und Fisch gibt es genügend andere (hochwertigere) Eiweißquellen, die Ihrem Körper die Eiweißmenge garantieren, welche er benötigt: die Basenbildner! Hierbei handelt es sich Obst, Gemüse, Salat oder Nüsse – insbesondere aber um Kartoffeln und ihr äußerst hochwertiges Eiweiß. Auch Weizen- und Roggenbrot sowie Naturreis enthalten genug Eiweiß, um den täglichen Bedarf des Körpers zu decken. Es muss ja schließlich nicht jeden Tag gegartes Fleisch sein. ▲

An dieser Stelle ist es sinnvoll, wenn wir uns mit zwei Erkrankungen etwas näher befassen, da sie ganz besonders eng mit unserem Thema verbunden sind: Osteoporose und Arthritis. Häufig wird gar nicht bedacht, dass stark Säure bildende Nahrungsmittel wie gegartes Fleisch den pH-Wert des Körpers in Richtung Säure verschieben. Wenn der Körper nicht in der Lage ist, die Säure durch das Puffersystem des Blutes abzuwehren, werden den Knochen lebenswichtige Mineralien entzogen. Der Körper ist gezwungen, seine Kalzium-, Magnesium- und Kaliumreserven zu mobilisieren, um einen Ausgleich im Blut und in den Zellen zu schaffen. Diese in den Knochen eingelagerten Reserven können so bei jahrzehntelanger Inanspruchnahme reduziert werden. Mit anderen Worten: Eine leichte, aber langfristige Übersäuerung des Blutes kann zu einer Zersetzung der Knochen führen.

Der Beweis: Nach dem Genuss von gegartem Fleisch ist der Kalziumanteil im Urin sehr hoch (viel höher als die Kalziummenge, die wir durchschnittlich zu uns nehmen).

Wie bereits erwähnt, verfügt der Körper über die lebenswichtige Alkalireserve, die die Säuren zu neutralisieren vermag. Je weniger Säuren entstehen, desto weniger Basen werden von unserer Alkalireserve abgezogen. Wenn wir aber zu viele Säure bildenden Eiweiße zu uns nehmen, schwächen wir unsere Alkalireserve. Wenn wir sie, ohne es zu wissen, erschöpfen, dann wird Eiweiß sogar gefährlich.

Dieses Problem kann man jedoch umgehen, indem man starke Säurebildner, die »schlechten« Eiweiße aus der rechten Spalte B, immer mit starken Basenbildnern kombiniert. Zu gegartem Fleisch, gegartem Fisch und Käse unter 50 Prozent i. Tr. sind Obst, Gemüse (wenn möglich frisch) und Salate also ideal.

Folgen Sie einfach nur den A & B-Prinzipien (Stufe eins). Wenn Sie über vierzig oder fünfzig Jahre alt sind, unter Übergewicht oder einer chronischen Krankheit leiden, sollten Sie allerdings zusätzlich darauf achten, dass Ihre Ernährung zu 80 Prozent aus Basenbildnern und nur zu 20 Prozent aus Säurebildnern besteht (Stufe zwei; siehe Kapitel 17 bis 19).

Das Richtige essen:
Gesunde Kohlenhydrate und Basenbildner

Unsere Empfehlung lautet, viele Basenbildner, genügend gesunde Kohlenhydrate und eine kleine Menge (hoffentlich »guter«) Eiweiße zu sich zu nehmen. Kohlenhydrate und Fette sind die Hauptenergielieferanten in unserer Nahrung, und Energie bedeutet Leben. Eine ballaststoffreiche Ernährung ist gesund und wichtig für unseren biochemischen Apparat, unter anderem für die Peristaltik. Kurz: Kohlenhydrate sind ungeheuer wichtig.

Um das Richtige für unseren Körper zu tun, müssen wir zwischen drei Gruppen von Kohlenhydraten unterscheiden: Gruppe I, II und III.

1. Gruppe I: Diese Gruppe umfasst alle Kohlenhydrate, die gleichzeitig auch als Basenbildner gelten. Diese Kohlenhydrate können in unbegrenzten Mengen gegessen werden, solange Sie darauf achten, dass sie zu den anderen Nahrungsmitteln der jeweiligen Mahlzeit passen.

2. Gruppe II: Die Kohlenhydrate dieser Gruppe sind zwar natürlich, wurden jedoch haltbar gemacht. Sie können also jeden Tag genossen werden, aber um auf Nummer sicher zu gehen, sollten Sie sie immer zusammen mit Basenbildnern wie

Gemüse, Salat und Obst aus Gruppe A essen, insbesondere, wenn Sie Ihren Körper wieder auf Vordermann bringen – sprich: abnehmen – wollen.

3. Gruppe III: Hierbei handelt es sich um die »schlechten« Kohlenhydrate. Aber so wollte ich sie eigentlich nicht nennen, denn sie sind bei weitem nicht so schädlich wie die »schlechten« Eiweiße, deren Schlacken toxisch sind. Egal, welches Märchen man Ihnen bislang erzählt hat: Schokolade (richtig kombiniert) kann niemals so schlimm sein wie ein Würstchen auf einem Brötchen oder ein Hamburger.

GRUPPE I

Natürliche Kohlenhydrate, wie man sie in Kartoffeln, Kohl, Hirse, Honig, gekeimten Körnern, Bananen, Weintrauben, frischen Feigen, frischen Datteln, getrockneten Äpfeln, getrockneten Pflaumen und Rosinen findet, sind Basenbildner. Kohlenhydrathaltige Nahrungsmittel der Gruppe I können in unbegrenzten Mengen gegessen werden. Denken Sie daran, dass die meisten Basenbildner wie Gemüse, Salat und Obst (aus der neutralen Nahrungsmittelgruppe, ebenso wie aus den Gruppen A und B), Mandeln und Paranüsse ebenfalls Kohlenhydrate enthalten. Wie gesagt, Kartoffeln, Kohl, Bananen, frische Feigen und Datteln, gekeimte Körner und Hirse sind Kohlenhydrate und gleichzeitig Basenbildner. Sie können unbegrenzt gegessen werden.

Kartoffeln sollten Sie so häufig wie möglich essen. Sie können sowohl zum Gemüse als auch zum Getreide gerechnet werden. Wie Getreide enthalten sie jede Menge Stärke, doch im Vergleich zu Körnern deutlich mehr Wasser (75 Prozent). Was den Vitamin- und Mineraliengehalt angeht, ähnelt die Kartoffeln viel eher dem Gemüse (wichtige Spurenelemente,

Vitamine C, B_1, B_2, B_6). Außerdem ist das hochwertige Eiweiß in Kartoffeln reich an essentiellen Aminosäuren. »Kartoffeln enthalten je 100 Gramm 2 Gramm Eiweiß«, erklärt Professor Leitzmann. »Die meisten Menschen essen ungefähr 200 oder höchstens 300 Gramm Kartoffeln pro Tag, das bedeutet also 4 bis 6 Gramm Eiweiß.« Kartoffeln sollten Sie stets mit Schale zubereiten (Pellkartoffeln, Ofenkartoffeln); am besten ist es, wenn Sie die Schale gleich mitessen. Das ist vielleicht etwas ungewohnt, schmeckt aber besser, als Sie glauben. Probieren Sie es. Ihr Körper wird es Ihnen danken.

GRUPPE II

Natürliche (aber haltbar gemachte, gegarte) Kohlenhydrate. Hierzu gehören Getreide wie Roggen, Mais, Hafer und Naturreis sowie Vollkornprodukte. Sie alle sind moderate Säurebildner an der Grenze zu moderaten Basenbildnern. Kohlenhydrate aus Gruppe II können ebenfalls täglich gegessen werden. Aber der Sicherheit halber sollten Sie sie stets nur mit starken Basenbildnern wie Salaten, Gemüsen und Obst aus der neutralen Gruppe und aus Gruppe A essen.

Weizenbrot enthält viel Vitamin B_1 und B_2 sowie eine Anzahl von Mineralien. Der Vorgang des Backens verändert die ursprünglich stark Basen bildende Qualität des Weizens. Brot ist also ein moderater Säurebildner, der einem moderaten Basenbildner sehr verwandt ist. Der Forscher Hans Heinrich Jörgensen hingegen vertritt sogar die Ansicht, dass Weizenbrot ein moderater Basenbildner ist.[46] Das ist nicht weiter verwunderlich, besonders angesichts der Tatsache, dass Weizenbrot seit Jahrhunderten (und auch heute noch) einen Grundbestandteil der Ernährung im arabischen Raum darstellt. Die Nomaden trockneten den Teig in der Sonne (also bei bis zu

65 Grad Celsius); häufig war dies das einzige Nahrungsmittel, das sie auf langen Reisen zu sich nahmen. Aber im Gegensatz zu unserem gebackenen Brot war ihr Brot in der Tat ein moderater Basenbildner. Es konnte eine vollständige Mahlzeit ersetzen, denn es enthielt gesunde Kohlenhydrate, hochwertige Eiweiße, gesundes Fett und viele Vitamine und Mineralien. Doch bei uns stehen die Dinge etwas anders. Unser Brot wird haltbar gemacht, indem es bei Temperaturen über 150 Grad Celsius gebacken wird. Deshalb verändert der starke Basenbildner seine chemische Zusammensetzung und verwandelt sich in einen moderaten Säurebildner, der mit einem moderaten Basenbildner verwandt ist. Aufgrund unserer Zubereitungsweise setzt das Weizenbrot Kohlensäure im Organismus frei. Obwohl es sich im Vergleich zu den Kohlenhydraten aus Gruppe III um relativ wenig Kohlensäure handelt, sollte man immer auf das richtige Verhältnis achten. Versuchen Sie, Brot stets in Verbindung mit Basenbildnern zu essen. Sie wissen, dass unser Körper kleine Mengen Säure bildender Nahrungsmittel benötigt: Deshalb ist Vollkornweizenbrot durchaus gesund, egal ob Jörgensens Theorie nun stimmt oder nicht.

Der Oxidationsprozess findet auch bei Produkten aus anderen Getreidesorten statt, etwa Naturreis, Roggen, Hafer und Mais. Sie alle enthalten aber ebenfalls jede Menge Vitamine und Mineralstoffe. Sie sind also durchaus empfehlenswert und gesund, zumindest, solange sie zusammen mit den passenden Nahrungsmitteln gegessen werden.

GRUPPE III

Unnatürliche, d. h. denaturierte Kohlenhydrate wie weißes Mehl, weißer Zucker, weißer Reis und weiße Nudeln sind starke Säurebildner (trotzdem sind die durch sie entstehenden

Schlacken erheblich weniger giftig als die der »schlechten Eiweiße«!). Solange Sie den Prinzipien der Hayschen Ernährung folgen, können junge und gesunde Menschen denaturierte Kohlenhydrate durchaus zu sich nehmen (Stufe eins) – wenn auch in Maßen. Menschen mit gesundheitlichen Problemen jedoch oder solche, die unter Übergewicht leiden und älter als vierzig Jahre sind, sollten den Genuss dieser Kohlenhydrate einschränken, wenn nicht gar ganz darauf verzichten (Stufe zwei).

Denaturierte Kohlenhydrate, d. h. niedrig ausgemahlenes Getreide wie Weißmehl (Spaghetti, Rigatoni, Pizzateig etc.) oder raffinierter Zucker, wie er beispielsweise in Schokolade vorkommt, sind starke Säurebildner. Wenn unser Stoffwechsel derlei konzentrierte Kohlenhydrate, vor allem aber Mehl und Zucker, verarbeitet, werden große Mengen Kohlensäure im Körper freigesetzt. Hinzu kommt, dass Zucker die kostbaren Vitamine des B-Komplexes verbraucht, die für den Stoffwechsel dringend benötigt werden. Blut und Lymphflüssigkeit transportieren diese Kohlensäure (H_2CO_3) zur Lunge, wo sie ausgeatmet werden kann. Bis dahin verbleibt die überschüssige Kohlensäure im Körper. Aber denken Sie immer daran, dass die Schlacken der Kohlenhydrate bei weitem nicht so toxisch und reizend sind wie die der »schlechten« Eiweiße (im A & B-Plan grau, siehe farbige Klappkarte).

Weizenvollkornbrot (II)	⇔	Weißbrot (III)
Naturreis (II)	⇔	polierter Reis (III)

Wie wir bereits festgestellt haben, besteht keine Gefahr zu starker Säurebildung, solange wir Nahrungsmittel in ihrer natürlichen Form zu uns nehmen. Die Natur bietet uns eine perfekt ausgewogene Nahrung, die optimal auf unseren Verdauungs-apparat abgestimmt ist. Doch heutzutage ist natürliche Ernährung gar nicht mehr so einfach. Die industrielle Verarbeitung unserer Nahrungsmittel hat diese so verändert, raffiniert, verarbeitet, haltbar gemacht, verfälscht und appetitlich hergerichtet, dass von den ursprünglichen Absichten der Natur nicht mehr allzu viel übrig geblieben ist. So kommt es, dass wir angesichts dieser Fülle von Nahrungsmitteln häufig unter Mangelerscheinungen leiden: Wir hungern. Wir hungern inmitten des Überflusses. Dabei hätten wir durchaus die Wahl. Wir können immer noch etwas für unseren chemischen Apparat tun. Schauen wir uns als Beispiel das Brot an: Es besteht ein Riesenunterschied zwischen Weißbrot und Weizenvoll-kornbrot.

Weizenvollkornbrot enthält die für unseren Stoffwechsel lebenswichtigen Vitamine und Mineralien. Bei Weißbrot liegt der Fall ganz anders. Um der Haltbarkeit willen wird dem Keimling zunächst das Öl entzogen. Das ursprüngliche Korn, einschließlich Kleie und Keimling mit sämtlichen Vitaminen, Mineral- und Ballaststoffen wird geschält und in weißes, superfeines Mehl verwandelt. Nichts von dem, was das Korn zum Korn macht, bleibt übrig. Unser Metabolismus bekommt »nichts« – außer Kohlenhydraten.

Weißmehl (in Weißbrot verarbeitet) und raffinierter Zucker werden vom Stoffwechsel in Kohlensäure verwandelt. Im Verlauf dieses Prozesses verbraucht unser Stoffwechsel die Vitamine des B-Komplexes, insbesondere Vitamin B_1. Außerdem werden Basen bildende Mineralien wie Kalzium, Magnesium, Kalium, Natrium und Eisen im Austausch gegen das H+-Ion verbraucht. Diese Vitamine und Mineralien sind jedoch notwendig zur Aufrechterhaltung des Säure-Basen-Gleichgewichts.

Wenn sie vom Stoffwechsel verbraucht wurden, können sie diese Aufgabe nicht mehr erfüllen. Deshalb entwickeln Menschen, die beispielsweise zu viel Weißmehl- und Zuckerprodukte zu sich nehmen, früher oder später einen Vitamin-B-Mangel. Dieser Mangel erhöht nicht nur den Homocystein-Spiegel im Blut, sondern führt auch zu Konzentrationsschwächen und Nervosität.

▼ **Um uns gesättigt** zu fühlen, benötigen wir fünf- bis zehnmal so viel Weißbrot wie Weizenvollkornbrot. Weißbrot ist kein nahrhaftes Lebensmittel. Letztlich ist es sogar teurer als Weizenvollkornbrot. ▲

Studien an der Michigan State University haben ergeben, dass manche Brotsorten sogar den Appetit reduzieren. Dr. Bjarne Jacobson fand heraus, dass Personen, die weniger als zwei Scheiben Brot am Tag essen, etwa 5,5 Kilo mehr wiegen als Personen, die viel Brot am Tag zu sich nehmen. Ferner wurde im Rahmen dieser Untersuchungen die Wirkung von Weißbrot mit der von Vollkornbrot verglichen. Die Probanden (Studenten der Universität), die im Verlauf des Tests 12 Scheiben Vollkornbrot am Tag aßen, hatten ein geringeres Hungergefühl und nahmen in zwei Monaten durchschnittlich 2,5 Kilo ab.

Andere Probanden, die stattdessen ausschließlich Weißbrot aßen, waren insgesamt hungriger, nahmen infolgedessen mehr zusätzliche, dickmachende Nahrungsmittel zu sich und verloren kein Gewicht während des Testverlaufs.[47] Dies ist ein weiteres Beispiel für das künstliche Hungergefühl, das wir insbesondere nach einer Mahlzeit empfinden. Der Körper will, dass wir weiteressen, weil er nicht das bekommen hat, was er braucht. Eine ballaststoffarme Ernährung kann die Darmaktivität hemmen und führt zu Verstopfung, was wiederum die Reinigung und Entgiftung des Organismus verhindert. Krankheitserreger und Bakterien können sich in dieser unnatürlichen Umgebung problemlos vermehren.

Hinzu kommt, dass die Nährstoffe, die unser Körper benötigt, ausgeschieden werden, während sich im Darm Giftstoffe bilden, die durch die Schleimhaut absorbiert werden und von dort aus in den ganzen Körper gelangen, der wiederum verzweifelt versucht, sie loszuwerden. Diesen Vorgang bezeichnet man als Autointoxikation. Wenn keine Entgiftung erfolgt, wird die betroffene Person nicht nur krank, sondern auch dick. Eine Kombination der falschen Lebensmittel und eine ballaststoffarme Ernährung hat Fäulnis und Fermentierungsprozesse im Darm zur Folge. Hierdurch entstehen nicht nur Blähungen, sondern auch toxische Chemikalien und Karzinogene (also krebserzeugende Substanzen) sowie Säure.

Lassen Sie mich zum Schluss ein Extrembeispiel für ballaststoff- und nährstoffarme Ernährung zitieren. Die Ostasiaten ernähren sich vornehmlich von Reis, einem sehr gesunden Nahrungsmittel. Doch irgendwann starben Tausende an Beriberi. Warum? Weil die Reisindustrie den Naturreis schälte (man spricht von Polieren), um den Umsatz auch in Ländern zu steigern, die nicht von Reis allein lebten. Die Schale jedoch enthält das lebenswichtige Vitamin B_1. Vitamin-B_1-Mangel kann zu Lähmungserscheinungen und zu Wassersucht führen. Beides kann chronische Gesundheitsstörungen und letztlich den Tod zur Folge haben.

▼ **Auch wir nehmen** vornehmlich polierten Reis zu uns (0,06 Milligramm Vitamin B1), obwohl wir im Supermarkt doch eher zu Naturreis greifen sollten (0,41 Milligramm Vitamin B_1)*. Er schmeckt vorzüglich und ist auch nicht viel teurer. ▲

Unnatürliche Nahrungsmittel verursachen Vitamin- und Mineralstoffmängel und führen zu Übersäuerung. Wir haben die Wahl. Wählen wir das Richtige.

---

* Quelle: Die große GU Nährwert-Kalorien-Tabelle. Gräfe & Unzer 1998/99

Der Mythos »Fett macht fett« ist nicht nur eine der verkäuflichsten Diätideen, sondern auch eine der gefährlichsten. Fett ist Energielieferant Nummer eins und als solcher außerordentlich wichtig für unsere Gesundheit. Fette, Öle, fetthaltige Nahrungsmittel und gesättigte Fette spielen bei unserer Ernährung eine entscheidende Rolle. Diese Substanzen sind lebenswichtig. Nur mit ihrer Hilfe kann unser chemischer Apparat ein paar grundlegende Aufgaben erfüllen. Alle pflanzlichen Öle enthalten jede Menge essentielle, ungesättigte Fettsäuren. Sie sind für die Bildung der Membranen unserer Körperzellen unabdingbar und haben wesentlichen Anteil an der Bildung von Hormonen. Außerdem dient Fett der Aufrechterhaltung des Wärmehaushalts im Körper. Es liefert eine Isolierschicht und hilft dem Körper, essentielle Vitamine aufzunehmen (wie die Vitamine A, D, E und K). Außerdem sorgt es für gesunde Knochen und schützt unsere Organe. Hinzu kommt, dass Fette zur Senkung des Cholesterinspiegels beitragen können (siehe Kapitel 7). Kurz gesagt: Wir müssen Fett zu uns nehmen.

Doch die Formel »Fett macht fett« ist uns so lange eingetrichtert worden, dass wir sie sowohl auf unbewusster als auch auf bewusster Ebene akzeptiert haben und uns für eine Art Speckschwarte halten. »Treiben Sie Sport, schwitzen Sie, martern Sie sich täglich ein paar Stunden lang. Das verbrennt Fett und Kalorien.« Die Befolgung dieses Ratschlags soll sämtliche Gesundheits- und Gewichtsprobleme lösen.

Zunächst klingt die Assoziation durchaus logisch: Braten Sie eine Speckschwarte, und der Speck verwandelt sich in flüssiges Fett, das abgeschüttet werden kann. Und genauso stellen wir uns unseren chemischen Apparat vor. Wer Sport treibt, der verbrennt Fett – immer mehr, so dass es schließlich verschwindet. Aber das ist ein Trugschluss: Erinnern Sie sich daran, wie Fett verdaut wird? Wie bereits geschildert, gehören Fette und Öle ihrer chemischen Zusammensetzung nach zur neutralen Lebensmittelgruppe. Im Rahmen des Verdauungsprozesses benötigen sie keinerlei Sonderbehandlung, um sie für die Aufspaltung im Dünndarm vorzubereiten.[48]

▼ **Fett macht *nicht* fett!** 60 bis 80 Gramm Fett pro Tag sind für eine gesunde, einigermaßen sportlich aktive Person völlig in Ordnung. Versuchen Sie einmal, herauszufinden, wie viel Sie im Lauf eines Tages essen dürfen, um eine Menge von 60 bis 80 Gramm zu sich zu nehmen. Sie werden überrascht sein. ▲

»Gesättigte Fette machen krank.« Auch das ist ein weiterer Merksatz, der so einfach nicht stimmt. Selbstvergiftung macht krank und fett. Wer die Gesetze der Körperchemie missachtet, riskiert Stoffwechselkrankheiten und Übergewicht. Denken Sie an die drei neuralgischen Punkte, die zu Problemen führen: die Prinzipien der Ernährung nach Hay nicht zu beachten, zu viele »schlechte« Eiweiße zu sich zu nehmen, zu wenige Basenbildner und gesunde Kohlenhydrate aus den Gruppen I und II zu essen.

Wenn Sie bereits unter einer chronischen Krankheit leiden und/oder übergewichtig sind, müssen Sie sich langsam vortasten, bis Sie den Normalzustand wieder erreicht haben. Deshalb sollten Sie zunächst mit Ihrem Arzt darüber sprechen, wie viele Fette und Öle Sie zu sich nehmen dürfen.

▼ **Aber eines steht fest:** raffinierte Öle und gehärtete Fette, besonders die Transfette, sind nicht so gesund wie naturbelassene Öle – egal, ob es sich nun um gesättigte oder ungesättigte Fette handelt. ▲

Für Menschen mit gesundheitlichen Problemen ist es ratsam, naturbelassene und kaltgepresste Öle statt gehärteter Fette (die Transfettsäuren enthalten) und raffinierter Öle zu genießen. Derlei Öle werden nicht raffiniert, weshalb sie Vitamine und essentielle Fettsäuren in Hülle und Fülle enthalten. Außerdem schmecken sie großartig! Insgesamt sind Leinsamenöl und Olivenöl die gesündesten pflanzlichen Öle. Olivenöl ist besonders segensreich für das Herz, denn es wirkt als Antikoagulans, sprich: Es hemmt die Blutgerinnung. Damit wird der Bildung von Blutgerinnseln oder einer schlaganfallfördernden Verstopfung der Blutgefäße vorgebeugt.[49] Zudem senkt Olivenöl den Blutdruck. Eine Studie des University of Texas Health Science Centre hat ergeben, dass Olivenöl bei einer Probandengruppe, die sich aus Männern mittleren Alters zusammensetzte, den gefährlichen LDL- Cholesterinwert* um 21 Prozent senkte. Gleichzeitig trug es zum Erhalt der »guten« HDL-Cholesterinwerte** bei.[49]

Im September 1998 schrieb Dr. Linda van Horn von der American Heart Association: »Diäten mit niedrigem Fettgehalt sind gefährlich und können gesundheitsschädliche Auswirkungen haben«.[50] Und über die Studie der American Heart Association berichtete die ABC folgendes: »Die Studie zeigt,

---

* **Low density lipoproteins** = Lipoproteine mit geringer Dichte (*Anm. d. Übers.*).
** **High density lipoproteins** = Lipoproteine mit hoher Dichte (*Anm. d. Übers.*)

dass eine fettarme Ernährung zu einer Erhöhung der schlechten Cholesterinwerte im Blut führen kann. Ferner geht eine unzureichende Versorgung mit essentiellen Nährstoffen wie Eisen und Kalzium damit einher.«

Dr. Nancy Ernst von den National Institutes of Health formuliert es folgendermaßen: »Wenn Sie Fett im Supermarktregal stehen lassen, lassen Sie Vitamine und Mineralien ebenfalls dort zurück«.[50]

Trotzdem hat sich – warum auch immer – die falsche Einstellung den Fetten gegenüber durchgesetzt. Und ich muss zugeben, dass die Formel »Fett macht fett« ebenso eingängig wie überzeugend klingt. Immer mehr Menschen ernähren sich demzufolge »fettfrei« und bevorzugen »fettreduzierte« Lebensmittel, die sie für die Lösung ihrer Gesundheits- und Gewichtsprobleme halten.

▼ **Zuerst einmal** löst der Genuss »fettfreier« oder »fettreduzierter« Nahrungsmittel die Probleme nicht, sondern er schafft sie. Nicht nur, dass Sie keine gesunden Fette zu sich nehmen, die Nahrungsmittelindustrie fügt den jeweiligen Produkten oft auch noch Zucker hinzu, um sie schmackhafter zu machen, weil der vorzügliche Geschmacksträger Fett ja fehlt. Neutraler Streichkäse, Sauerrahm, Joghurt und Quark (auch Hüttenkäse etc.) werden durch die Veränderung zu fettreduzierten oder fettfreien Produkten* zu Säurebildnern und sollten als zugehörig zur Nahrungsgruppe B betrachtet werden, da sie nun nicht länger als neutral gelten können. ▲

---

* Fettfreie Milchprodukte sind in den USA, nicht aber in Deutschland erhältlich (*Anmerkung des Lektorats*).

Im Rahmen des A & B-Programms können Sie sämtliche Fette in ihrer natürlichen Form zu sich nehmen: Butter und sämtliche neutralen Milchprodukte (sie enthalten ein hohes Maß an gesättigten Fetten) wie Sahne, saure Sahne, Käse mit einem Fettanteil von über 60 Prozent i. Tr. (meiden Sie Säure bildenden Käse unter 50 Prozent Fett i. Tr.), Ziegenmilchkäse (Feta), alle Quarksorten (auch Hüttenkäse) und natürlich das äußerst gesunde, natürliche Olivenöl sowie Sonnenblumenkernöl, Sojaöl, Leinsamenöl und Sesamöl. Dies sind die Öle, die unser Stoffwechsel braucht.

Viele sagen sich vielleicht: »Ich bevorzuge Margarine, denn sie enthält ungesättigte Fette, da es sich um ein pflanzliches Produkt handelt!« Trotzdem ist Margarine keine gesunde Wahl, denn im Gegensatz zu Butter handelt es sich um ein künstliches Fett. »Obwohl es sich um ein pflanzliches Produkt handelt, das zur neutralen Lebensmittelgruppe gehört, ist der Verzehr von Margarine nicht empfehlenswert«, erklärt der Arzt und Säure-Basen-Spezialist Dr. Theodore Baroody.[51] »Der Prozess der Erhitzung bricht die Wasserstoffverbindungen auf und schafft ein Produkt, das im Gewebe Verhärtungen und Ranzigkeit hervorruft. Sojamargarine ist normaler Margarine durchaus vorzuziehen, trotzdem würde ich auch sie nicht in großen Dosen empfehlen.« Keine Frage, Butter ist erheblich bekömmlicher, weil sie moderat basenbildend ist.

Wichtiger als die Wahl zwischen gesättigten und ungesättigten Fetten, zwischen Margarine oder Butter ist die Frage: Was muss ich essen, um das Fett ausreichend verdauen zu können? Schließlich geht es, wie ich immer wieder betone, bei dieser Nicht-Diät um das, was Sie essen, und nicht um das, was Sie nicht essen sollen. Auch wenn Basen für den Fettabbau wie für die Verdauung von Kohlenhydraten nicht erforderlich sind, sind sie immer noch wichtig für den Verseifungsprozess. Welche Art von Nahrungsmitteln ist also empfehlenswert, um die Arbeit Ihres Stoffwechsels optimal zu unterstützen?

▼ **Pantothensäure** (ein Vitamin der B-Gruppe) spielt im biochemischen Labor unseres Körpers eine entscheidende Rolle, denn sie ist am Fettabbau beteiligt. Enthalten ist sie in Basen bildendem grünem Gemüse, insbesondere aber in Blumenkohl und Pilzen. Ebenso findet sie sich in Vollkornweizenbrot, Nüssen und Hefe. ▲

Übrigens sind Nüsse ein weiteres Beispiel dafür, wie bestimmte falsche Vorstellungen zu so genanntem Allgemeinwissen mutieren. Nüsse haben bekanntermaßen einen hohen Fettanteil, keine Frage. Doch gleichzeitig spielen sie eine entscheidende Rolle beim Fettabbau.

Wie Sie sehen, ist die Wahrheit über Fette nicht so einfach wie die »Mythen«, die man den Menschen eingeredet hat. Betrachten Sie beispielsweise die so häufig geschmähte Pizza und (wie ich in einem Diätbuch las) den Schaden, den sie dem Körper »erwiesenermaßen« zufügt. Eine Pizza, die – selbst wenn sie aus Weißmehl hergestellt wurde – mit Pilzen, Oliven, Zwiebeln, Paprika und Mozzarella (oder einem anderen Käse mit einem Fettgehalt über 60 Prozent i. Tr.) hergestellt wurde, ist eine Mischung aus zueinander passenden, kompatiblen Nahrungsmitteln. Nur wer gekochte Tomaten (also Tomatensauce) oder Wurst hinzufügt, ernährt sich falsch, weil er Nahrungsmittel der Gruppen A und B zusammen isst. Eine Pizza, die die A & B-Maximen beherzigt, ist völlig unbedenklich (Anmerkung: Menschen mit Gesundheitsproblemen sollten allerdings Pizza aus Vollkornteig essen).

Zum Thema Fett habe ich schon viele seltsame Ratschläge gelesen. Einmal wird versichert, dass Fett die Eiweißverdauung verzögere, weshalb es vorzugsweise mit Kohlenhydraten kombiniert werden solle. Ein andermal behauptet man das genaue Gegenteil: Nur Eiweiß solle mit Fett kombiniert werden. Warum sollte Fett überhaupt einen Verdauungsprozeß verzögern? Fette und Öle müssen nicht auf die Verdauung im Dünndarm vorbereitet werden.[52]

Natürlich können Sie Ihre Weihnachtsgans mit Butter zubereiten, und natürlich können Sie Kräuterbutter über Ihr Fischfilet gießen. Es ist ebenso wenig daran auszusetzen, morgens (neutralen) fetten (rohen!) Speck mit Eiern zu essen (allerdings nicht mit dem kompletten Ei, sondern nur mit dem neutralen Eigelb) oder ihn sich aufs Brot zu legen. Und natürlich können Sie Brot mit Mayonnaise, Tomaten und Zwiebeln essen, oder Ofenkartoffeln mit Butter, Dill, Salz und Pfeffer. Das Gleiche gilt für Naturreis mit gebratenen Zwiebeln, für Spaghetti mit Butter, Pilzen, Sahne und Erbsen oder (mit Alkohol der Neutralen Gruppe) flambierten Bananen. Wichtig ist nur das Eine: Achten Sie auf das Säure-Basen-Gleichgewicht, indem Sie Dr. Hays Prinzipien befolgen.

Wenn Sie das Zusammenspiel von Nahrungsmittel- und Körperchemie verstehen, wissen Sie es von heute an besser. Sie wissen, dass Fett nicht fett macht, sondern dass Fettmangel Ihnen das wichtige Vitamin E vorenthält. Ihr Stoffwechsel funktioniert perfekt, wenn Sie die richtigen Nahrungsmittel wählen. Die A & B-Prinzipien erlauben es Ihnen, selbst herauszufinden, was das Beste für Sie ist. Wenn Sie ein Alter erreicht haben, in dem das Zellwachstum langsamer wird, und/oder wenn Sie unter einer chronischen Erkrankung leiden, dann befolgen Sie Stufe zwei der A & B-Prinzipien (80 Prozent Basenbildner und 20 Prozent Säurebildner), und meiden Sie »schlechte« Eiweiße. Eine Ernährung nach diesen Faustregeln hält schlank, tatkräftig, gesund – und macht nicht zuletzt deshalb auch glücklich.

Kapitel 7

Die Wahrheit über
Cholesterin und Homocystein

Wenn wir statistisch ermitteln wollten, welches die am weitesten verbreiteten Schlüsselworte unserer Zeit sind, kämen wir wahrscheinlich zu der Schlussfolgerung, dass es sich um die Worte »Cholesterin« und »gesättigtes Fett« handelt. Selbst Kinder, die die Werbespots aus dem Fernsehen kennen, raten ihren Eltern oder Großeltern, das »richtige« pharmazeutische Produkt zu kaufen, mit dem sie ihre Cholesterinwerte, welche natürlich nachweislich durch gesättigtes Fett hervorgerufen wurden, wieder in den Griff bekommen können.

Aber ist Cholesterin tatsächlich solch ein Teufel? Und stimmt es wirklich, dass gesättigtes Fett für den gefährlich hohen Cholesterinspiegel im Blut verantwortlich ist und damit für Gefäßerkrankungen, Herzattacken, Schlaganfälle und einen frühen Tod? Absolut nicht. Um das Thema Cholesterin wird viel zu viel Aufhebens gemacht. Warum, das hat Dr. Thomas James, der Präsident der American Heart Association deutlich formuliert. In einem Interview, das im Rahmen der Sendung *20/20* am 18. Dezember 1997 von der ABC ausgestrahlt wurde, sagte er: »Ein cholesterinsenkendes Mittel, das von einem führenden Mitglied der pharmazeutischen Industrie hergestellt wurde, hat im vergangenen Jahr drei Milliarden Dollar Gewinn eingebracht«.[53]

Unzählige Menschen sind ein leichtes Opfer für derlei Mythen geworden, denn natürlich wissen sie: Wo Rauch ist, da ist auch Feuer. Aber das Feuer, über das wir hier sprechen, hat einen vollkommen anderen Ursprung als das, was jene »Propaganda der Angst« den Menschen vermittelt hat.

Beginnen wir zunächst mit der Frage: Was ist Cholesterin überhaupt? Woher kommt es wirklich? Und vor allem, was ist dran an dem »schlechten« Cholesterin? Zuerst einmal benötigt unser Körper Cholesterin für verschiedene Aufgaben. Es ist wichtig für das Immunsystem und für fast alle Körperzellen. Zwei Drittel des Cholesterins in unserem Körper wird durch ihn selbst hergestellt, und nur ein Drittel gelangt über die Nahrung hinein. Cholesterin ist ein weißes, kristallines Sterin, das insbesondere im Körperfett, im Blut, im Nervengewebe und in der Gallenflüssigkeit zu finden ist. Auf chemischer Ebene hat es keinerlei Ähnlichkeit mit Fett. Es handelt sich um eine eigenständige Substanz, die rein zufällig sehr fettlöslich ist. Aber wie jede fettlösliche Substanz braucht es Fett, um überhaupt verdaut zu werden. Cholesterin wird hauptsächlich in der Leber produziert und ist ein typisches Stoffwechselprodukt von Säugetieren. Es kommt mithin bei allen Säugetieren vor, nicht jedoch in Pflanzen.[53a]

Wie ich schon sagte: Unser Körper benötigt Cholesterin genauso wie Fett. Es ist die Basis für die Produktion von Steroiden, zu denen auch die Sexualhormone gehören, und ein wichtiger Bestandteil aller Zellmembranen. Das bedeutet, dass es für den Aufbau der Zellwände benötigt wird. Es wird in der Leber* ab-

---

* Die Leber erfüllt zahlreiche regulierende Aufgaben und eine Speicherfunktion. Hier kommen die Verdauungsendprodukte an. Sie verwandelt Glukose in Glykogen und ist für den Fettabbau verantwortlich. Sie baut überschüssige Aminosäuren aus dem Blut ab und verwandelt sie in Harnstoff, der wiederum über die Nieren ausgeschieden wird. Außerdem dient die Leber dem Vitaminaufbau, sie produziert die Gallenflüssigkeit und Substanzen, die zur Blutgerinnung notwendig sind. Ferner sorgt sie für den Abbau schadhafter roter Blutkörperchen und toxischer Stoffe im Blut (wie z. B. Alkohol).

gebaut, wobei das wichtigste Abbauprodukt die Gallensäuren sind, die wesentlich an der Fettabsorption durch das Verdauungssystem beteiligt sind. Cholesterin spielt also eine wichtige Rolle beim Fettabbau.[53a]

Es ist ein wesentlicher Bestandteil der Lipoproteine, die Fette und Fettsäuren im Blutkreislauf transportieren. Lipoproteine mit hoher Dichte (HDL) fungieren als »Reiniger«: Sie transportieren Fett und Cholesterin aus dem Gewebe zur Leber, wo sie abgebaut werden können. HDL wird häufig als das »gute Cholesterin« bezeichnet.

Aber was ist mit dem Low-Density-Lipoprotein (LDL), dem so genannten »schlechten« Cholesterin?* Stimmt die These, dass wir umso gefährdeter sind, je mehr Cholesterin tierischen Ursprungs wir zu uns nehmen? Denn das ist doch gemeint, wenn behauptet wird: »Gesättigte Fette erhöhen den Cholesterinspiegel und damit das Risiko für Herzerkrankungen.« Es stimmt, dass zu viel LDL sich an den Arterienwänden ablagern kann. Aber es stimmt nicht, dass man dieses Problem umgehen kann, indem man den Verzehr von tierischem Cholesterin vermeidet. Es wäre großartig, wenn die Lösung so einfach wäre. Dann könnte die Vermeidung gesättigter Fette sensationelle Resultate erzielen.

Erinnern Sie sich an das, was wir über die Fettmenge gesagt haben, die Sie täglich zu sich nehmen können? Die gleiche Frage möchte ich im Hinblick auf die Cholesterinmenge stellen: »Wie viel tierisches Fett kann man im Lauf des Tages zu sich nehmen, bis es wirklich gesundheitsschädlich wird?« Und so sind

---

* Cholesterin wird mithilfe der Lipoproteine im Blut transportiert. Wichtige Lipoproteine sind HLD und LDL. LDL transportiert das Cholesterin zur Leber zurück, wo es z. B. zu Gallensäure oder Sexualhormonen weiter verstoffwechselt wird. (*Anmerkung des Lektorats*)

wir schon wieder am gleichen Punkt angelangt: Der Körper vermag tierische Fette mit Leichtigkeit abzubauen, ebenso wie er keine Probleme mit der Verarbeitung des körpereigenen Cholesterins hat – es sei denn, man belastet seinen Metabolismus (Stoffwechsel) durch unsachgemäße Ernährung.

Wie bereits erwähnt, ist Cholesterin ein typisches Stoffwechselprodukt aller Säugetiere. Wenn Sie also einen erhöhten Cholesterinspiegel haben, dann ist dies darauf zurückzuführen, dass Ihr Stoffwechsel nicht vernünftig arbeitet. Seine Aufgaben kann er nämlich nur dann bewältigen, wenn Sie sich chemisch richtig ernähren, sich also nach Dr. Hays Prinzipien richten und im Lauf des Tages genügend Basenbildner zu sich nehmen, um Ihre lebenswichtige Alkalireserve aufzubauen.

Im Rahmen von einigen neueren Studien wurde untersucht, was passiert, wenn das Cholesterin im Darm zurückgehalten wird, so dass es nicht in den Blutkreislauf zurückgelangen kann. Wenn man den verbreiteten Theorien über die Reduktion des Cholesterinspiegels im Blut Glauben schenkt, ist die Annahme nur logisch, dass diese Versuche ein überwältigendes, positives Ergebnis erzielten. Aber das war nicht der Fall. Nur 1,8 Prozent weniger Herzerkrankungen konnten festgestellt werden – denen ein Anstieg von Krebserkrankungen um 5 Prozent gegenübersteht.

Aber das ist noch lange nicht alles. In einem Interview im Rahmen der Sendung *20/20* vom 18.12.1997 äußerte Dr. Kilian Robinson von der Cleveland Clinic: »Es ist durchaus möglich, auch ohne erhöhten Cholesterinspiegel und Bluthochdruck eine Gefäßerkrankung, einen Herzinfarkt oder einen Schlaganfall zu bekommen. Der einzige Grund, der hierfür bislang entdeckt werden konnte, ist ein erhöhter Homocystein-Spiegel. Er hat sich als eine wichtige Ursache für Herz- und Gefäßerkrankungen entpuppt.«

So weit, so gut. Es ist also nicht nur das Cholesterin, das die Blutgefäße schädigt und zu Herzinfarkt und Schlaganfall führt, sondern auch eine Aminosäure mit Namen Homocystein, die nach Verzehr von »schlechten« Eiweißen produziert wird: also von gegartem Fisch oder gegartem Fleisch. Verantwortlich für die Bildung von Homocystein ist der aus dem Verzehr resultierende Vitamin-B-Mangel, der auch mit dem Ansteigen des Cholesterinspiegels in Verbindung steht. Dr. Kilmer McCully, Pathologe in Harvard und am Massachusetts Hospital, erkannte die Verbindung zwischen Homocystein und Vitamin-B-Mangelerscheinungen schon vor dreißig Jahren.[53] Aber seine Forschungsarbeit wurde boykottiert. Die staatlichen Gelder flossen ausschließlich in die Cholesterin-Forschung. Dr. Thomas James, damals Vorsitzender der American Heart Association, sagt dazu: »Die Pharmaindustrie hatte kein Interesse daran, die Homocystein-Forschung zu unterstützen, weil das Heilverfahren keinen Gewinn versprach. Vitamin B_6 und Folsäurepräparate, die einen hohen Homocystein-Spiegel bekämpfen würden, brächten nur einen Bruchteil des Gewinns, den man mit cholesterinsenkenden Mitteln macht, also etwa 3 Milliarden Dollar Umsatz im Jahr«.[53]

Im Rahmen der Prinzipien Dr. Hays (Stufe zwei) sollten Sie grundsätzlich zu Vollkornweizenprodukten greifen (Weizen senkt den Homocystein-Spiegel, weil er wichtige Vitamine enthält). Nehmen Sie keine ungesunden Säurebildner wie Weißmehl oder polierten Reis (grau im A & B-Plan, siehe farbige Klappkarte) zu sich. Essen Sie 80 Prozent Basenbildner (gelb) und höchstens 20 Prozent (gesunde) Säurebildner (weiß). Bereits nach vier Wochen werden Sie feststellen, dass Ihr Cholesterinspiegel erheblich gesunken ist, vielleicht sogar wieder einen Normalwert erreicht hat. Außerdem wird sich Ihre Blutzirkulation entscheidend verbessert haben, und natürlich geht auch ein reduziertes Arteriosklerose-Risiko damit einher. Der Grund dafür ist, dass viele ungesättigte Fettsäuren und Ballaststoffe wie Zellulose und Hemizellulose in der Nahrung den Cholesterinspiegel im Blut senken, da Ballaststoffe das Cholesterin binden.

Sämtliche Körperfunktionen sind miteinander verbunden. Wenn man einen Stein aus dem Mosaik entfernt, wird er immer nur ein einzelner Stein bleiben, der sich niemals in ein vollständiges Bild verwandeln kann. Mit anderen Worten: Selbst wenn ungesättigte Fettsäuren den Cholesterinspiegel im Blut senken, so bedeutet das noch lange nicht, dass alles in Ordnung ist, wenn man die gesättigten Fette einfach weglässt.

Ich wiederhole nochmals, dass es bei den A & B-Prinzipien darum geht, welche Nahrungsmittel Sie zu sich nehmen – und nicht darum, welche Sie nicht zu sich nehmen! Einfach gesagt: Statt den Verzehr gesättigter Fette zu senken, sollten Sie den von Basenbildnern steigern. Das ist das ganze Geheimnis; mehr müssen Sie über die berühmten Schlagworte »Cholesterin« und »gesättigte Fette« nicht wissen.

Wenn Sie gesund sind, können Sie gegartes Fleisch (grau im A & B-Plan, siehe farbige Klappkarte) und gegarten Fisch (grau) durchaus essen – zumindest, solange Sie sich im Rahmen der Prinzipien Dr. Hays bewegen. Bevorzugen Sie aber in jedem Fall Fisch. Außerdem sollten Sie beides immer zusammen mit Basenbildnern wie Obst, Salat und Gemüse essen.

Denken Sie daran: Wenn Sie Ihre Ernährung frühzeitig auf die Prinzipien Dr. Hays umstellen, wird es niemals so weit kommen, dass Sie Ihren Cholesterin- und/oder Homocystein-Spiegel senken müssen.

Sollten Sie allerdings bereits unter chronischen Erkrankungen leiden, dann meiden Sie jegliches Nahrungsmittel, das mit der Farbe Grau gekennzeichnet ist. Wenn Sie aber nicht widerstehen können, sollten Sie gegartes Fleisch nicht häufiger als zweimal die Woche (besser nur einmal) und gegarten Fisch sowie Eier nur dreimal die Woche zu sich nehmen (beim Ei ist das Eigelb zu bevorzugen, das ein gesunder Basenbildner ist; das Eiweiß ist lediglich eine Flüssigkeit, die ein sicheres Polster für das Eigelb – und später das Küken – bilden soll). Und selbstverständlich dürfen Sie sämtliche Nahrungsmittel genießen, die zur neutralen Gruppe gehören, also auch Butter, saure Sahne, Käse mit einem Fettgehalt über 60 Prozent i. Tr. und vieles andere mehr.

All diese Produkte enthalten gesättigte (tierische) Fette, die gemeinhin für ein Ansteigen des Cholesterinspiegels und das Risiko von Herzerkrankungen verantwortlich gehalten werden. Doch dies ist nicht der Fall. Nur die Befolgung der A & B-Prinzipien und der Stufe zwei unseres Ernährungsplans (80 Prozent Basenbildner, 20 Prozent Säurebildner) ist erforderlich, wenn Sie mit einem erhöhten Cholesterinspiegel zu kämpfen haben.

Im nächsten Kapitel werde ich Ihnen einen weiteren wichtigen Stein in unserem perfekten Mosaik vorstellen: Enzyme und die fehlende Verbindung.

Kapitel 8 *Enzyme und die fehlende Verbindung: Ein kleines Stück Chemie*

Die Menschen sind heute übergewichtiger denn je und allgemeine Erschöpfung ist fast schon ein Volksleiden. Selbst ernannte Diätgurus haben ein Steinchen aus einem perfekten Mosaik entfernt und die Botschaft verbreitet, dass die wahre Erleuchtung die Trennung von Kohlenhydraten und Eiweiß sei und dass Enzyme alles zu leisten vermöchten. Eine der betreffenden Autorinnen verkündete sogar allen Ernstes: »Verbrennen Sie die Kalorien, bevor sie auf Ihren Hüften landen«.[54] Enzyme wurden zur Wunderwaffe Nummer eins erklärt.

In den vergangenen dreißig Jahren sind Hunderte von Enzymen gefunden und mühsam isoliert worden – einige von ihnen Hunderte und Tausende von Malen –, so dass sie nun in kristalliner Form vorliegen. Bald glaubte man daran, dass für jedes Nahrungsmittel ein bestimmtes Enzym existiert, das jenes komplett verdaue, egal wie wenig die entsprechenden Lebensmittel zusammenpassen. Aber es ist völlig unerheblich, wie viele Enzyme wir vielleicht noch finden mögen: Die Funktionsweise unseres chemischen Apparates wird sich wohl kaum verändern. Wir mögen noch so viele Enzyme kennen – nur zwei sind letztlich für die Verdauung von Eiweißen und Kohlenhydraten zuständig: Pepsin und Amylase. Noch immer beginnt die Aufspaltung von Stärke und Zucker im Mund. Und auch wenn wir säurehemmende Mittel einnehmen: Stärke (Kohlenhydrate) benötigt ein basisches Umfeld, und Säure bildende (»schlechte«) Eiweiße benötigen ein saures Umfeld, um verdaut zu werden. Beides zur gleichen Zeit kann der Körper nicht leisten – wie die Müdigkeit, die einer solchen Mahlzeit unweigerlich folgen muss, zeigt.

Es stimmt, dass Enzyme biologische Katalysatoren sind, die in Zellen produziert werden und in der Lage sind, lebensnotwendige Verdauungsreaktionen zu beschleunigen, ohne selbst dabei abgebaut zu werden. Enzyme sind große, komplexe Eiweiße, die eine hohe Spezifikation besitzen. Tatsächlich benötigt jede einzelne chemische Reaktion ihr eigenes Enzym. Verdauungsenzyme sind Amylase (spaltet Stärke), Lipase (spaltet Fette) und Protease, zu der Pepsin gehört (das wiederum Eiweiß spaltet). Andere Enzyme spielen eine wichtige Rolle bei der Verwandlung von Energie, die wir über die Nahrung aufgenommen haben, in ATP (Adenosin-5-Triphosphat), welches wiederum als Kraftquelle für sämtliche Körperzellen dient.

Aber: Damit Enzyme ihre volle Wirksamkeit entfalten können, müssen bestimmte Bedingungen erfüllt sein. Dazu gehören die richtige Temperatur, der richtige pH-Wert, die Verfügbarkeit von Wasser und die richtige Enzymkonzentration. Außerdem darf es keine Hindernisse geben.

Eine Temperatur über 60 Grad Celsius schädigt die komplizierte Struktur der Enzyme, wodurch bestimmte Reaktionen ausbleiben. Zudem wirkt jedes Enzym nur in einem bestimmten pH-Bereich. Eine übermäßig saure Umgebung kann es ebenfalls verändern. Säure hindert Enzyme also daran, die lebenswichtigen chemischen Reaktionen zu beschleunigen.[55] Und schon wieder kommen wir auf die Erkenntnisse Dr. Hays zurück. Wieder einmal dreht sich alles um überschüssige Säure. Sie ist das »Hindernis«, die fehlende Verbindung, das kleine Stück Chemie, das die Wirksamkeit der Enzyme reduziert.

Das Garen und die anderen modernen Verarbeitungsmethoden verwandeln ursprünglich neutrale Nahrungsmittel in stark Säure bildende Eiweiße; selbst einige Kohlenhydrate werden durch starke Verarbeitung in Säurebildner verwandelt. Wenn man inkompatible Nahrungsmittel miteinander kombiniert, bilden sich im Körper Säuredepots, die das System wellenweise überschwemmen. Diese Säure verhindert, dass die Enzyme wirken können. Die Tatsache, dass sie nur in einer Umgebung mit einem spezifischen pH-Wert aktiv werden, gibt uns Aufschluss darüber, wie wir unsere Nahrungsmittel auswählen sollen, damit unser Körper optimal funktioniert und wir die gefährliche Übersäuerung vermeiden. Die Lösung ist der Verzehr der Nahrungsmitteln nach dem Zusammenspiel der Körperchemie mit der Nahrungsmittelchemie. Nur dann werden die Enzyme Amylase und Pepsin sich nicht gegenseitig beim Verdauungsprozess behindern.

Beschäftigen wir uns noch einmal mit dem, was hier als »fehlende Verbindung« bezeichnet wird. Zu diesem Zweck wenden wir uns erneut der Verdauung zu, der Schaltzentrale unserer Existenz. Das Lexikon beschreibt den Verdauungsprozess wie folgt:

»Das Verdauungssystem besteht primär aus dem Magen-Darm-Trakt, einer Art Röhre, die sich vom Mund bis zum Mastdarm erstreckt. Während sich die Nahrung durch diesen Kanal bewegt, wird sie mit verschiedenen Verdauungssäften durchmischt. Die meisten dieser Säfte enthalten Verdauungsenzyme, Stoffe, die die chemischen Reaktionen beschleunigen, welche am Aufspalten der Nahrung beteiligt sind. Ein Teil der Verdauungssäfte stammt aus dem Magen und dem Dünndarm. Andere werden dem Verdauungstrakt über die Speicheldrüsen, die Gallenblase und die Bauchspeicheldrüse zugeführt. Diese Organe gehören ebenfalls zum Verdauungssystem. In der Nahrung befindliche Eiweiße, Fette und Kohlenhydrate (Stärke und Zucker) bestehen aus höchst komplexen Molekülen, die im Rahmen des Verdauungsprozesses aufgespalten werden müssen. Stärke und komplexe Zucker werden in Einfachzucker (Monosaccharide) verwandelt; Fette werden in Fettsäuren und Glycerin aufgespalten, und die Eiweiße werden in Aminosäuren und Peptide zerlegt. Einfachzucker, Fettsäuren, Glycerin, Aminosäuren und Peptide sind also nichts anderes als verdaute Nahrung, die nun vom Blutstrom aufgenommen werden kann. Vitamine, Mineralien und Wasser benötigen keinen Verdauungsvorgang. Sie können direkt vom Organismus absorbiert werden.

Die Flüssigkeit im Magen nennt sich Magensaft. Er enthält Salzsäure und das Enzym Pepsin. Hier beginnt die Verdauung von Fleisch, Eiern und Milch. Stärke, Zucker (kohlenhydratreiche Nahrung, wie z. B. Brot) und Fette werden vom Magensaft nicht verarbeitet. Diese Umgebung ist zu sauer, so dass das Enzym Amylase nicht wirken kann. Es verliert seine Wirksamkeit, wenn man inkompatible Speisen mit der Magensäure kombiniert«.[56]

Aber was geschieht mit den Kohlenhydraten (Stärke, Zucker), wenn sie nicht vom Magensaft verdaut werden wie die Eiweiße? Denken Sie daran: Die Kohlenhydratverdauung unterscheidet sich von der Verdauung von konzentrierten Eiweißen. Zunächst einmal tritt der Speichel in Aktion, in dem das Enzym Amylase wirksam wird, das am besten in einer positiv alkalischen Umgebung wirkt. Ohne die Stimulation dieses alkalischen Mediums kann Amylase kohlenhydratreiche Kost nicht zerlegen.

Die kleinste saure Reaktion kann den Spaltprozess also verlangsamen und sogar zu einem Stillstand des Stärkeabbaus führen, so dass die Nahrung nicht vollständig verdaut wird.

»Im Dünndarm wird die Verdauung der Nahrung durch den Pankreassaft, die Verdauungssäfte des Darms und die Galle vervollständigt. Der Pankreassaft wird von der Bauchspeicheldrüse (Pankreas) produziert und wird über eine kleine Zuleitung in den Dünndarm geleitet. Er enthält die Enzyme Trypsin, Amylase und Lipase. Trypsin spaltet die teilweise verdauten Eiweiße weiter auf, Amylase verwandelt Stärke in Einfachzucker, und Lipase wandelt Fette in Fettsäuren und Glycerin um. Wenn die Nahrung vollkommen verdaut ist, wird sie in den Darmwänden von winzigen Blut- und Lymphgefäßen aufgenommen. Dadurch gelangt sie in den Blutkreislauf und in den gesamten Körper. Nahrungspartikel sind aber nur dann klein genug, um von der Darmwand in den Blutkreislauf zu gelangen, wenn sie vollständig verdaut worden sind«.[56]

Und das bedeutet, dass man niemals Nahrungsmittel der Gruppe A zusammen mit Nahrungsmitteln der Gruppe B essen sollte, da die Nahrung dann nicht vollständig verdaut werden kann. Wenn es möglich wäre, die Nahrungsmittel, die wir zu uns nehmen, dem Dünndarm zuzuführen, ohne dass sie vorher drei bis vier Stunden im Magen verbleiben, hätten wir noch nie etwas von der Inkompatibilität unterschiedlicher Nahrungsmittel gehört. Wenn nämlich Nahrung den Dünndarm erreicht, findet der Verdauungsprozess in einem alkalischen Medium statt, also mit sämtlichen im Darm befindlichen Enzymen, die eine alkalische Umgebung benötigen, um aktiv zu werden. Der Speichel initiiert die Verdauung von Stärke mithilfe von Amylase nur in einem alkalischen Medium, sonst nicht. Der Magensaft hingegen setzt die Verdauung von Eiweiß mithilfe von Pepsin nur in einem sauren Medium in Gang, sonst nicht.

Wenn Sie also als Vorspeise Tomatensuppe mit Sahne essen, als Hauptgang ein saftiges Steak mit gebratenen Zwiebeln und einer im Ofen gegarten Tomate sowie vielleicht noch etwas gekochtem Gemüse und Thunfischsalat wählen, als Dessert dann Erdbeeren mit Schlagsahne genießen und zu all dem noch ein paar Gläser Wein trinken, dann wird das Pepsin kein Problem mit der Eiweißverdauung haben, denn das Medium ist ausschließlich sauer. Der Verdauungsprozess geht reibungslos vonstatten. Wenn wir diesem wunderbaren Mahl jedoch noch eine Kartoffel hinzufügen, werden die höchst empfindlichen Enzyme, die auf einen bestimmten pH-Bereich angewiesen sind, um die chemischen Reaktionen anzukurbeln, in ihrer Funktion gehemmt. Die Folge ist nicht nur Müdigkeit nach dem Essen. Sie werden das Ergebnis auch am nächsten Tag auf der Waage sehen – und Sie wissen noch nicht einmal, warum.

Der Grund ist einfach, aber wichtig. Sämtliche im Darm wirksamen Enzyme können nur in einem alkalischen Medium Höchstleistungen erbringen. Von hier aus bis zum Dickdarm wird dieser alkalische Zustand aufrechterhalten, sonst könnte der Dünndarm die Verdauungsarbeit nicht leisten. Erst jetzt ist Kompatibilität kein Thema mehr; der Zersetzungsprozess geht harmonisch weiter, denn ab diesem Punkt benötigen sogar die Eiweiße eine alkalische Verdauungsumgebung. Wenn Sie also Speisen miteinander kombinieren, die nicht zueinander passen, schaffen diese eine saure Umgebung, die die Aktivität der Darmenzyme behindert.

▼ **Überschüssige Säure** ist die Ursache für die meisten unserer Verdauungsprobleme, denn wir hindern unsere Wunderenzyme daran, am effektivsten zu arbeiten und die chemischen Reaktionen des Metabolismus anzukurbeln. Wir tragen dazu bei, dass unser Stoffwechsel träge wird, was wiederum zur Folge hat, dass wir dick, müde und krank werden. ▲

Erinnern Sie sich daran, dass ein wichtiger Schritt der Verdauung im Mund stattfindet. Hier werden die kohlenhydrathaltigen Nahrungsmittel aufgespalten, die Stärke und der Zucker. Zu diesem Zweck sind wir mit dem Verdauungsenzym Amylase ausgestattet, dessen Aufgabe darin besteht, Stärke und Zucker auf die Weiterverarbeitung im Dünndarm vorzubereiten. Aber dieses Enzym kann nur dann funktionieren, wenn genügend Basen verfügbar sind.

Die Wahrheit ändert sich nie. Und sie lautet: Das Enzym Amylase kann nicht optimal effektiv sein ohne Basen, und das Enzym Pepsin kann nicht optimal effektiv sein, wenn es von Amylase gestört wird. Enzyme arbeiten am besten in einem speziellen pH-Bereich. Ein Übermaß an Säure oder Basen behindert und verfälscht sie nur. Und Ihr Körper funktioniert nur dann problemlos, wenn die Nahrung komplett verdaut wird.

Die Verdauung Säure bildender (»schlechter«) Eiweiße unterscheidet sich grundlegend von der Verdauung von Kohlenhydraten. Wenn Sie das ignorieren, verlangen Sie zu viel von Ihrem Puffersystem. Einfach formuliert: Sorgen Sie dafür, dass die Nahrung, die Sie zu sich nehmen, vollständig verdaut wird, damit sich kein Säureüberschuss bildet, der Ihre Enzyme behindert.

Teil III

Was wenige wissen

Kapitel 9   *Die Wahrheit über Milch*

Das erste Nahrungsmittel, das wir nach unserer Geburt zu uns nehmen, ist Milch (Muttermilch). Sie besteht zu etwa 85 Prozent aus Wasser. Der Rest sind etwa 7,1 Prozent Kohlenhydrate, 3,7 Prozent Fett, 1,2 Prozent Eiweiß sowie Milchzucker, Mineralstoffe und Vitamine. Zu diesem Zeitpunkt unseres Lebens ernähren wir uns ausschließlich von flüssiger Milch, weil unser biochemischer Apparat noch nicht vollständig entwickelt ist und noch keine feste Nahrung verdauen kann.

Je älter wir werden, umso mehr bevorzugen wir feste Nahrung und betrachten Milch ausschließlich als Getränk. Natürlich handelt es sich jetzt nicht mehr um Muttermilch, sondern um Vollmilch (hoffentlich). Aufgrund ihrer Behandlung enthält diese Milch 3,3 Prozent Eiweiß, 3,5 Prozent Fett und 4,8 Prozent Kohlenhydrate. Wir trinken sie zum Frühstück, zum Mittag- oder Abendessen, denn wir wissen, dass sie den Kalziumbedarf unseres Körpers deckt. Doch neunzig Prozent der erwachsenen Weltbevölkerung vertragen keine Milch.* Deren Genuss verursacht ihnen starke Blähungen und heftigen Durchfall. Diese Personengruppe leidet an einer so genannten Laktoseintoleranz, weil ihnen das Enzym fehlt, das den Milchzucker (Lactose) abbaut.

---

* In den nordeuropäischen Ländern und bei den Amerikanern weißer Hautfarbe liegt der Anteil bei etwa 5–15 Prozent der Bevölkerung. (*Anmerkung des Lektorats*)

Aber warum ist dieses »Leiden« so verbreitet, wenn Milch doch angeblich so gesund ist? Stimmt es, dass Milch vollständig gemieden werden sollte, wie viele behaupten? Macht Milch wirklich dick? Absolut nicht. Ein Glas Vollmilch enthält nur 8 Gramm Fett, also nur einen winzigen Bruchteil der 60 bis 80 Gramm, die ein gesunder, einigermaßen sportlich aktiver Mensch täglich zu sich nehmen darf.

Milch ist lebenswichtig – selbst die New Yorker Ernährungswissenschaftlerin Barbara Levine sagte in der NBC-Sendung *Nightside* am 10. Juli 1998: »Milch ist einfach großartig!« Der Grund: Milch und Milchprodukte enthalten jede Menge Kalzium, welches nicht nur gut für unsere Knochen (es verhindert die schmerzhafte Osteoporose), sondern auch für den Rest unseres Körpers unabdingbar ist. Professor Helmuth Minne von der Universität in Heidelberg hat es deutlich formuliert: »Nerven und Muskeln können ohne Kalzium nicht funktionieren. Unser Herz würde nicht regelmäßig schlagen, und das Blut würde nach Verletzungen nicht gerinnen. (...) Um das Kalzium für die Knochen verfügbar zu machen, benötigt man Vitamin D, das in der Milch reichlich enthalten ist. Vitamin D ist der Schlüssel, der die Tür zu den Knochen öffnet, damit das Kalzium hineingelangen kann«.[57] Minne weist außerdem darauf hin, dass die meisten Menschen Kalzium- und Vitamin-D-Mangelerscheinungen haben.

Damit der Milchgenuss auch wirklich zur Gesundheit beiträgt, muss man ein paar Dinge über das Zusammenspiel von Körper- und Nahrungsmittelchemie wissen:

»Kuhmilch, Ziegenmilch und Schafsmilch wird von Menschen häufig konsumiert, aber nur in der westlichen Hemisphäre trinken Menschen Milch auch noch nach der Kindheit; bei den meisten Menschen der Welt ruft Milch

Blähungen und Durchfall hervor«, so *Webster's Encyclopedia*.[58] Der Hinweis, dass nur wir im Westen Milch auch noch im Erwachsenenalter trinken, faszinierte mich. Ich erinnerte mich daran, dass die Beduinen Arabiens und Nordafrikas und andere Völker, die sich die Ernährungsgewohnheiten der Vergangenheit bewahrt haben, keine Kuhmilch, Ziegenmilch oder Schafsmilch trinken. Milch wird bei diesen Völkern zu Joghurt (Neutral), Dickmilch (Neutral) und neutralem Käse verarbeitet. Nur die Kinder bekommen Milch in naturbelassenem Zustand zu trinken. Erwachsene trinken Ziegen- oder Kamelmilch, um »ihren Hunger und Durst zu stillen«, aber ohne andere Nahrungsmittel dazu zu essen. Und das ist das Problem: *Wir* trinken Milch zu anderen Nahrungsmitteln – und meist zu den falschen, wie Getreideprodukte, Brot, Kartoffeln, Reis oder Nudeln.*

Im Januar 1997 verkündete die Milchindustrie in Zusammenarbeit mit der National Osteoporosis Foundation: »Trinken Sie drei Gläser Milch am Tag«, um die Elastizität der Knochen zu bewahren.[59] Ein Glas Vollmilch enthält 250 Milligramm Kalzium, also etwa ein Viertel des täglich benötigten Minimums. Wenn wir von Kindheit an Milch trinken, sind wir hervorragend gegen Osteoporose geschützt. Die Knochen sind ein Netzwerk aus Kollagen und Fasern, die von anorganischen Salzen, insbesondere Kalziumphosphat, durchdrungen sind. In dieser festen Grundmasse eingeschlossen sind Knochenzellen, Blutzellen und Nerven. In puncto Stärke kann der härteste Knochen mit Stahlbeton gemessen werden – und starke Knochen

---

* Verarbeitete Milchprodukte wie Joghurt, Dickmilch und Käse sind neutral und können zusammen mit den erwähnten Getreideprodukten gegessen werden.

sind wichtig für das allgemeine Wohlbefinden und die körperliche Fitness. Milch beugt also der Osteoporose vor, einem Leiden, an dem vornehmlich Frauen erkranken (das aber zunehmend auch bei Männern diagnostiziert wird) und bei dem die Knochen im Alter porös werden.

Es besteht kein Zweifel daran, dass Knochen sowohl Kalzium als auch Vitamin E benötigen. Und Kalzium brauchen wir unser Leben lang, weil es unseren Knochen ständig aufs Neue entzogen wird, um an einem anderen Ort unseres Körpers seine Aufgaben zu erfüllen. Ausgeschieden wird es über Urin und Schweiß. Kalzium muss dem Körper über die Nahrung also ständig wieder zugeführt werden. Die Forschung hat ergeben, dass die meisten Frauen weniger als die Hälfte des täglich notwendigen Kalziumbedarfs zu sich nehmen. Die National Osteoporosis Foundation in den Vereinigten Staaten schreibt 1 Gramm täglich vor – und zwar sowohl für Männer als auch für Frauen.

Experimente haben gezeigt, dass der Kalziumverlust über den Urin nach dem Genuss von gegartem Fleisch (»schlechten« Eiweißen) besonders hoch ist. Wir wissen inzwischen, dass Säure bildende Nahrungsmittel den pH-Wert im Körper in Richtung sauer verschieben. Eine leichte, aber länger andauernde Übersäuerung des Blutes kann jedoch zu einem Abbau der Knochensubstanz führen. Wenn der Körper die im Blut befindliche Säure nicht ausgleichen kann, entzieht er dem Skelett lebenswichtige Mineralstoffe, was zur schrittweisen Entkalkung der Knochen führt. Der Körper muss seine Kalzium-, Magnesium- und Kaliumreserven mobilisieren, um den Säure-Basen-Haushalt im Gleichgewicht zu halten. Und diese Reserven befinden sich im Skelett. Die Folgen einer Entkalkung liegen also auf der Hand.

Interessanterweise gleichen Kühe den durch die Milchproduktion entstehenden Kalziumverlust dadurch aus, dass sie vornehmlich Basen bildendes Grünfutter fressen. Der Säurebildung beim Menschen wiederum kann mit einer Kombination aus Milch und B-Früchten (insbesondere Äpfeln) vorgebeugt werden. Diese beiden Nahrungsmittel haben zusätzlich noch eine entgiftende Wirkung. Wer bereits an Osteoporose leidet oder eine Erkrankung vermeiden will, sollte neben den bekannten Kalziumlieferanten viel Basen bildende Salate, Gemüse und Obst zu sich nehmen. Dass insbesondere Äpfel hier sehr sinnvoll sind, können Sie in den Kapiteln »Arthritis und das ›Wundermittel‹« sowie »Ein Kraftwerk: Die Milch-Apfel-Therapie« nachlesen. Die Wissenschaft ist mittlerweile der Überzeugung, dass es vorteilhafter ist, seinen Kalziumbedarf über Milch und nicht über Kalziumpräparate zu decken. Kein Wunder, denn nichts ist besser als Mutter Natur.

Außerdem nehmen die Experten an, dass Milch einen bislang noch nicht eindeutig identifizierten Faktor enthält, der Knochenerkrankungen vorbeugt[60] und blutdrucksenkend wirkt. Einer Studie des National Heart, Lung and Blood Institute in den USA zufolge, bei der 8000 Männer untersucht wurden, leiden »Milchmuffel« zweimal so häufig an hohem Blutdruck wie regelmäßige Milchtrinker. Die Wissenschaft geht davon aus, dass hoher Blutdruck von Kalziummangel ausgelöst werden kann. Erinnern Sie sich an Professor Dr. Helmuth Minnes Äußerung? Nerven und Muskeln können ohne Kalzium nicht funktionieren, der Herzschlag wird unregelmäßig und die Blutgerinnung ist gestört. Seine Schlussfolgerungen weisen also in die gleiche Richtung wie die Ergebnisse der oben genannten Studie.

Eine weitere Untersuchung, die an der University of California in San Diego vorgenommen wurde, ergab, dass bei Menschen, die regelmäßig Milch konsumierten, das Risiko, an Dickdarmkrebs zu erkranken, um ein Drittel niedriger lag als bei denen, die keine Milch mochten. Eine weitere Studie stellt eine Verbindung zu einem verminderten Vorkommen von Magen- oder Lungenkrebs fest. Das in der Milch befindliche Kalzium hilft zusätzlich bei der Vorbeugung von Darmkrebs.[60]

Trotz dieser wissenschaftlich erwiesenen Vorteile wird immer noch gegen Milch und Milchprodukte zu Felde gezogen. Unglücklicherweise glauben viele Menschen Unsinn wie »Milch trinken nur Kälber«. Derlei Slogans haben sich hartnäckig gehalten. Doch wenn man Milchtrinker mit Kälbern vergleicht und deshalb den Genuss dieses wertvollen Lebensmittels ablehnt, dann ist der nächste Schritt nur logisch: Eigentlich sollten wir dann nämlich gar nichts essen, was uns an die Ernährungsgewohnheiten eines Tieres erinnert, z. B. (und insbesondere) Fleisch.

Trotzdem besteht kein Zweifel daran, dass Milch ohne die Befolgung der Prinzipien Dr. Hays nur schwer verdaulich ist. Eine vollwertige Ernährung beispielsweise, die sich vornehmlich auf Vollkornbrot, Naturreis, Kartoffeln, Obst und Gemüse konzentriert, aber auch das reichhaltige Angebot von Milchprodukten nutzen will, kann ohne Dr. Hays Forschungsergebnissen zufolge nicht erfolgreich sein. Diese Kombination nicht zusammenpassender Nahrungsmittel hat eine Übersäuerung zur Folge, da das Blut nicht in der Lage ist, die Säuren, die den Körper wellenweise überschwemmen, aufzufangen. Mit anderen Worten, eine solche Ernährung kann der Organismus nicht ausbalancieren.

Rufen Sie sich die neunzig Prozent der Weltbevölkerung ins Gedächtnis, die keine Kuhmilch trinken können. Ihre Laktoseintoleranz ist darauf zurückzuführen, dass ihnen das Enzym fehlt, um Milch verdauen zu können. Dieser Umstand ist umso interessanter, da Muttermilch weniger Eiweiß und mehr Laktose enthält als Kuhmilch. Wir sind also an Laktose gewöhnt. Warum kann weniger Laktose also ein Problem verursachen?

Die ursprüngliche Vollmilch (in nicht homogenisiertem oder pasteurisiertem Zustand) war ein starker Basenbildner, der zu den neutralen Lebensmitteln gehörte und demzufolge leicht verdaulich und sehr gesund war. Durch die industrielle Verarbeitung wird die chemische Zusammensetzung der Milch jedoch verändert. Trotzdem bleibt sie ein moderater Basenbildner, der die gesunden Vitamine A, D, B_2 und B_{12} sowie einige Mineralstoffe enthält. Die Milch liefert uns nicht nur wertvolles Kalzium, sondern ist auch wichtig für Haut, Haar, Augen, Zellwachstum und die Funktion der Schilddrüse.

Wie ich bereits erwähnte, hat Milch eine entgiftende Wirkung. Das ist der Grund, warum ich empfehle, morgens Vollmilch zu B-Obst (vorzugsweise Äpfeln) zu trinken. Diese Mischung wirkt blutreinigend. Trotz der Bedeutung von Milch ist es für manche Menschen schwierig, Milch zu verdauen. Warum?

▼ **Weil wir unsere Einmischung** in die Natur in Form von Homogenisierung und Pasteurisierung ausgleichen müssen. Das können wir bewerkstelligen, indem wir Milch grundsätzlich mit Basen bildenden Nahrungsmitteln und besonders mit B-Obst kombinieren (das viele Enzyme enthält). Bevorzugen Sie dabei Äpfel, Ananas, Orangen, Melonen und andere exotische Früchte aus der Lebensmittelgruppe B sowie natürlich Obst aus der neutralen Gruppe (keinesfalls sollten Sie Milch mit süßem Obst wie Bananen, Rosinen, Trauben, Feigen und Datteln aus der Gruppe A kombinieren). ▲

▼ **Rechnen Sie jedoch damit,** dass Sie etwa eine Woche lang die sogenannte »Genesungskrise« durchleben werden, denn Ihr Körper muss einiges leisten, um das Gift loszuwerden. Möglicherweise werden Sie tatsächlich unter Durchfall, Kopfschmerzen und stechenden Leibschmerzen leiden. Die Reaktion variiert, je nach Alter oder Fortschritt der Erkrankung. ▲

Wenn Sie trotz allem Bedenken haben, *müssen* Sie natürlich keine Milch trinken. Trotzdem finde ich, dass es einen Versuch wert ist, denn langfristig wird es wahrscheinlich sehr positive Auswirkungen auf Ihren Organismus haben.

In einigen seltenen Fällen jedoch leiden Menschen an einer Kuhmilcheiweißallergie. Diese Personen müssen sämtliche Milchprodukte meiden oder sie nur in Absprache mit ihrem Arzt zu sich nehmen. Allen anderen kann ich nur empfehlen, es zu versuchen. Wie ich bereits erklärt habe, existieren genug Milchprodukte, die der neutralen Lebensmittelgruppe zuzuordnen und demzufolge leicht verdaulich sind: ob nun Joghurt, Buttermilch, Molke oder Kefir, süße oder saure Sahne, Hüttenkäse, Vollfettkäse oder Ziegenkäse. Lesen Sie in der mittleren Spalte des A & B-Plans nach – die Liste ist schier endlos.

▼ **Der Genuss von Joghurt** zu einer der täglichen Mahlzeiten hat noch einen weiteren Vorteil: Die Joghurtkulturen wirken den Bakterien entgegen, durch die eine Harnwegsinfektion hervorgerufen wird. ▲

Denken Sie daran, dass unser Körper mit jedem Jahrzehnt mehr Muskelmasse reduziert. Die Haut verliert ihre Spannkraft, und das Immunsystem produziert weniger Antikörper, so dass wir anfälliger für Krankheiten werden. Wenn wir nichts dagegen unternehmen, wird das Muskelgewebe allmählich durch Fett ersetzt. Dieser Prozess setzt etwa um das dreißigste Lebensjahr herum ein. Deshalb sollten wir Milch keinesfalls in Bausch und Bogen verdammen – wir müssen einfach nur darauf achten, dass wir nur solche Speisen dazu essen, die auch dazu passen.

Milch könnte die 38 Millionen Amerikaner, die an Arthritis leiden, ebenso wie diejenigen, die an Osteoporose erkrankt sind, ein gutes Stück nach vorn bringen. Ich gehöre ebenfalls zu der Gruppe der Erkrankten. Auch ich litt an Arthritis. Auch ich weigerte mich jahrelang, Milch zu trinken. Auch ich fand, dass nur Kälber Milch trinken. Doch dann hörte ich von Dr. Hays Rat, dass wir 80 Prozent Basenbildner und nur 20 Prozent Säurebildner zu uns nehmen sollten, und ich begann, Milch zu trinken und Pfirsiche oder Orangen dazu zu essen.

Und eines Tages machte ich die sensationelle Milch-Apfel-Entdeckung, die letztlich nicht nur mich und meinen Mann von der Arthritis heilte, sondern auch der Osteoporose meiner Mutter Einhalt gebot und sich als Mittel gegen Laktoseintoleranz und diverse andere Leiden meiner Freunde erwies. Außerdem hatte ich nach dem Genuss von Milch und Äpfeln stundenlang keinen Hunger mehr, was meiner Meinung nach ein weiterer wichtiger Vorteil für alle Menschen ist, die abnehmen wollen und schon viele erfolglose Versuche hinter sich haben. Mithilfe dieser Komponenten ist Gewichtsverlust nicht mehr anstrengend und aufreibend, sondern eine Freude – und zwar vom ersten Tag an.

Deshalb sollten Sie die außergewöhnliche Geschichte hören, wie ich zufällig auf das »Wundermittel« stieß, das das Leben vieler Millionen von Menschen verändern wird.

Kapitel 10 *Arthritis und das ›Wundermittel‹*

Unglücklicherweise hören manche Menschen so lange nicht auf gute Ratschläge, bis Probleme auftauchen. Ich gehörte ebenfalls dazu. So trank ich lange Zeit keinen Tropfen Milch. Ich aß auch nicht genug rohes Gemüse, das ebenfalls ein hervorragender Kalziumlieferant ist. Warum auch? Schließlich ging es mir großartig seit jenem Tag vor 15 Jahren, an dem ich begonnen hatte, mich an Dr. Hays reguläre Prinzipien zu halten. Aber ich hatte vergessen, dass das Zellwachstum ab dem dreißigsten Lebensjahr nachlässt, und das mit jedem Lebensjahrzent mehr.

So ignorierte ich Dr. Hays Rat, schon in jungen Jahren dem Alterungsprozess vorzubeugen und nach dem vierzigsten Lebensjahr die Ernährung nochmals umzustellen: Ab diesem magischen Zeitpunkt sind seiner Ansicht nach nur noch 80 Prozent Basenbildner und höchstens 20 Prozent Säurebildner ratsam. Außerdem wusste ich nicht, dass ich die »schlechten« Eiweiße vollkommen meiden musste, insbesondere nach einer Operation. Meine Ernährung stand in eindeutigem Gegensatz zu diesen Prinzipien: Ich aß jede Menge »schlechter« Eiweiße und sehr wenig Basenbildner.

Mir kam noch nicht einmal der Gedanke, dass hinter der nächsten Biegung eine Erkrankung lauern könnte. Nie dachte ich über poröse Knochen oder einen verkrüppelten Körper nach, denn das hielt ich für altersbedingte Gebrechen. Obwohl ich nicht mehr wirklich »jung« war, glaubte ich nicht daran, wirklich gefährdet zu sein. Ich war ja sogar fitter und vitaler als in meinen Zwanzigern. Welcher Mensch würde, solange er sich in Topform befindet, schon freiwillig an eine schreckliche Krankheit denken, die das Skelett befallen kann? Ich ganz sicher nicht.

Doch eines Tages bekam ich Schmerzen im Daumen. Ich ignorierte den Schmerz und dachte auch nicht weiter darüber nach. Kalziumverlust? Für mich kein Thema. Lieber glaubte ich daran, dass der Schmerz in meiner Hand von einer Verletzung herrührte, die ich mir beim ausgelassenen Spiel mit unserem Hund zugezogen hatte. Außerdem hatte ich keinen Zweifel daran, dass der immer schlimmer werdende Schmerz in meinem Rücken die Folge eines Reitunfalls war, den ich vor vielen Jahren gehabt hatte und nach dem ich zwei Jahre lang gelähmt gewesen war. Aber in den darauf folgenden Wochen wurde der Schmerz in meinem Daumen immer schlimmer. Wann immer ich etwas in der Hand hielt, hatte ich große Schmerzen. Wenig später konnte ich noch nicht einmal mehr eine Tasse halten. Nachts wachte ich von dem Schmerz in meinem Daumen auf. Ich versuchte, ihn mit einem Verband ruhig zu stellen. Nach ein paar Monaten war mein Daumen verkrüppelt. Ich war sehr erschrocken und versuchte, ihn mit Gewalt wieder zu strecken.

Monatelang musste ich das jeden Morgen tun. Doch während dieser Zeit hatte ich immer mehr Schmerzen – diesmal in meinen Füßen, den Beinen, den Knien, den Hüften und Schultern. Schließlich ging ich zum Arzt, der mir eröffnete, dass ich an Arthritis erkrankt war. Er konnte mir nur Schmerzmittel und Kalziumpräparate verschreiben. Doch nichts half. Der Schmerz wurde schlimmer, und schließlich konnte ich ohne Stock noch nicht einmal mehr vom Stuhl aufstehen. Ich geriet in Panik. Aber Panik vermag keine Probleme zu lösen, und so begann ich, Informationen über meine Krankheit zu sammeln. In zahlreichen Artikeln las ich, dass Milch ein gutes Mittel gegen Knochenkrankheiten ist.

Wahrscheinlich war es Verzweiflung, dass ich mich schließlich an Dr. Hays Erkenntnisse über Milch erinnerte, an ihre Fähigkeit, den Körper zu entgiften sowie an die schon mehrfach erwähnte Formel »80 Prozent Basenbildner, 20 Prozent Säurebildner«. Bis zu diesem Zeitpunkt hatte ich das alles fast vergessen. Am darauf folgenden Morgen trank ich gleich drei Gläser Vollmilch und ernährte mich von diesem Zeitpunkt an strikt von 80 Prozent Basenbildnern und nicht mehr als 20 Prozent Säurebildnern. Aber mein Körper war auf die Milch nicht vorbereitet und reagierte, als hätte ich Kamelmilch oder Rizinusöl getrunken. Ein Wettlauf mit der Toilette begann. Doch diese Reaktion meines Körpers gehörte zur normalen »Genesungskrise«, denn meine Körperchemie begann, sich wieder einzupendeln.

In jener Zeit lebte ich in einer herrlichen, eher ländlichen Gegend New Jerseys, die für eine Wissenschaftlerin und Schriftstellerin wie mich geradezu ideal ist. Das Einzige, was meine Gedanken unterbrechen konnte, waren Waschbären und Hasen. Aber da sie mich nicht störten (vielmehr war es so, dass meine geliebten Hunde *sie* störten), konnte ich mich voll und ganz auf meine immer stärker werdenden und beängstigenden Schmerzen konzentrieren. Zufällig kam eines Abends mein Nachbar, der Besitzer der größten Apfelplantage der Gegend, vorbei und brachte mir einen großen Korb voller grüner Granny Smith Äpfel. Ebenfalls zufällig aß ich am nächsten Morgen zwei der Äpfel und spülte sie mit Milch hinunter. Ich hatte einfach nichts anderes im Haus, denn ich hatte seit einer Woche nichts eingekauft.

Dann stellte ich mich darauf ein, gegen ein stundenlang andauerndes Hungergefühl ankämpfen zu müssen. Weit gefehlt: Nach nur einem Glas (250 Milliliter) Milch und zwei Äpfeln war ich satt. Ich hatte das Gefühl, eine vollständige Mahlzeit zu mir genommen zu haben. Am nächsten Tag waren meine Schmerzen plötzlich erträglicher geworden! Sogar meinen steifen Daumen konnte ich wieder bewegen, wenn auch das Gelenk nach wie vor sehr empfindlich auf Druck reagierte. Aber mit der Zeit verschwand der Schmerz im ganzen Körper. Nachdem ich diese neue »Heilmethode« zwei Wochen lang praktiziert hatte, war mein Daumen wieder voll beweglich. Angesichts dieses Erfolges war mir klar, dass ich mich auch weiterhin an diese Ernährungsweise halten würde.

Ich war begeistert. Aber ich fragte mich auch, wie es kommen konnte, dass eine so einfache Methode solch sensationelle Ergebnisse brachte. Doch dann kam mir die Erleuchtung: Zwei machtvolle Basenbildner hatten sich zusammengetan. Der Stoffwechsel bekommt alle positiven Ernährungsbausteine auf einmal: Vitamine und Mineralien und vor allem Kalzium.

Jetzt war mein wissenschaftliches Interesse erwacht. Also bat ich meine Mutter, das Versuchskaninchen für mich zu spielen. Sie leidet an einer Laktoseintoleranz und ist an Osteoporose erkrankt. Wie so viele andere wuchs auch sie mit den altmodischen und falschen Vorstellungen darüber auf, wie die optimale Ernährung auszusehen hat. Mittlerweile war ich fest davon überzeugt, dass ihre Laktoseintoleranz eine Folge falscher Ernährung war, zumal sie dieses Problem erst im Lauf der Jahre entwickelt hatte. In meiner Kindheit war sie immerhin gesund gewesen. Vielleicht war die Übersäuerung ja auch für das Verschwinden des Verdauungsenzyms verantwortlich, das für die Verdauung von Milch vonnöten ist. Ich wollte herausfinden, ob es meiner Mutter gelingen würde, ihren Körper mithilfe der Prinzipien Dr. Hays ebenfalls zu entgiften. Vielleicht würde ihr die 80-Prozent-20-Prozent-Formel ja bei der Überwindung der Laktoseintoleranz helfen. Und vielleicht konnte sie durch den Milchgenuss sogar ihre Osteoporose in den Griff bekommen.

Meine Mutter hielt sich gewissenhaft an Dr. Hays Lehre und aß ausnahmslos diejenigen Nahrungsmittel, die ihr Körper brauchte. Schnell lernte sie alles über neutrale und Säure bildende Eiweiße. Aber sie lernte auch, dass die Orangen, die sie schon seit Jahren gleich nach dem Abendbrot zu verzehren pflegte, der Grund für ihr Enzymproblem waren. Jetzt wusste sie, dass ihr Körper einfach nicht genug Zeit hatte, das (durchaus gesunde) Abendessen zu verdauen (Weizenvollkornbrot, Ziegenkäse, Oliven, Gemüse und Salat), bevor die beiden für harmlos gehaltenen Orangen in ihrem Verdauungstrakt ankamen. Aber sie lernte auch, dass ein oder zwei Bananen, Feigen, Trauben oder Datteln im Hinblick auf ihre Körperchemie die perfekte Ergänzung für ihr Abendessen darstellten.

Das Ergebnis war überwältigend: Es ging ihr mit jedem Tag besser. Ihr Körper regenerierte sich sichtlich. Dann begann sie, kleine Mengen an neutralen Milchprodukten zu sich zu nehmen. Sie kombinierte sogar Vollmilch mit Äpfeln oder anderen sauren Früchten, Salaten und/oder Gemüse. Und sie fühlte sich um Jahre jünger. Außerdem schmeckte ihr die Milch richtig gut (besonders in Verbindung mit Äpfeln) und rief auch keinerlei Verschleimungen mehr hervor wie in den Jahren zuvor. Hinzu kam, dass ihre Knochen vom hohen Kalziumgehalt der Vollmilch profitierten. Außerdem wurde meiner Mutter klar, dass nicht die Milch allein für ihre Laktoseintoleranz verantwortlich war. Die Reaktion auf Milch war lediglich ein Mosaiksteinchen, das zu einem Ganzen gehörte: Ihr gesamter Körper war übersäuert und musste zunächst einmal entgiftet werden. Erst der Reinigungsprozess machte den Genuss von Milch wieder möglich. Ich weiß, dass meiner Mutter das betreffende Verdauungsenzym die meiste Zeit ihres Lebens nicht gefehlt hat. Die Intoleranz entwickelte sie erst in späteren Jahren. Nachdem sie ihren Organismus jedoch entgiftet hatte, zeigte sie keinerlei Symptome mehr. Außerdem leidet sie nicht länger unter Schmerzen, und die Osteoporose hat sich nicht weiter verschlimmert.

Sie können sich sicher vorstellen, dass ich der Versuchung nicht widerstehen konnte, meine neue Therapie auch an anderen Menschen auszuprobieren. Etwa 90 Prozent der Erdbevölkerung leidet unter Laktoseintoleranz! Ich musste unbedingt herausfinden, ob meine Apfel-Milch-Therapie bei jedem wirkte. Das nämlich hätte demonstriert, dass eine Laktoseintoleranz in den meisten Fällen nichts anderes ist als die »Genesungskrise« (siehe Kapitel 9). Deshalb bat ich ein paar meiner Freunde, sich ebenfalls als Versuchskaninchen zur Verfügung zu stellen. Das Ergebnis war überwältigend. Jeder, der den Prinzipien Dr. Hays folgte, war bald in der Lage, Milch zu trinken (und zu genießen). Einer meiner Freunde aus New Jersey schrieb mir am 19. August 1998 sogar einen enthusiastischen Brief:

»Übrigens ist dieser neue Ernährungsplan, den Du uns gegeben hast, nicht nur leicht zu befolgen, man hat dadurch auch viel mehr Kraft und Energie! Ich beginne jeden Tag mit einem Apfel und einem Glas Milch, genau wie Du vorgeschlagen hast. Vorher konnte ich gar keine Vollmilch trinken, wie Du ja weißt. Aber meine Laktoseintoleranz scheint verschwunden zu sein. Ich kann keine negativen Reaktionen feststellen: Ich bin gesund. Ich glaube, mit Deiner Theorie über die reinigende Wirkung dieser beiden Lebensmittel hast du Recht.«

Zwei Jahre, nachdem ich die Milch-Apfel-Therapie entdeckt hatte, waren meine Schmerzen fast vergessen. Mir war gar nicht mehr bewusst, wie unerträglich die Beschwerden meiner Arthritis gewesen waren. Nur so konnte es kommen, dass ich mich eines Tages fragte: »Was geschieht wohl, wenn ich mich wie früher ernähre?« Meine wissenschaftliche Neugier wurde immer größer. Deshalb versuchte ich es. Ich hörte auf, Vollmilch zu trinken und Äpfel zu essen. Ich aß nur wenig Kartoffeln, Gemüse, Salate und Obst und erhöhte die Menge an gegartem Fleisch. Außerdem schwelgte ich in Salzgebäck und Chips (mit jeder Menge Zusatzstoffe) und anderem Junkfood. Nach kurzer Zeit traten schließlich leichte Schmerzen in meinen Händen, in den Gelenken, in Hüfte und Hüftgelenk auf. Ich litt unter extremen Erschöpfungszuständen, und meine linke Niere tat höllisch weh. Nach fünf Wochen verschlimmerte sich der Schmerz – insbesondere in der Hüfte – dramatisch. Fast über Nacht konnte ich nur noch mithilfe eines Stocks von der Couch aufstehen oder umhergehen. Und ich tat, was ich die letzten beiden Jahre nicht ein einziges Mal hatte tun müssen: Ich nahm starke Schmerzmittel ein. Aber der Schmerz ließ nicht nach.

Sie können sich vorstellen, dass ich nun nicht mehr lange wartete. Unter furchtbaren Schmerzen schleppte ich mich in den nächsten Supermarkt und kaufte alle möglichen Lebensmittel, die den Alkalispiegel so schnell wie möglich in die Höhe treiben: Blumenkohl, Brokkoli, Möhren, Spinat, Rotkohl, Weiß-kohl, Sprossen, Zwiebeln, Petersilie, Schnittlauch, alle mögli-chen Salatsorten – und jede Menge Kartoffeln. Ich machte mir eine große Schüssel Salat, den ich mit Olivenöl, Essig und Salz anmachte. Dazu gab es Pellkartoffeln mit Schale (ganz gemäß dem »Entgiftungsprogramm nach Dr. Hay«, siehe Kapitel 25). Sehnsüchtig wartete ich die drei Stunden Pause ab, um (spät am Abend) meine »Medizin« zu mir nehmen zu können: drei Gläser (je 250 Milliliter) Vollmilch und zwei Äpfel. Schon bald ließ der Schmerz nach, und innerhalb weniger Tage war ich fast vollständig wiederhergestellt. Nach zwei Wochen war ich völ-lig schmerzfrei.

Diesen Selbstversuch wiederholte ich in vernünftigem zeit-lichen Abstand noch weitere vier Male. Dann hatte ich genug und beschloss, derlei klinische Tests den Wissenschaftlern und ihren Probanden zu überlassen. Ich hatte den Beweis, nach dem ich gesucht hatte, denn jetzt weiß ich, dass dieses Expe-riment unter klinischer, wissenschaftlicher Überwachung auch mit jedem anderen Menschen durchgeführt werden kann.

Nachdem ich persönlich ein so überwältigendes Ergebnis erzielt hatte, bestand kein Zweifel mehr daran, dass Vollmilch in Kombination mit Äpfeln ein wahres Wundermittel darstellt. Das ist der Schlüssel zur Regeneration des Körpers nach jah-relanger Misshandlung. Von diesem Zeitpunkt an versuchte ich, jeden, der gesundheitliche Schwierigkeiten hatte – und schließlich hat fast jeder seine Problemchen –, dazu zu über-reden, es mir gleichzutun.

Aber schon bald musste ich feststellen, dass man mit derlei Ideen in unserem Kulturkreis sehr schnell auf Hindernisse stößt. Die Vorstellung, dass Milch Verdauungsprobleme ver-ursacht und schleimbildend ist, hatte sich nämlich ziemlich tief

175

ins Bewusstsein der Menschen eingebrannt. »Versucht es doch wenigstens ein paar Tage«, drängte ich meine Umwelt. »Dann werdet ihr sehen. Diese Ernährungsweise reinigt den Organismus und verhindert eine weitere Selbstvergiftung. Ihr werdet spüren, wie wohl tuend Dr. Hays Ernährung ist!« Nur diejenigen, die bereits ernsthaft erkrankt waren, ließen sich darauf ein. Aus diesem Grund konnte ich auch meinen Mann gewinnen. Er litt an Arthritis und hatte starke Schmerzen im linken Knie. Als er dann noch nicht einmal mehr die Treppenstufen in unserem Haus hinaufsteigen konnte, war er bereit, mir zuzuhören. Schon nach kurzer Zeit stellten sich bei ihm die gleichen Resultate ein wie bei jedem anderen.

Die anderen fanden ein Frühstück aus Äpfeln und Milch einfach nur bizarr. »Warum soll das denn so eine durchschlagende Wirkung auf mein Befinden haben?«, war die Frage, die man mir am häufigsten stellte. Und ich wurde nicht müde, es immer wieder zu erklären: Weil Äpfel starke Basenbildner sind und pasteurisierte Milch immer noch zumindest zu den moderaten Basenbildnern zählt. Diese beiden Basenbildner also vereinen ihre Kräfte miteinander. Und wieder und wieder bezog ich mich auf jenen bereits erwähnten »nicht näher identifizierten Faktor« in der Milch, der sich auf unsere Gesundheit so positiv auswirkt.

Ich war überzeugt, dass dieses wahre Wundermittel eine kluge Methode ist, um unsere »Einmischung« in die Natur auszugleichen. Indem man die Milch mit einem starken Basenbildner unterstützt, kann sie ihre ursprüngliche Aufgabe erfüllen. Möglicherweise kann das Beispiel eines Babys noch mehr Aufschluss über das Zusammenspiel dieser beiden Nahrungsmittel geben. Wenn ein Baby Muttermilch erbricht, ist sie bereits durch die Magensäure vergoren. Das Gleiche gilt für gesäuerte Milchprodukte. Die Vorbereitung erfolgt durch die enzymgesteuerte Milchsäurefermentierung, die eine erhebliche Erleichterung für die Verdauungsorgane darstellt. Dieses Beispiel öffnete mir die Augen, und der Erfolg der Milch-Apfel-Therapie erschien mir noch logischer, denn B-Obst ist nicht nur ein starker Basenbildner, sondern es enthält auch Fruchtsäure (versorgt den Körper also kurzfristig mit Säure). Kurz gesagt: Milch und saure Früchte gehen eine Symbiose ein, die sich verdauungsfördernd auswirkt.

Mir wurde klar, dass dieser Entgiftungsprozess und das gleichzeitige Ansteigen der Alkaliwerte im Körper der Grund dafür waren, warum Milch und Äpfel eine so durchschlagende Wirkung haben – sei es nun in Bezug auf Arthritis, auf meine Laktoseintoleranz oder die Osteoporose meiner Mutter, auf die Arthritis und den hohen Blutdruck meines Mannes sowie auf die chronische Erschöpfung meiner Schwester und viele andere Leiden. All diese Menschen schwören mittlerweile auf dieses Wundermittel und würden um nichts in der Welt etwas anderes zum Frühstück essen.

Einer der Menschen, die ich von den Prinzipien Dr. Hays überzeugen konnte, war ein 55-jähriger amerikanischer Arbeiter, N. B. aus K. Seine Erfolgsgeschichte ist ebenso spektakulär wie exemplarisch – kein Mensch muss leiden, sondern er muss einfach nur den Mut haben, von vorn anzufangen, wie N. B. es tat. Am 25. Mai 1998, nachdem er sich erst zwei Wochen lang an Dr. Hays Ernährungsmaximen gehalten hatte, schrieb er folgenden Bericht – mit der Maßgabe, ihn meinem Buch hinzuzufügen, um meine Leser zu motivieren:

»1991 arbeitete ich als Lagerist in New Jersey. Als ich eines Tages einen LKW mit Tapetenrollen entlud, verzog ich mir den

Rücken so sehr, dass ich der Arbeit fast 14 Tage lang fernbleiben musste. Doch nach meiner Rückkehr an den Arbeitsplatz wurde mein Rücken nie wieder der alte. Schließlich musste ich kündigen. Im August 1994 war nämlich Osteoarthritis bei mir diagnostiziert worden. Ich suchte alle möglichen Ärzte auf, u. a. auch orthopädische Spezialisten in New York. Doch die Diagnose stand fest, und ich reichte die Frührente ein. Nach einer zweijährigen Odyssee durch diverse Arztpraxen wurden mir die Zahlungen bewilligt.

Ich weiß nicht wie, aber schon sehr bald wurde die Krankheit Teil meines Lebens. Ich lernte, mich mit ihr zu arrangieren. Ich konnte nicht mehr arbeiten, aber dank der Frührente und der Berufstätigkeit meiner Frau als Zahnärztin hatten wir keine materiellen Schwierigkeiten. Ich konnte nicht mehr laufen, keine schweren Gegenstände heben. Nur mit Mühe kam ich die Treppe hinauf und war kaum in der Lage, mit meinen Kindern zu spielen. Man verabreichte mir entzündungshemmende Medikamente (keine Steroide) und Schmerzmittel. Ferner wurde mir nahe gelegt, keine anstrengenden Tätigkeiten auszuführen, die meinen Hüften weiteren Schaden zufügen würden. Ich durfte spazieren gehen, schwimmen, Rad fahren und vorsichtig Rollschuh fahren.

Im Mai 1998 hatte ich das Glück, Eleonora De Lennart kennen zu lernen. Von meiner Frau hatte sie erfahren, dass ich unter Osteoarthritis litt, und wollte mich kennen lernen. Zögernd suchte ich sie auf und unterhielt mich mit ihr. Sie stellte mir alle möglichen Fragen. Ich konnte immer nur daran denken, wie viel mich die Sitzung wohl kosten würde. Schließlich berichtete sie mir, dass auch sie an Arthritis erkrankt war, und zwar so schwer, dass ihre Finger bereits verkrüppelt gewesen waren. ›Ja und?‹, dachte ich im Stillen. Doch sie fuhr fort, dass sie jetzt wieder ein normales Leben führte, weil sie ihre Ernährungsgewohnheiten vollkommen umgestellt hatte. Dann gab sie mir Teile ihres Manuskripts zu lesen und riet mir, den Tag mit einer Mahlzeit aus Milch und Äpfeln zu beginnen, um meinen Körper zu entgiften und meine Körperchemie wieder auszugleichen. Außerdem gab sie mir eine Liste von Nahrungsmitteln, die in die Kategorien sauer, alkalisch und neutral aufgeteilt waren. Sie versicherte mir, dass ich mich eigentlich ernähren konnte wie gewohnt, dass ich lediglich bestimmte Speisen nicht miteinander mischen durfte.

Obwohl ich erst vor kurzem begonnen habe, mich an ihre Ratschläge zu halten, sind die Ergebnisse jetzt schon erstaunlich. Eigentlich mag ich keine Milch, weshalb ich Naturjoghurt und Äpfel miteinander kombinierte. Am Montag, dem 11. Mai 1998, begann ich meinen Tag mit einer Meditationsübung und zwei 250-Milliliter-Bechern Naturjoghurt sowie zwei köstlichen Äpfeln. Danach hatte ich zunächst einmal das Gefühl, ein komplettes Frühstück zu mir genommen zu haben, was ich sonst nie tue. Ich war so satt, dass ich mich erst einmal entspannen musste. Nachdem ich Frau De Lennarts Empfehlungen eine Woche lang gefolgt war, erlebte ich einen richtigen Energieschub und beschloss, etwas im Garten zu arbeiten. Fünf Stunden lang harkte ich Blätter zusammen und beschnitt ein paar Bäume und Büsche. So lange hatte ich es in den vergangenen vier Jahren kein einziges Mal ausgehalten. Und was mir am meisten auffiel: Ich brauchte kein Schmerzmittel mehr, wie es sonst nach körperlicher Betätigung immer der Fall war.

Meine entzündungshemmenden Medikamente nahm ich weiter. Doch der Schmerz, der mich tagtäglich gequält hatte, ließ erheblich nach. Ich weiß nicht, wie das alles funktioniert, aber ich weiß, dass ich wieder viel besser laufen kann, dass auch das Treppensteigen nicht mehr so anstrengend ist und dass die Bewegungsbandbreite meiner Hüften sich beträchtlich vergrößert hat. Ich weiß, dass bei verschiedenen Menschen auch unterschiedliche Dinge helfen, aber trotzdem glaube ich fest daran, dass Eleonora De Lennart mein Leben verändert hat. Sie hat mir gezeigt, wie ich meine Essgewohnheiten verändern muss, und deshalb bin ich mittlerweile nicht mehr 100 Prozent erwerbsunfähig, sondern nur noch 65 Prozent, und es wird von Tag zu Tag besser ...

N. B.«

Bald tauschte er den Joghurt doch gegen Milch aus. Und er erholt sich weiterhin rapide. Vor kurzem besuchte er mich. Er tänzelte buchstäblich in mein Haus und rief: »Ich liebe Sie! Sie haben mein Leben verändert!«

Doch nicht jeder hat das Glück, durch eine gut verdienende Frau materiell abgesichert zu sein. Es ist also sinnvoll, die Ernährung schon vor Auftreten einer Krankheit umzustellen, um weiterhin leistungsfähig zu bleiben. Und dabei geht es ja keineswegs nur darum, dass man seine Familie ernähren muss. Es geht um Lebensqualität. Meiner Meinung nach hat jeder Mensch jenseits der fünfzig das Recht auf ein Leben ohne Schmerzen. Jeder, der Dr. Hays Prinzipien folgt, kommt zu einem ähnlichen Ergebnis. Deshalb ist die Methode für jeden Arzt, Forscher, Fernsehproduzenten und Journalisten nachvollziehbar. Den wissenschaftlichen Beweis für ihre Wirksamkeit kann jeder innerhalb kürzester Zeit für sich selbst erbringen. Und genau das will ich Ihnen und der Welt nahe bringen: Diese Art der Eigenbehandlung basiert auf jahrzehntelanger wissenschaftlicher Arbeit und medizinischer Forschung.

Die 38 Millionen Amerikaner, die an Arthritis leiden, können hundertprozentig geheilt werden, wie es in meinem eigenen Fall ebenso wie bei meinem Mann und N. B. geschehen ist. Wenn die Krankheit noch stärker fortgeschritten ist als bei uns, dürfte man sie durch das A & B-Programm wenigstens eindämmen können. Sobald der Körper nicht mehr an Übersäuerung leidet, findet der Patient erhebliche Erleichterung. Die bislang verfügbaren Forschungsdaten sollten der Öffentlichkeit besser zugänglich gemacht werden, damit so viele Arthritis- und Osteoporose-Patienten wie möglich davon profitieren können.

Dank Dr. Hay wartete ich nicht untätig, bis mein gesamtes Skelett so verkrüppelt war wie mein Daumen. Ich bin hundertprozentig geheilt und habe keinerlei Schmerzen, denn noch immer besteht mein Frühstück konsequent aus Vollmilch mit Äpfeln. Und natürlich folge ich Dr. Hays Prinzipien der Stufe zwei. Täglich esse ich 80 (wenn nicht 100) Prozent Basenbildner (also viele Kartoffeln, Gemüse, Obst und Salat) und ganz sicher nicht mehr als 20 Prozent Säurebildner (wenn überhaupt welche) – und hier konzentrierte ich mich vornehmlich auf die gesunden. Es gibt genug neutralen Käse (Fettgehalt über 60 Prozent i. Tr.), neutrales Fleisch und neutrale Fischprodukte, die hervorragend schmecken, aber eben keine stark Säure bildenden und damit »schlechten« Eiweiße darstellen.

Und der A & B-Plan hat es mir leicht gemacht, die Prinzipien der Ernährungsphilosophie Dr. Hays zu meiner Lebensgrundlage zu machen.

Kapitel 11 *Ein Kraftwerk:*
Die Milch-Apfel-Therapie

Nachdem ich mit meinen Testpersonen, insbesondere mit N. B., meinem Mann, mir selbst und vielen anderen so viel Erfolg gehabt hatte, wollte ich noch mehr über die Hintergründe der Milch-Apfel-Therapie in Erfahrung bringen. »Warum ist sie ein kleines Kraftwerk?«, fragte ich mich. Die Vorzüge der Vollmilch mit ihrem hohen Kalziumgehalt, den Vitaminen A, B_1, B_2, B_6, D und C sowie Pantothensäure, Kalium und Phosphor und jenem viel zitierten »nicht näher identifizierten Faktor«, der Knochenkrankheiten vorbeugt[61], hatte ich bereits herausgearbeitet. Aber was war das Besondere an Äpfeln?

Zwar ist Obst ohnehin sehr gesund, denn es enthält lebenswichtige Vitamine und Mineralien, aber offensichtlich liefert uns der Apfel noch etwas ganz Besonderes. Wie sonst wäre sein unvergleichlicher Erfolg zu erklären? Als ich mich eines Tages mit der Apfelanalyse der Lebensmittelchemikerin Hilka de Groot-Böhlhoff[62] befasste, murmelte ich wieder einmal so laut vor mich hin, dass mein Mann jedes Wort verstehen konnte. Aufgrund seiner eigenen Heilung und der Genesung seiner Mutter war er ein hervorragender Gesprächspartner. Begeistert berichtete er: »Sowohl Syrien als auch der Libanon sind berühmte Apfelländer. Die Gesundheit der Einwohner ist im gesamten arabischen Raum berühmt, ja fast schon legendär. Wir nennen sie ›Ochsen‹. Und zwar nicht nur, weil sie sehr alt werden, sondern auch, weil sie Leiden wie Arthritis, Herz- oder Lebererkrankungen, Nieren- und andere gesundheitliche Probleme gar nicht kennen – und vor allem, weil sie unglaublich starke Knochen besitzen. Ihr Skelett sieht aus, als wäre es aus Zement gefertigt. Sie sind wie Bulldozer. Die wohlhabenden Syrier und Libanesen, die in Los Angeles, Paris und London herumlaufen, muss man aus dieser Beschreibung natürlich ausklammern. Sie sind genauso krank wie wir und bekämpfen ihre Speckrollen in sündhaft teuren Diätkliniken – nur um schon bald alles wieder auf den Hüften zu haben.«

Syrier und Libanesen betrachten Äpfel als festen Bestandteil ihrer täglichen Nahrung. Wie die meisten Araber ernähren sie sich ferner von gesundem Vollkornbrot, neutralem Käse, Gemüse, Salaten, Oliven und Obst. »Fleisch – in der Regel ein ganzer Ochse – wird nur zu besonderen Gelegenheiten gegessen«, fügte mein Mann hinzu. Und plötzlich erinnerte ich mich an die alte Bauernweisheit: »Ein Apfel pro Tag, und dem Doktor entsag'.« Wie wahr! dachte ich. Aber es zu wissen ist eine Sache, es zu beweisen eine andere.

Und so wandte ich mich von meinem ursprünglichen Arbeitsgebiet, dem Studium des Bewusstseins, ab und befasste mich mit der Chemie des Apfels. Mittlerweile wusste ich sicherer denn je, dass ich mit meinem Buch über Dr. Hay und seine Methode genau das Richtige tat. Denn was ist wichtiger als Gesundheit, Kraft und Wohlbefinden? Ohne diese Grundlagen des Lebens würde schließlich niemand auch nur an die Zukunft der Menschen denken. Stimmt's? Das Resultat meiner Studien jedenfalls war faszinierend. Tatsächlich kann man den Apfel vom Ernährungsstandpunkt her als »Mädchen für alles« bezeichnen:

● Äpfel liefern uns nicht nur zahlreiche Enzyme und Fruchtsäuren, Vitamine und Mineralien und sind starke Basenbildner, sondern ein Viertel des Apfels besteht aus einer Substanz namens Pektin, die wiederum verdauungsfördernd wirkt.

● Pektin wirkt krebsvorbeugend und verhindert Herzerkrankungen.

● Pektin ist ein löslicher Ballaststoff, der den arterienverstopfenden LDL-Cholesterinwert im Blut senkt, indem er die Fettabsorption reduziert.

● Pektin sorgt für eine Erhöhung des HDL Cholesterins, des »guten« Cholesterins also, das der Körper zur Erfüllung der täglichen Aufgaben benötigt, wie zum Beispiel zur Produktion von Hormonen.

● Eine Studie der Yale University hat ergeben, dass Äpfel blutdrucksenkend wirken[63] – ein zusätzlicher Faktor, der zum Schutz von Herz und Blutgefäßen beiträgt.

● Äpfel stimulieren den Stoffwechsel und tragen zur Fettverdauung bei. Sie regulieren Störungen des Darmtrakts und sind ein natürliches Mittel gegen Durchfall. Pektin ist deshalb ein Bestandteil so mancher durchfallhemmender Medikamente.

● Äpfel enthalten einen hohen Anteil an Ballaststoffen, die für den Verdauungstrakt ebenfalls sehr segensreich sind. Ein mittelgroßer Apfel enthält etwa 4 Gramm Ballaststoffe – also ziemlich viel, wenn man bedenkt, dass der Körper zwischen 20 und 35 Gramm am Tag benötigt.

● Der hohe Ballaststoffanteil des Apfels trägt dazu bei, den Blutzuckerspiegel konstant niedrig zu halten. Deshalb sind Äpfel auch für Diabetiker geeignet, ebenso wie für Menschen, die an Hypoglykämie erkrankt sind, und für alle, die einen besonders hohen oder besonders niedrigen Blutzuckerspiegel haben.

● Ein ausgewogener Blutzuckerwert zügelt den Appetit. Deshalb hat man nach dem Genuss eines Apfels lange Zeit keinen Hunger mehr und fühlt sich nach der Apfel-Milch-Mahlzeit, als hätte man ein vollständiges Frühstück zu sich genommen.

● Äpfel enthalten Bor, ein wichtiges Spurenelement, das knochenhärtend wirkt. Und wie wir alle wissen, beugen starke Knochen Osteoporose vor (an dieser Stelle sei auch die Kartoffel erwähnt, auf die wir später noch eingehen werden; auch sie enthält Pektin und wichtige Spurenelemente).

● Und schließlich: Äpfel entgiften die Zellen und tragen zum Abbau der Säuredepots im Gewebe bei. Sie wirken ebenso entgiftend wie Milch. Vollmilch und Äpfel sind Basenbildner. Durch ihren Genuss werden Sie nicht nur das Gift los, das sich in Ihrem Körper angesammelt hat, sondern Sie schaffen auch eine gute alkalische Basis. Äpfel »zerteilen« (emulgieren) das Fett der Vollmilch, so dass das Kalzium seine wohl tuende Wirkung noch besser entfalten kann. Die Vitamine und Mineralien werden vom Körper optimal genutzt, und der »Alkalikontostand« steigt.

Auch die Tatsache, dass Sie nach dem Genuss von Milch und Äpfeln lange satt bleiben, sollten Sie nicht unterschätzen. Gewichtsabnahme ist häufig mit viel Stress verbunden, wird aber durch den hohen Sättigungsgrad dieser Kombination erheblich erleichtert. Vergessen Sie nicht: Fast immer ist Übergewicht ein erster Schritt auf eine chronische Erkrankung zu.

In unserem Kulturkreis sind wir eher daran gewöhnt, morgens Getreideprodukte zu essen: Müsli, Brot, Brötchen und andere Kohlenhydrate (die Sie sich Ihrem Biorhythmus zufolge besser für den Nachmittag und den Abend aufheben sollten). Indem Sie sich auf Milch und Äpfel umstellen, schaffen Sie sich eine starke alkalische Grundlage für den Tag.

Ein Glas Milch (250 Milliliter) enthält 8 Gramm Fett, also nur einen Bruchteil der 60 bis 80 Gramm, die ein einigermaßen sportlich aktiver Mensch bedenkenlos täglich zu sich nehmen kann. Personen, die an Arthritis oder Osteoarthritis erkrankt sind, sollten täglich ein bis zwei Gläser Vollmilch und mindestens zwei große Äpfel zu sich nehmen; jede säuerliche Apfelsorte – Granny Smith, Golden Delicious, Jonagold oder andere – ist geeignet.

Menschen mit chronischen Erkrankungen sollten es allerdings nicht versäumen, diesen Teil der A & B-Prinzipien mit ihrem Arzt zu besprechen. Er wird Ihnen gern dabei behilflich sein, herauszufinden, was das Richtige für Sie ist. Alle anderen müssen selbst entscheiden, wie viel Vollmilch sie trinken möchten. Aber es sollten immer zwei (besser sogar mehr) Äpfel sein, denn etwas Besseres können Sie für das Sparkonto Ihres Körpers nicht tun: für die Alkalireserve.

Teil IV

Zweifelhafte Wunderwaffen

Kapitel 12 *Modediäten: Der Erfolg ist nur von kurzer Dauer*

Das Kapitel »Selbstvergiftung: Das Alkalidefizit« hat deutlich gemacht, dass strikte Ernährungspläne nichts anderes sind als Arbeit am Körper. Ernährung ist vielleicht sogar die Grundlage der Medizin überhaupt; doch Diäten sind mittlerweile ein fester Bestandteil unserer wohlhabenden Welt geworden. Und obwohl es eine bewiesene Tatsache ist, dass keine der vorgeschlagenen Diäten eine dauerhafte Lösung erbrachte (90 Prozent aller Diät haltenden Menschen nehmen wieder zu), ist mit Diätpillen, Schlankheitsdrinks, Diätprodukten und sonstigen Erfindungen immer noch viel Geld zu verdienen.

Man bedenke doch nur, wie viele dieser so genannten Ernährungsexperten Entgiftungs- und Reinigungsprogramme verkaufen, die vornehmlich auf Nahrungsmitteln mit jeder Menge »schlechten« Eiweißen basieren.

Wahrscheinlich kennen Sie selbst ebenfalls zahlreiche Diäten mit viel versprechend klingenden Namen. Hat aber auch nur eine davon zur Entgiftung Ihres Organismus beigetragen? Wohl kaum. Insbesondere, wenn Sie zu viel »schlechtes« Eiweiß zu sich nehmen, ist ein solcher Erfolg nicht zu erwarten! Es ist schließlich allgemein bekannt, dass die meisten Modediäten auf Verzicht und einem Übermaß an »schlechten« Eiweißen beruhen. Kurz: Man tut nicht anderes, als sich im Verhungern zu üben, denn zu viel Eiweiß ist das, was unser Organismus zuletzt gebrauchen kann.

»Hungern führt zu Azidose«, erklärte Dr. Hay. Eiweiß ist nichts weiter als der Energielieferant für den Notfall. Wenn wir zu viel Eiweiß und zu wenig Kohlenhydrate und Fett zu uns nehmen, zwingen wir den Körper, seine Energie aus den Eiweißen zu ziehen. Beim Verdauungsprozess werden diese wiederum in Aminosäuren zerlegt, wobei Stickstoff freigesetzt wird, der als Harnstoff über die Nieren ausgeschieden wird. Durch eine eiweißlastige Ernährung muten wir unseren Nieren, dem größten chemischen Labor der Welt, einfach zu viel zu.

Trotzdem sind einige dieser Diätformen zunächst einmal durchaus erfolgreich, auch wenn die meisten Ernährungsexperten immer wieder davor warnen. Sie weisen darauf hin, dass man das verlorene Gewicht schneller wieder auf den Hüften hat, als man denkt, und dass man sich wochenlang für nichts und wieder nichts quält. Und sie haben Recht. Denn solange die Ursache eines Problems nicht aus der Welt geschafft ist, kann das Problem auch nicht verschwinden.

Es wird immer wieder aufs Neue auftreten, sobald Sie die »künstliche« Ernährung aufgeben und sich wieder normal ernähren. Eine extreme Ernährungsform (und Diäten sind nichts anderes) kann einfach nicht ein Leben lang aufrechterhalten werden; außerdem sind derlei Extreme grundsätzlich mit negativen Konsequenzen für Ihre Gesundheit verbunden. Dreißig Jahre, nachdem ich selbst mich auf jene gefährliche Eiweißdiät eingelassen hatte, kam sie wieder in Mode. Ich konnte es kaum glauben! Wie konnte eine nachweislich schädliche Ernährungsform sich so hartnäckig behaupten? Die Antwort ist ebenso einfach wie wichtig:

▼ **Eine Eiweißdiät** ist häufig zunächst sehr erfolgreich, weil man Nahrungsmittel aus der Gruppe B mit neutralen Nahrungsmitteln kombiniert. Nicht mehr und nicht weniger. Lebensmittel der Gruppe A werden vollkommen ausgeblendet. ▲

Man ernährt sich also *teilweise* nach den Prinzipien Dr. Hays, wenn auch ohne es zu wissen und in einer eher schädlichen Variante. Kalorienzählen ist im Rahmen der Ernährungsphilosophie Dr. Hays, wie wir mittlerweile wissen, nicht mehr notwendig. So gibt es auch keine mengenmäßige Beschränkung, wie viel Fleisch, Fett oder eben andere eiweißhaltige Produkte wir zu uns nehmen dürfen.[64] Sobald man sich jedoch wieder »normal« ernährt, ist es unmöglich, das durch die Diät erreichte Gewicht zu halten. »Normal« bedeutet in diesem Kontext nicht nur, wieder Nahrungsmittel aus der Gruppe A zu essen, sondern auch die Gesetze der Körperchemie zu missachten (also A und B zusammen zu essen). Aber eines ist uns doch allen klar: Keiner kann sein Leben lang ohne Brot, Kartoffeln, Reis, Nudeln oder Pizza leben.

▼ **Eine andere Diät** funktioniert gerade umgekehrt. Hier dürfen Sie nur Nahrungsmittel der Gruppe A mit neutralen Nahrungsmitteln kombinieren. ▲

Sie dürfen Weizenbrot, Kartoffeln, Kuskus, Naturreis und Weizennudeln essen und sie mit Gemüse, Salat und Obst kombinieren. Alles also sehr gesunde Lebensmittel, so dass diese Diät zumindest etwas besser ist als die zuvor geschilderte. Aber Sie dürfen kein Fett essen (den Energielieferanten Nummer eins), ebenso wenig wie Fisch, Milch und Milchprodukte. Wem Milch schmeckt, der ist – glaubt man den Verfechtern dieser Diätvariante – auch nicht besser als ein Kalb. Die immense Bedeutung, die Milch für Ihre Gesundheit hat, bleibt ebenso unerwähnt wie der Unterschied zwischen »guten« und »schlechten« Eiweißen.[65]

Jede dieser Diäten lässt also wichtige Nahrungsmittelgruppen aus, die wesentliche Nährstoffe für Ihren Körper liefern. Die eine verdammt Kohlenhydrate, die andere sämtliche Eiweiße. Fett und Cholesterin werden ohnehin als »Bösewichte« betrachtet, weshalb Milchprodukte verboten sind. Und mittlerweile sind es nicht mehr nur Cholesterin und die gesättigten Fette, vor denen allseits gewarnt wird, sondern auch das so genannte Kasein, das als Wurzel allen Übels betrachtet wird.*

Das größte Problem besteht in der Verwirrung, die diverse Diätgurus gestiftet haben, weil sie sich häufig auf die Forschungsergebnisse von Dr. Hay berufen. Nicht nur, dass sie offenbar das Konzept wissenschaftlicher Ernährung missverstanden haben – sie entnahmen zudem einem perfekten Mosaik einen einzigen Stein und erfanden auf dieser Basis eine Diät, der sie – um die Verwirrung perfekt zu machen – Namen »Trennkost« gaben. Ohne sich lange mit dem Säure-Basen-Haushalt und seiner Bedeutung für unsere Gesundheit aufzuhalten, konzentrierten sie sich nur auf das eine Element von Dr. Hays Lehre: der Trennung von Kohlenhydraten und Eiweißen.

---

* Milch enthält Aminosäuren und Phosphorsäuren (H_2PO_4). Phosphorsalze oder Ester von Phosphorsäure sind an zahlreichen biochemischen Prozessen beteiligt, häufig als Teil komplexer Moleküle. Kasein zählt zu den Phosphorproteiden und befindet sich als Kalziumsalz in der Milch. Es ist für ihre weiße Farbe verantwortlich und bildet mit 80 Prozent den Hauptbestandteil der Milcheiweiße. Bei Ansäuerung oder durch die Einwirkung bestimmter Enzyme fällt das Kasein aus, da es wasserunlöslich ist (Milchgerinnung).

Doch diese grundlegende Fehlinterpretation ist irreführend. Wir müssen sowohl Kohlenhydrate als auch Eiweiß zu uns nehmen, denn die meisten Nahrungsmittel, die die Natur uns bietet, enthalten entweder das eine oder das andere (oder beides gleichzeitig). Das A & B-Programm befasst sich eher mit den historisch gesehen neueren Bestandteilen unserer Nahrung, denjenigen Lebensmitteln also, die so in der Natur nicht vorkommen und mithin keine Rolle bei der Entwicklung unserer körpereigenen Gesetzmäßigkeiten gespielt haben. Im Rahmen der Prinzipien Dr. Hays werden sämtliche Nahrungsmittel im Hinblick auf das Zusammenspiel mit unserer Körperchemie klassifiziert. So werden Sie feststellen, dass Gemüse in drei verschiedene Rubriken gehören kann, dass Fleisch, Fisch und Nüsse in zwei Kategorien einzuordnen sind und sogar das Ei in zwei Nahrungsmittelgruppen fällt.

▼ **Diätautoren, die den** Begriff »Trennkost« verwenden, ordnen Fleisch, Fisch, Eier und Milchprodukte ausschließlich in die Gruppe der Eiweiße ein. Das ist falsch. ▲

So einfach ist die ganze Sache nicht. Derlei Diäten sind schädlich, denn sie trennen zueinander passende Nahrungsmittel, sie streichen wichtige Nahrungsmittel vom Speiseplan und versäumen es sogar, die richtigen Nahrungsmittel zu trennen. Da liest man Aussagen wie:»Nudeln essen Sie am besten mit Tomatensauce«, da man Pasta als konzentrierte Kohlenhydrate hervorragend mit der neutralen Tomate kombinieren könne.[66] Doch diese Information ist schlicht und ergreifend falsch: Rohe Tomaten gehören in der Tat zu den Gemüsen und sind somit neutral. Gekochte Tomaten jedoch verwandeln sich in Säurebildner und gehören dann zur Gruppe B.

Entsprechende Diäten geben weiterhin an, dass Bananen zu den Eiweißen statt zu den Kohlenhydraten gehören. Auch neutrale Nahrungsmittel wie Nüsse, Samen, saure Sahne, Mayonnaise, Öl, Butter und Sahne verwandeln sich wie durch Zauberhand in Eiweiße, die von den Kohlenhydraten zu trennen sind – was für ein Unsinn. Obst aus der B-Gruppe hingegen, wie Äpfel, Pfirsiche, Orangen, Ananas, Erdbeeren und viele andere neutrale Speisen (so z. B. auch Gemüse) werden zu den Kohlenhydraten gezählt – das ist schon mehr als Unsinn.[67] Andere Diäten wiederum empfehlen die Kombination von Reis mit Ananas, Tofu mit Honig, Weizen mit Zitrone – und das ist verkehrt.[65]

Die Folge solcher Ratschläge ist, dass Kohlenhydrate nicht ordnungsgemäß von Säure bildenden Eiweißen getrennt werden – und man ganz bestimmt nichts für den Aufbau der eigenen Alkalireserve tut. Folgt man derlei Diätvorschlägen, so nimmt man auch weiterhin inkompatible Nahrungsmittel zu sich. Die Folge: Der Körper wird niemals entgiftet, und Gewichtsreduktion ist weiterhin ein schwieriges Unterfangen. Nicht zu vergessen: Die ganze Zeit über plagt den Diätenden ein unerträgliches Hungergefühl (was bei der A & B-Methode nie vorkommt). Selbst wenn Sie es durchhalten, sich wochenlang mit einem solch strengen Diätplan zu quälen, würden Sie danach wahrscheinlich doch wieder zu den 90 Prozent aller Diätwilligen gehören, die wieder in alte Ernährungsgewohnheiten zurückfallen.

Derlei Statistiken sind ein weiterer Beweis dafür, dass keine der genannten Modediäten wirkt. Und darüber bin ich froh, denn sie alle hindern uns daran, das Essen zu genießen. Außerdem ändern sie nichts an der Ursache für Fettleibigkeit, Erschöpfung und Krankheit: an der Selbstvergiftung. Nachdem

Sie eine solche Diät nämlich einige Zeit durchgehalten haben, werden Sie feststellen, dass Sie kein weiteres Pfund mehr verlieren. Die Gesetze der Körperchemie schlagen der Modediät ein Schnippchen, und plötzlich stecken Sie fest! Hinzu kommt der Jojo-Effekt. Je mehr Diäten man ausprobiert, umso weniger Gewicht verliert man.

Zweifellos sind sämtliche Modediäten nicht nur mit Stress, sondern auch mit beträchtlichen Gesundheitsrisiken verbunden. Sie alle haben mit Verzicht zu tun und in den meisten Fällen mit einem Übermaß an »schlechten« Eiweißen, mit dem unser Metabolismus nichts anfangen kann. Die Journalistin Marilyn Chase schreibt dazu: »Die meisten dieser Diäten … bleiben wirkungslos. Schlimmer noch: Gerade Herzpatienten werden langfristig erheblichen Risiken ausgesetzt. Der kurzfristige Erfolg macht die Diät attraktiv. Aber wie kommt er zustande? Wahlweise doch durch eine extreme Beschränkung der Kalorienzufuhr oder durch einseitige Ernährung, die jeglichen Appetit tötet. Andere fettreiche und kohlenhydratarme Diäten wiederum sorgen lediglich für Wasserverlust« (*The Wall Street Journal*, 7. April 1997, S. B1). An anderer Stelle weiß die Journalistin weiter zu berichten: »Drastische Diäten, die für eine schnelle Fettverbrennung sorgen, entlassen Ketone oder Säuren ins Blut. Diesen Prozess nennt man Ketose. Sie kann Gesundheitsschäden zur Folge haben und bei Diabetikern sogar zum Koma führen.«

Marilyn Chase hat Recht. Die meisten Diäten basieren auf Hungern, und Hungern hat Azidose zur Folge. Vielleicht haben Sie ja tatsächlich keine Probleme, Gewicht zu verlieren, aber Sie vergiften Ihre Zellen und infolgedessen sich selbst. Ellen Coleman, eine Diätwissenschaftlerin aus Riverside/Kalifornien, sagt im gleichen Artikel: »Ketogene Diäten führen zum

Verlust von im Körpergewebe eingelagertem Wasser sowie von Natrium und Kalium. Die Folge sind Schwindel und erhöhte Harnsäurewerte, die das Nierenstein- und Gichtrisiko erhöhen. Schlimmstenfalls kann der Elektrolytverlust Herzrhythmusstörungen auslösen. Tatsächlich kann es nach hohem Mineralstoffverlust sogar zu Ohnmachten kommen.«

Ohne eine genaue Kenntnis des Zusammenspiels zwischen Körperchemie und Nahrungsmittelchemie gibt es keine dauerhafte Lösung, egal was man Ihnen versprochen hat. Denken Sie in diesem Zusammenhang an die Gesetzmäßigkeiten des Alterns. Ab dem dreißigsten Lebensjahr erfolgt die Zellerneuerung mit jedem Lebensjahrzehnt langsamer. Was unsere moderne Welt also braucht, ist eine neue Denkweise in Bezug auf Ernährung. Auch in unserer Supermarkt- und Fastfood-Kultur ist eine gesunde Ernährung möglich. Wie leicht es ist, werden Sie in den folgenden Kapiteln sehen. Zunächst aber lassen Sie uns über Tofu sprechen und die Frage beantworten, ob er – wie in der einschlägigen Literatur zu diesem Thema häufig behauptet wird – einer Krebserkrankung vorbeugen kann.

Kapitel 13

Kann Tofu Krebs heilen?

Wenn der Arzt einem sagt, dass man Krebs hat, hat man das Gefühl, wegen eines Verbrechens verurteilt worden zu sein, das man gar nicht begangen hat. Ich erinnere mich daran, dass ich am Boden zerstört war, als Dr. Vietz mir sagte, dass ich krebskrank war und meine Nieren verlieren würde. Krebs ist keine Kleinigkeit, keine Krankheit, die man nur behandeln muss, damit alles automatisch wieder gut wird. Deshalb weiß ich, wie verzweifelt man dann nach etwas Ausschau hält, das einem das Leben retten könnte. Jeder Hoffnungsschimmer, jeder Strohhalm, jede Illusion ist besser, als hilflos abzuwarten, kränker und immer kränker zu werden, bis man eines Tages stirbt.

Deshalb kann ich gut verstehen, dass ein einfacher Bestandteil unserer Nahrung, Tofu, zur »Wunderdroge« stilisiert wurde, die sehr bald in dem Ruf stand, angeblich Krebs bekämpfen, wenn nicht gar heilen zu können. »Wie alle anderen Bohnen auch enthalten Sojabohnen Antikrebskomponenten, die so genannten Proteasehemmer«, schreibt die Ernährungswissenschaflerin Judy Lin Eftekhar in ihrem Buch *Feed Yourself Right*.[68] »Forscher des National Cancer Center in Japan fanden heraus, dass Menschen, die täglich makrobiotische Miso-Suppe aßen (eine beliebte Suppe aus Sojabohnenpaste) um 33 Prozent seltener an Magenkrebs erkranken als andere ...Frauen, die Fleisch durch Sojaprodukte wie Tofu oder andere pflanzliche Eiweißprodukte ersetzen, können das Risiko, an Brustkrebs zu erkranken, erheblich senken.«

Doch an dieser Stelle müssen wir innehalten! Wie kann jemand vorhersagen, wer in Zukunft an Krebs erkranken wird und wer nicht? Niemand kann das. Nur wenn bereits erkrankte Testpersonen durch Tofu geheilt wurden, kann man die gute Nachricht verbreiten – die Nachricht, die sich auf eindeutige medizinische Fakten stützt. Doch bislang liegen noch keine wirklich verlässlichen Daten über Tofu und seine krebsbekämpfenden Eigenschaften vor.

Trotzdem ist das Produkt geheimnisumwittert, und seine antikarzinogene Wirkung kann nicht ignoriert werden. Im Rahmen meiner Recherchen für dieses Buch befragte ich eine anerkannte Autorität auf dem Gebiet der Ernährungsphysiologie: Professor Dr. Claus Leitzmann von der Justus-Liebig-Universität Gießen.* Er erklärte: »Neben vielen anderen Substanzen enthält Tofu Genistein**, dem antikarzinogene Eigenschaften zugesprochen werden. Das Eiweiß der Sojabohne ist sehr hoch-

---

* Professor Dr. Claus Leitzmann ist Autor von über 500 Aufsätzen und Büchern auf dem Gebiet der Ernährungswissenschaft. Neben ein paar sehr empfehlenswerten Werken, deren Titel Sie im Anhang nachlesen können, ist sein *Wörterbuch der Ernährung (Dictionary of Nutrition)* in einer fünfsprachigen Ausgabe (Englisch, Deutsch, Französisch, Italienisch, Spanisch) erschienen.

** Die Phytoöstrogene teilt man in 2 Gruppen ein, in die Isoflavonoide und die Lignane. Bekannte Isoflavonoide sind Genistein und Daidzein. Sie kommen nur in Hülsenfrüchten der Tropen vor, z. B. den Sojabohnen.

Menschen mit einer traditionellen asiatischen Ernährung nehmen ein Vielfaches an Isoflavonoiden auf im Gegensatz zur amerikanischen und europäischen Ernährung und erkranken dadurch weniger häufig an bestimmten hormonabhängigen Krebsarten, z. B. Brustkrebs. Man hat jedoch festgestellt, dass stark verarbeitete Sojabohnenprodukte wie Sojasauce oder Tofu nicht den hohen Gehalt an Genistein aufweisen wie die unverarbeiteten Sojabohnen. Bis jetzt ist es noch nicht gelungen, die Phytoöstrogene wie z. B. Genistein bei nahezu unveränderter Wirksamkeit zu isolieren, um sie als Nahrungsergänzungsmittel auf den Markt zu bringen.

Quelle: Watzl, Bernhard; Leitzmann, Claus: Bioaktive Substanzen in Lebensmitteln, Hippokrates Verlag, 1999. (*Anmerkung des Lektorats*)

wertig. Die säure-basische Wirkung hängt von der Menge ab, die konsumiert wird.« Außerdem wies er darauf hin, dass gerade die Menschen im ostasiatischen Raum vom Tofugenuss profitieren. »Doch die Isolation und anschließende Anwendung der im Tofu wirksamen Substanzen ist bislang noch problematisch. Ein aufregendes und weites Feld.«

Doch Diätautoren pflegen sich zu diesem Thema anders zu äußern; Linda Zeman etwa schreibt in ihrem Büchlein *What Every Woman Needs To Know About Breast Cancer*[69]: »Studien, die die Ernährungsgewohnheiten asiatischer Frauen zum Gegenstand hatten, fanden heraus, dass sie jede Menge Sojaprodukte zu sich nahmen. Tofu, Miso und andere Sojaproteine haben eine direkte Auswirkung auf den weiblichen Östrogenhaushalt und könnten vorbeugend wirken. Die Kehrseite der Medaille jedoch besteht darin, dass ein Großteil des Eiweißes aus fettfreien Sojaprodukten stammt. Die betroffenen Frauen decken ihren Eiweißbedarf also nicht über Rindfleisch oder stark fetthaltiges anderes Fleisch. Die Schlussfolgerung, Fett vom Speiseplan zu streichen, erscheint also durchaus legitim.«

Die Autorin vermeidet definitive Aussagen. Nichts ist erwiesen, alles vage. Soja ist im Übrigen alles andere als fettfrei. Sojabohnen enthalten etwa 20 Prozent Fett, den höchsten Prozentsatz unter Hülsenfrüchten. Tofu wiederum enthält 5 bis 8 Prozent Eiweiß, 3 bis 4 Prozent Fett, 2 bis 4 Prozent Kohlenhydrate und 0,6 Prozent Mineralien. Fett ist ein wichtiger Baustoff für Ihren chemischen Apparat. Außerdem erinnere ich an dieser Stelle an unsere Ausführungen aus Kapitel 5. Darin ging es um die Funktionen des Körpers, um unseren Metabolismus, um die Billionen von Zellen, die absterben, sowie um die neuen Zellen, die Nahrung benötigen. Hier wird deutlich, dass ein einzelner Nahrungsbestandteil niemals als Pille oder Wundermittel eingesetzt werden kann.

Tofu (im A & B-Plan weiß) ist nun einmal kein Medikament, sondern ein Bestandteil der Nahrung, der aus Sojamilch (weiß) hergestellt wird. Sojamilch wiederum wird aus Sojabohnen (gelb) gewonnen, einer gesunden, Basen bildenden Pflanze. Um Sojamilch zu gewinnen, werden die Bohnen zwölf Stunden lang in der zehnfachen Menge Wasser eingeweicht (bedenken Sie, dass die Ägypter ihre Bohnen viele Stunden lang einweichen, was wiederum ihre chemische Zusammensetzung verändert; siehe auch Kapitel 20). Anschließend wird die Bohne gemahlen, bei 100 Grad Celsius erhitzt und zentrifugiert. Dieser Prozess setzt die so genannte Sojamilch frei.[70] Die Sojabohne selbst gehört, wie bereits erwähnt, zur Familie der Hülsenfrüchte, wie andere Bohnen, Erbsen und Linsen auch. Obwohl sie also stark eiweißhaltig sind, handelt es sich um neutrale Lebensmittel. Und diese dürfen Sie 24 Stunden am Tag, sieben Tage die Woche essen. Doch Bohnen – jede Bohne – muss zunächst viele Stunden im Wasser quellen, um den chemischen Prozess in Gang zu setzen, der sie letztlich in ein gesundes Nahrungsmittel verwandelt.

Das Schlimmste, das ich je zum Thema »Tofu als Wunderheilmittel« gelesen habe, war das Buch eines Diätautors, der sich explizit auf Dr. Hay bezog. Der Autor sprach von der Trennung von Kohlenhydraten und Eiweißen und sogar vom Säure-Basen-Haushalt. Aber wie immer endeten »gute« (neutrale) und »schlechte« (B) Eiweiße in ein und der selben Lebensmittelgruppe. Außerdem finden sich in diesem Buch zahllose Fehler bei der Schilderung chemischer Vorgänge. Und dann verwandelte der Autor Tofu auch noch in einen Basenbildner – ein gefährlicher Ratschlag. Basenbildner (im A & B-Plan gelb, siehe farbige Klappkarte) können und sollen täglich und so viel wie möglich genossen werden. Das gilt jedoch nicht für Tofu.

▼ **Gleich welche wunderbaren** Eigenschaften diesem Nahrungsmittel auch zugeschrieben werden, das sind die Fakten:

Tofu ist KEIN Basenbildner, sondern ein neutraler gemäßigter Säurebildner (weiß). Die Sojabohne selbst (die Grundlage des Tofu) ist tatsächlich ein Basenbildner. Nach der Verarbeitung verändern Sojabohnen allerdings ihre chemische Zusammensetzung. Tofu ist aber genauso gesund wie jedes andere Nahrungsmittel aus der weißen Kategorie im A & B-Plan.

Vielleicht werden wir eines Tages in der Lage sein, die richtige Dosierung bestimmen zu können. Bis dahin sollten wir auf Nummer Sicher gehen: Das Verhältnis von 80 % Basenbildnern (gelb) und 20 % gesunden Säurebildnern (weiß, also auch Tofu) ist der Schlüssel zur Gesundheit. ▲

Denken Sie in diesem Zusammenhang an Professor Leitzmanns Bemerkung zu Isolation und Anwendung! Unglücklicherweise glauben viele Krebspatienten an derlei Ratschläge. Sie hoffen, ihre Krankheit zu besiegen, indem sie täglich jede Menge Tofu essen. Sie nehmen an, dass Tofu ein gesundes, vegetarisches Produkt ist, zumal diese gute Nachricht auch über die Medien verbreitet wurde (insbesondere bezüglich Brustkrebs).

Um ehrlich zu sein: Wenn ich Brustkrebs (oder eine andere Krebserkrankung) hätte und keine Ahnung von der A & B-Ernährung, würde ich wahrscheinlich anfangen, wie eine Wilde Tofu in mich hineinzustopfen, in der Hoffnung, dass er mir das Leben rettet und mir die Gesundheit wiedergibt. Und besonders faszinierend würde ich wahrscheinlich die Tatsache finden, dass asiatische Frauen, die sehr viel Tofu konsumieren, berühmt für ihre Gesundheit sind. Aber Tofu ist nun mal kein Allheilmittel. Er ist gesund, aber seine krebsheilende Wirkung ist wissenschaftlich nicht erwiesen.

Asiatische Ernährungsgewohnheiten sind augenblicklich ebenfalls sehr in Mode. Aber zum einen lässt sich der gesundheitliche Erfolg wohl kaum auf Tofu allein reduzieren, und zum anderen fehlt die wissenschaftliche Grundlage für eine solche Annahme. Gibt es wissenschaftliche Feldversuche, deren Ergebnisse den Genuss von Tofu nahe legen, um Krebs zu bekämpfen? Und welche asiatische Bevölkerungsgruppe hat man genauer untersucht – Chinesinnen, Japanerinnen, Koreanerinnen, Filipinas oder Taiwanerinnen?

Von asiatischen Frauen zu sprechen ist überhaupt ziemlich vage, denn Ernährungsgewohnheiten und Lebensumstände variieren von Land zu Land, ganz zu schweigen von den Unterschieden zwischen den einzelnen sozialen Gruppierungen. Sehen wir uns beispielsweise die 1,3 Milliarden Chinesen genauer an. Sie werden im Allgemeinen für die gesündesten Menschen der Welt gehalten – und das sind sie tatsächlich. Aber nicht, weil sie Tofu, Miso und Sojaprodukte essen, sondern weil sie sich vornehmlich von Gemüse, Salat, Sprossen (die natürliche Sojabohne ist ein starker Basenbildner), Obst und Natur(!)-Reis ernähren. Naturreis oder »brauner« Reis stellt ihr Grundnahrungsmittel dar. Sämtliche anderen Lebensmittel, wie gegartes Fleisch, gegarter Fisch oder raffinierter Tofu, gelten als Delikatessen, die nur von Zeit zu Zeit genossen werden – und zwar als Zusatz zu den Grundnahrungsmitteln.

Einer der Gründe also, warum Chinesen so gesund sind, ist der, dass sie sich, ohne es zu wissen, nach den Prinzipien Dr. Hays ernähren. Ihre Nahrungsmittel entsprechen den Bedürfnissen der Körperchemie. Reis gehört zur Lebensmittelgruppe A, Gemüse, Salat und Tofu zur neutralen Gruppe. Diese Komponenten passen also perfekt zusammen (genauso, wie man Nahrungsmittel aus Gruppe B mit neutralen Nahrungsmitteln kombinieren könnte). Sogar die berühmte Pekingente mit Orangen oder Nektarinen entspricht den A & B-Prinzipien. Fleisch ist ein starker Säurebildner, und neutrales Obst sowie B-Obst sind starke Basenbildner, die die Säure neutralisieren – zumindest solange kein Mitglied der dritten Gruppe hinzukommt: Nahrungsmittel der Gruppe A.

Die Asiaten ernähren sich also immer noch so, wie unsere Vorfahren es Tausende von Jahren getan haben: kompatibel. Der arabische Speiseplan sieht bis heute ebenfalls noch ganz ähnlich aus. In den arabischen Ländern findet man die ältesten und gesündesten Menschen der Welt. Ein Alter von hundert Jahren ist nichts Ungewöhnliches; die Großmutter meines Mannes wurde sogar 117. Professor Claus Leitzmann ist allerdings gegen jede Art der Verallgemeinerung dieser Art. Als ich die Altersfrage erwähnte, antwortete er: »Die kaukasischen Völker erreichen ebenfalls ein biblisch hohes Alter. Die Menschen werden häufig hundert oder sogar noch älter!« Er hat Recht. Es gibt keine menschliche Rasse, die generell älter als andere wird. Das Alter ist davon abhängig, auf welche Weise die Zellen tagein tagaus mit Nährstoffen versorgt werden. Das ist das ganze Geheimnis.

Aber wäre es nicht interessant, sich einmal anzusehen, ob eine wohlhabende Asiatin ebenso gesund ist wie der Durchschnitt ihrer Landsmänninnen? China gehört noch immer zu den so genannten Entwicklungsländern (obwohl sich das im neuen Jahrtausend durchaus ändern könnte). Nicht jede chinesische Familie besitzt also mehrere Autos (meist noch nicht einmal eines, sondern ein anderes – viel gesünderes – Beförderungsmittel: das Fahrrad) oder andere Wunder der Elektronik, deren Besitz wir in der westlichen Welt mittlerweile für unser Geburtsrecht halten. Die Mehrheit der chinesischen Bevölkerung ist arm, weshalb es nichts Ungewöhnliches ist, dass ein Tier oder ein paar Hühner nur zu besonderen Gelegenheiten von einer – sagen wir dreißigköpfigen – Familie verspeist werden. Chinesische Ernährungsgewohnheiten ähneln also denen unserer Vorfahren und denen in den arabischen und afrikanischen Ländern, die ebenfalls zu den Entwicklungsländern zählen. Diese Ernährungsweise ist in ganz Asien verbreitet; nur Indien stellt eine Ausnahme dar: Hier leben die Menschen oft von nur einer Hand voll Reis (von dem das Silberhäutchen mit den wertvollen Vitaminen der B-Gruppe entfernt wurde) und von Linsen. Reis und Linsen sind Professor Claus Leitzmann zufolge in Indien die Hauptnahrungsquellen.

Ich persönlich halte es für unwahrscheinlich, dass Krebs jemals durch eine Pille allein geheilt werden kann. Glücklicherweise sind viele fortschrittliche Mediziner meiner Meinung. Ihr Therapieansatz zieht auch eine Umstellung der Ernährungsgewohnheiten ihrer Patienten in Betracht. Um das Immunsystem zu stärken (jene »Armee«, mit der der Kranke seinen Feind bekämpft), ist ein ganzheitlicher Ansatz das Sinnvollste. Gehen Sie also auf Nummer sicher, und tun Sie es mir gleich – jeden Tag. Lesen Sie sich auch das Kapitel über die Milch-Apfel-Therapie noch einmal durch. Beginnen Sie den Tag mit diesen beiden Nahrungsmitteln, und zwar nicht nur aufgrund des nicht näher »identifizierten Faktors« in der Milch, sondern auch weil Äpfel viel Pektin enthalten, einen Ballaststoff, der das Krebsrisiko möglicherweise senkt. Der »A & B-Power-Salat« (siehe A & B-Kochbuch) sollte so häufig wie möglich – am besten jeden Tag – auf Ihrem Speisezettel stehen, denn er enthält eine Vielzahl von Salatsorten, rohes Gemüse sowie gesunde Öle (Olivenöl, Leinsamenöl etc.).

Außerdem sollten Sie jede Menge Kartoffeln essen! Ja, Kartoffeln! Sie enthalten Vitamine, Mineralstoffe, Spurenelemente und hochwertiges Eiweiß. Professor Leitzmann sagt hierzu: »Kartoffeln enthalten hochwertiges Eiweiß, wenn auch nur in kleinen Mengen. 100 Gramm enthalten nur etwa 2 Gramm Eiweiß. Die meisten Menschen nehmen täglich höchstens 200 bis 300 Gramm Kartoffeln zu sich, also 4 bis 6 Gramm Eiweiß.« Wir haben bereits darauf hingewiesen, dass Sie Kartoffeln möglichst mit Schale essen sollten, denn in ihr sind die wichtigen Mineralstoffe und Vitamine für Ihren Metabolismus enthalten. Etwas Tofu ist durchaus gut für Sie. Tofu ist ein gesundes und nützliches Nahrungsmittel, wenn es nach den A & B-Prinzipien gegessen wird.

Als Faustregel gilt Folgendes: Essen Sie so viele »gelbe« Nahrungsmittel (siehe A & B-Plan, farbige Klappkarte), wie Sie können (roh und organisch!). Essen Sie »weiße« Speisen nur in gemäßigten Mengen (auch Tofu gehört zur Kategorie weiß), und meiden Sie Nahrungsmittel, die zur »grauen« Kategorie gehören! Ich bin davon überzeugt, dass Ihr Körper genauso reagieren wird wie meiner: Er wird es Ihnen danken – ohne Worte, versteht sich, aber Sie werden es spüren! Außerdem unterstützen Sie durch eine solche Ernährung die medizinische Behandlung. Sie kann besser anschlagen, und der Teufelskreis wird durchbrochen: Ihr Stoffwechsel kann seine Arbeit tun (denn er bekommt das zugeführt, was er dazu braucht), die giftigen Zellen können ausgeschieden werden (statt Ihren Organismus zu vergiften), und Ihr Immunsystem wird stärker – langsam, aber unaufhaltsam!

Der menschliche Körper kann sich immer wieder regenerieren. Glauben Sie nicht an Wundermittel wie etwa an Wonderbras, die die Illusion schaffen sollen, dass etwas existiert, das es gar nicht gibt.

Teil V

Das Zweistufenprogramm

Kapitel 14 *Die A & B-Prinzipien: Graphische Darstellung*

Die A & B-Prinzipien basieren auf dem perfekten Zusammenspiel von Nahrungsmittel- und Körperchemie.

Wir unterscheiden dabei zwischen:

- Stufe eins für gesunde und junge Menschen
- Stufe zwei für Menschen, die unter gesundheitlichen Problemen und/oder Übergewicht leiden und/oder über vierzig sind.

Grundlegend für beide Gruppen sind die A & B-Prinzipien:

- A kann zusammen mit A oder Neutral gegessen werden.
- B kann zusammen mit B oder Neutral gegessen werden.
- A und B dürfen nicht gleichzeitig gegessen werden.
- Zwischen einem Wechsel von A nach B oder von B nach A sollte eine Wartezeit von drei bis vier Stunden liegen.
- Stufe eins: Neutrale Nahrungsmittel können immer gegessen werden (24 Stunden am Tag, sieben Tage die Woche).
- Stufe zwei: Hier dürfen 80 Prozent Basenbildner und 20 Prozent Säurebildner gegessen werden. Ferner sollte auf »schlechte« Eiweiße vollkommen verzichtet werden (siehe zweiter, farbig markierter A & B-Plan S. 220 ff., Stufe zwei).

Entweder

A & B-Plan		
A	Neutral	B

oder

A & B-Plan		
A	Neutral	B

Kapitel 15

Stufe eins:
A & B-Plan für Gesunde

```
              ┌──────── Vermeiden ────────┐
              ▼                             ▼
     ┌─────────────────┐         ┌─────────────────┐
            A                           B
     └─────────────────┘         └─────────────────┘
        ▲                                       ▲
        └─ OK ──►       NEUTRAL        ◄── OK ──┘
```

A	NEUTRAL	B
	24 Stunden am Tag, sieben Tage die Woche (mit Ausnahme von *)	
Alle Vollkornprodukte: Mais, Roggen, Weizen, Hirse, Naturreis, Kuskus, Weizenmehl, Weizenbrot, Weizenkuchen, Weizennudeln, Pizzateig, Brötchen, Zerealien, Cracker, Popcorn	**Sojaprodukte:** Sojabohnen, Sojamehl, Tofu, Sojaprodukte (Milch, Fleischersatz, Käseersatz), Soja-Fertigprodukte	
Weißmehlprodukte: Alle Produkte aus Weizenmehl, Maismehl, Weizenbrot, Pizzateig, Pasta aller Art	**Öle und Fette:** Olivenöl, Leinsamenöl, Sonnenblumenöl, Distelöl, Sesamöl, Weizenkeimöl, Maiskeimöl, Sojaöl, Pflanzenöl etc.	
	Butter: Moderate Basenbildner bis leichte Säurebildner	
	Öle, Fette und Margarine*: Raffinierte Öle, gehärtete Fette, Margarine	
	Ei: Eigelb	**Ei:** Eigelb und Eiweiß
	Mayonnaise, Hefe	

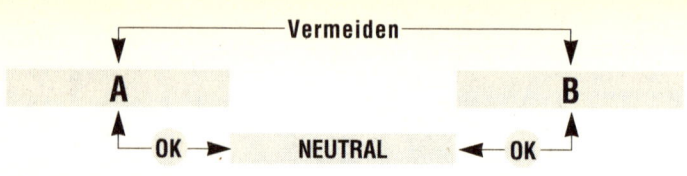

Weißer (polierter) Reis	**Milchprodukte:** Sahne, Crème fraîche	**Milchprodukte:** Vollmilch
	Milchprodukte: Molke, frische Milchprodukte	**Milchprodukte:** Käse unter 50 % Fett i. Tr. (wie Cheddar, Edamer, Halb- fettgouda, Schweizer Käse, Tilsiter, Parmesan)
	Milchprodukte: Käse über 60 % Fett i. Tr. (wie Camembert, Sahnefrischkäse, Brie, Gouda), saure Sahne, Buttermilch, Joghurt, Quark, Hüttenkäse, Kefir, Mozzarella, Schafskäse, Blauschimmel- käse, Ziegenkäse (Feta)	**Fettreduzierte oder fettfreie** **Milchprodukte:** alle fettreduzierten Käsesor- ten (wie Sahnefrischkäse, saure Sahne, Joghurt, Quark, Hüttenkäse)
Zuckerprodukte: weißer Zucker, Süßigkeiten, Schokolade, Marmelade (mit weißem Zucker) Honig Rübensirup Ahornsirup, Apfelsirup, Birnensirup, Dattelzucker, Frutilose (Fruchtsirup), Fruktose	**Fleisch:** Schinkenspeck, geräucherter Schinken, Rollschinken, Trockenfleisch, geräuchertes Fleisch, Tatar	**Fleisch in gegartem** **Zustand:** Hühnchen, Cornedbeef, Ente, Gans, Lamm, Schweinefleisch Rindfleisch, Truthahn, Kalb- fleisch, Nudelsauce mit Fleisch
	Wurstwaren: Geräucherte Wurst, Salami	**Kochwurst:** Kochschinken, Frankfurter Würstchen, Leberwurst etc.
	Geräucherter, marinierter **und roher Fisch:** Hering, Makrele, geräucherte Forelle etc.	**Gegarter Fisch oder** **Meeresfrüchte:** Makrele, Wels, Tintenfisch, Krabben, Muscheln, Flunder,

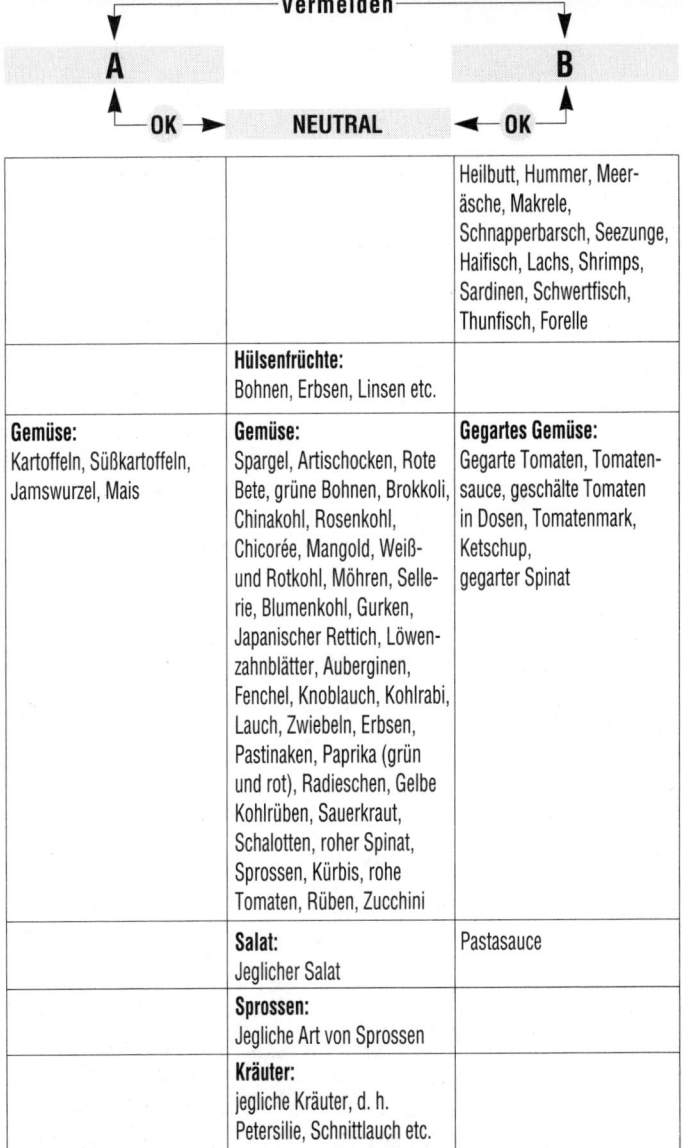

Vermeiden		
A		**B**
OK →	NEUTRAL	← OK

A	NEUTRAL	B
		Heilbutt, Hummer, Meer- äsche, Makrele, Schnapperbarsch, Seezunge, Haifisch, Lachs, Shrimps, Sardinen, Schwertfisch, Thunfisch, Forelle
	Hülsenfrüchte: Bohnen, Erbsen, Linsen etc.	
Gemüse: Kartoffeln, Süßkartoffeln, Jamswurzel, Mais	**Gemüse:** Spargel, Artischocken, Rote Bete, grüne Bohnen, Brokkoli, Chinakohl, Rosenkohl, Chicorée, Mangold, Weiß- und Rotkohl, Möhren, Selle- rie, Blumenkohl, Gurken, Japanischer Rettich, Löwen- zahnblätter, Auberginen, Fenchel, Knoblauch, Kohlrabi, Lauch, Zwiebeln, Erbsen, Pastinaken, Paprika (grün und rot), Radieschen, Gelbe Kohlrüben, Sauerkraut, Schalotten, roher Spinat, Sprossen, Kürbis, rohe Tomaten, Rüben, Zucchini	**Gegartes Gemüse:** Gegarte Tomaten, Tomaten- sauce, geschälte Tomaten in Dosen, Tomatenmark, Ketschup, gegarter Spinat
	Salat: Jeglicher Salat	Pastasauce
	Sprossen: Jegliche Art von Sprossen	
	Kräuter: jegliche Kräuter, d. h. Petersilie, Schnittlauch etc.	

213

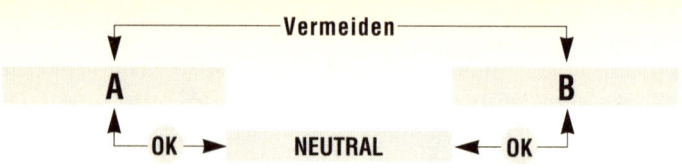

A	NEUTRAL	B
Obst: Bananen, Weintrauben, frische Feigen, frische Datteln, getrocknete Äpfel, Trockenpflaumen, getrocknete Feigen, getrocknete Datteln, Rosinen	**Obst:** Heidelbeeren, Oliven, Avocados	**Obst:** Äpfel, Aprikosen, Beeren, Kirschen, Preiselbeeren, Grapefruits, Guaven, Kiwis, Mispeln, Mangos, Melonen, Nektarinen, Orangen, Papayas, Pfirsiche, Birnen, Dattelpflaumen, Ananas, Pflaumen, Rhabarber, Mandarinen und Zitrusfrüchte aller Art
	Pilze: Jegliche Pilze (Champignons, Pfifferlinge, Shiitake-Pilze etc.)	
Nüsse: Erdnüsse (die eigentlich keine Nüsse sind, sondern Schalenobst)	**Nüsse:** Mandeln, Pekannüsse, Kokosnüsse, Cashewkerne, Haselnüsse, Makadamianüsse, Pinienkerne, Pistazien, Walnüsse	
	Samen: Sesam, Sonnenblumenkerne, Kümmel, Mohn	
	Geliermittel, Gewürze etc.: Agar-Agar, Cayennepfeffer, Knoblauch, Gelatine, Sojasauce, Apfelessig, Vanille, Meeressalz, Kräutersalz; Gewürze, Senf, Essig, Salz, Konservierungsstoffe	

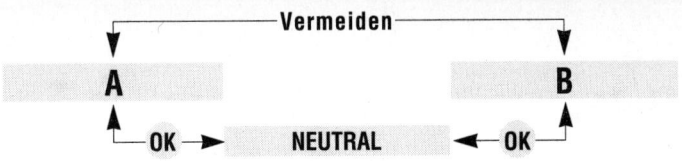

Getränke:	Getränke*:	Alkoholische Getränke*:
Alle zuckerhaltigen Getränke und Softdrinks	Kaffee, Tee	Trockener Wein
Alkoholische Getränke:	Alkoholische Getränke:	**Alkoholische Getränke*:**
Bier (an der Grenze zur neutralen Gruppe)	Whisky, Roggenwhisky, Gin	Lieblicher Wein und Champagner

Kapitel 16 *Die richtige Wahl –*
Stufe eins: A & B-Plan für Gesunde

Das Herzstück dieses Buches (und Ihrer Ernährung) ist der A & B-Plan. Er ist das Werkzeug, mit dessen Hilfe Sie in die Lage versetzt werden, viele Jahrzehnte der Forschung über das perfekte Zusammenspiel von Nahrungsmittel- und Körperchemie in die Tat umsetzen können. Die Grafik in Kapitel 14 hat Ihnen gezeigt, wie leicht es ist, die richtige Wahl zu treffen:

- A kann man zusammen mit A oder mit Neutral essen.
- B kann man zusammen mit B oder mit Neutral essen.
- A sollte man niemals zusammen mit B essen.
- Bevor man von A nach B oder umgekehrt wechselt, sollte man drei bis vier Stunden warten.
- Neutrale Nahrungsmittel können jederzeit gegessen werden (24 Stunden am Tag, sieben Tage die Woche). Hier brauchen Sie keine Wartezeit einzuhalten.

Ein Beispiel: Sie möchten Pizza essen, wissen aber nicht, welche Nahrungsmittel chemisch zueinander passen. Der erste Schritt besteht darin, auf Ihrer Liste nach Pizzateig (aus Weißmehl) zu suchen. Sie werden ihn in der Lebensmittelgruppe A finden. Von hier aus machen Sie weiter. Alles, womit Sie die Pizza bestücken, muss jetzt ebenfalls aus Gruppe A oder aus der neutralen Lebensmittelgruppe stammen (nicht aus Gruppe B). Sie werden feststellen, dass Mozzarella, Brokkoli, Paprika, Zwiebeln, Pilze und Oliven (oder jedes andere Gemüse) hervorragend passen. Parmesan und gegarte Tomaten, d. h. Tomatensauce etc. gehören jedoch nicht auf die Pizza, da sie zu Kategorie B gehören. Sehr bald bekommen Sie mit, dass Sie auch ansonsten jede Menge mit Ihrer Pizza kombinieren können: als Nachtisch eine Banane mit Nüssen. Zur Pizza einen Salat? Wahrscheinlich freuen Sie sich darüber, zu Ihrer Pizza ein Bier trinken zu dürfen. Und auf Ihre geliebte Schokolade müssen Sie ebenfalls nicht verzichten, denn all diese Nahrungsmittel passen zueinander und stellen mithin keine Störung Ihrer Körperchemie dar.

Wenn Sie allerdings eher Appetit auf Hühnchen haben, finden Sie dies im Plan in der Lebensmittelgruppe B. Von hier aus können Sie wieder ausgehen. Sie können sämtliche Lebensmittel dieser Gruppe zusammen mit dem Hühnchen essen. Auch die neutralen Speisen sind wieder erlaubt. Sie werden feststellen, dass die Kombinationsmöglichkeiten schier unendlich sind: angefangen von Obst über Gemüse, Salate bis hin zu Vollfettkäse, Parmesan, Eiern, Nüssen (außer Erdnüssen) über Wein, Champagner und was Sie sonst noch aus Gruppe B oder der neutralen Gruppe zu sich nehmen möchten. Bananen, Bier oder als Nachtisch ein Stück Schokolade sollten Sie sich allerdings verkneifen. Auch Honig oder Brot passen nicht dazu. Jetzt erkennen Sie, was früher Ihr Sodbrennen und Ihre Gewichtsprobleme hervorgerufen hat, obwohl Sie immer nur ein ganz kleines Stückchen Fleisch gegessen und wahrscheinlich gewissenhaft Kalorien gezählt haben. Solange Sie sich an die A & B-Prinzipien der Trennkost halten, ist Kalorienzählen unnötig.

Denken Sie immer daran: Nicht die Menge der Nahrung stört Ihre Verdauung, sondern der Verstoß gegen das chemische Prinzip.

Das A & B-Programm ist eine gesunde Lebensgrundlage für gesunde und jüngere Menschen ebenso wie für Personen, die bereits unter chronischen Krankheiten leiden und/oder übergewichtig sind und/oder über vierzig/fünfzig sind.

Wer sich an die A & B-Prinzipien hält, tut nichts anderes als »klar Schiff« zu machen. Er befreit sich von den Giftstoffen in seinem Körper, die die Säurebildung auslösen, und kurbelt die Alkalireserve an. Deshalb ist diese Ernährungsweise so gesund und dient – als Nebenwirkung – der Gewichtsreduktion. Die Körperchemie korrigiert sich quasi selbst.

Aber wie ich schon sagte: Bei Menschen mit chronischen Krankheiten, Übergewicht oder Personen, die über vierzig oder fünfzig Jahre alt sind, ist es zudem erforderlich, darauf zu achten, dass insgesamt 80 Prozent der Nahrung aus Basenbildnern und nur maximal 20 Prozent aus Säurebildnern bestehen.

Die »schlechten« Eiweiße sollten ganz gemieden werden. Diese Stufe zwei unseres A & B-Programms werde ich in den Kapiteln 17 bis 19 detaillierter vorstellen.

Wahrscheinlich erinnern Sie sich noch an Kapitel 3 mit dem Titel »Das perfekte Zusammenspiel von Körper- und Nahrungsmittelchemie«, in dem wir über die alte und neue Geschichte der Säure bildenden Nahrungsmittel sprachen. Wenn Sie einen Blick auf den A & B-Plan werfen, werden Sie feststellen, dass fast alle Nahrungsmittel aus Gruppe B neueren Ursprungs sind – außer Vollmilch (ein moderater Basenbildner) und B-Obst (stark Basen bildend).

Sämtliche »schlechten« Eiweiße hat es früher nicht gegeben. Auch wenn Sie jung und gesund sind: Daran sollten Sie denken, wenn Sie beim Essen die richtige Wahl treffen wollen. Vorbeugen ist nämlich besser als Heilen.

Außerdem werden Sie feststellen, wie viele neutrale Nahrungsmittel es gibt: Vollfettkäse über 60 Prozent Fett i. Tr., Ziegen- und Schafskäse, Quark, Mozzarella etc. Sie können stark Säure bildende Käse unter 50 Prozent Fett i. Tr. leicht ersetzen. Das Gleiche gilt für Fleisch, Wurst und Fisch. Sie brauchen nur Ihre Essgewohnheiten zu überdenken.

▼ **Wenn Sie es gleich** ganz richtig machen wollen, sollten Sie morgens mit Basenbildnern beginnen (beispielsweise mit Milch und Äpfeln oder anderem B-Obst). Wenn Sie keine Milch mögen, können Sie natürlich auch nur Obst essen. Mittags sind Eiweiße aus der neutralen Gruppe oder Nahrungsmittel aus Kategorie B erlaubt. Nachmittags und abends wählen Sie Kohlenhydrate aus Gruppe A. Das entspricht Ihrem Biorhythmus, der übrigens von dem schwedischen Forscher Eric Abraham Forsgren entdeckt wurde.[71] ▲

▼ **Die richtige Atmung** ist genauso wichtig wie richtiges Essen und Trinken (siehe dazu Kapitel 23, »Sport, Atmung und Alterungsprozess«). ▲

Kapitel 17 *Stufe zwei: Farbig markierter A & B-Plan für Menschen, die unter gesundheitlichen Problemen leiden und/oder übergewichtig und/oder über vierzig sind*

Um die Anwendung der A & B-Prinzipien für Menschen leichter zu gestalten, die unter gesundheitlichen Problemen leiden, übergewichtig sind oder bereits das vierzigste Lebensjahr überschritten haben, haben wir eine zweite, farblich unterteilte Version des A & B-Plans erstellt. Sie finden die farbige Klappkarte im Buch. Anhand dieser Tabelle können Sie deutlich erkennen, welche Nahrungsmittel Basen bildend sind (gelb), welche gesunde Eiweiße (gelb und weiß) und welche gesunde Kohlenhydrate (gelb und weiß) enthalten. Die gesunden Säurebildner sind weiß gekennzeichnet, die »schlechten« Eiweiße grau, ebenso wie die denaturierten Kohlenhydrate.

Die Faustregel lautet:

- Viel Gelb
- Wenig Weiß
- Kein Grau.

Kapitel 18   Die richtige Wahl –
Stufe zwei: A & B-Plan für Menschen, die unter gesundheitlichen Problemen leiden und/oder übergewichtig und/oder über vierzig sind

Befolgt man also die A & B-Prinzipien, so erreicht man auf schnellstem und einfachstem Wege eine enorme Verbesserung des Allgemeinbefindens – und zwar schlicht durch die Tatsache, dass das Vermeiden von inkompatiblen Nahrungsmitteln eine Vergrößerung der Alkalireserve zur Folge hat. Die A & B-Prinzipien helfen jedem, egal ob jung und gesund oder über vierzig, übergewichtig und chronisch krank.

Falls Sie jedoch tatsächlich eine chronische Krankheit haben, übergewichtig sind und/oder über vierzig, dann sollten Sie zusätzlich noch andere Regeln beachten, um Ihrem chemischen Apparat etwas Gutes zu tun. So sollten Sie tagtäglich Ihren Alkalispeicher auffüllen, indem Sie 80 Prozent Basenbildner [gelb] und nicht mehr als 20 Prozent Säurebildner zu sich nehmen (versuchen Sie, die »schlechten« Eiweiße [grau] und denaturierte Kohlenhydrate der Gruppe III [grau] zu vermeiden, und ersetzen Sie diese durch gesunde Säurebildner [weiß]).

Ihre Aufgabe ist es, für die Jahre oder vielleicht auch Jahrzehnte Ausgleich zu schaffen, in denen Sie unbewusst Ihren Alkalispeicher geschröpft haben. Denken Sie immer daran: »Ich muss Basenbildner essen, nur so kann ich meinen Körper entgiften.« Es ist leichter, als es klingt, da Sie in unbegrenzten Mengen Kartoffeln, Gemüse, Obst und Salat, zusammen mit saurer Sahne, Butter, Streichkäse, Camembert, Brie, Ziegen- oder Schafskäse, Mozzarella, Mayonnaise, geräuchertem Schinken oder Fisch, Speck, Rindersalami und vielen weiteren Lebensmitteln zu sich nehmen dürfen.

Denken Sie jedoch stets daran, dass unser Körper Säurebildner braucht. Daran besteht kein Zweifel. Es gibt genügend gesun- de Säurebildner (im A & B-Plan weiß), wie z. B. Weizenbrot, Mais, braunen Naturreis und Basmati Reis (A), und neutrale Milchprodukte, wie Fetakäse, Hüttenkäse, Roquefort, körni- gen Frischkäse, Mozzarella, Weichkäse (Camembert, Brie, Streichkäse etc.), genauso wie neutralen Fisch oder neutrales Fleisch, Hülsenfrüchte und Nüsse (mittlere Spalte). Es gibt also keinen Grund dafür, die ungesunden Säurebildner (»schlech- te« Eiweiße) aus Spalte B zu essen.

Die folgenden neun Punkte verschaffen Ihnen einen Überblick über die Anwendung der A & B-Prinzipien bei Ihren speziellen Problemen. Besprechen Sie den A & B-Plan mit Ihrem Arzt. Er wird Ihnen sicherlich gern helfen, die A & B-Prin- zipien in die medizinische Behandlung zu integrieren.

Stufe zwei:
Die A & B-Prinzipien für Kranke
und/oder Übergewichtige
und/oder über Vierzigjährige

1. Der Schlüssel zu Gesundheit und Wohlbefinden ist einfach zu finden: 80 Prozent Ihrer täglichen Nahrungsaufnahme sollte aus Basenbildnern (im A & B-Plan gelb) bestehen, das heißt aus allen Arten von Gemüse, Salaten, Obst und gesundem (und durchaus sehr wichtigem!) Oliven- oder Leinsamenöl (am besten kalt gepresstes). Die restlichen 20 Prozent sollten sich aus Basen bildenden Milchprodukten (gelb) oder aus neutralen Milchprodukten (weiß) zusammensetzen (keine fettarmen oder fettfreien Produkte verwenden!). Zusätzlich können Sie Vollkornprodukte, (weiß) verwenden, ebenso braunen Naturreis (weiß) oder andere Nahrungsmittel aus der neutralen Gruppe, wie z. B. Hülsenfrüchte (weiß, siehe A & B-Kochbuch: Entscheidend ist die richtige Zubereitung) oder weitere Nahrungsmittel, die im A & B-Plan weiß gekennzeichnet sind. Beachten Sie folgende Regeln: Gemüse sollte roh gegessen werden (natürlich mit Ausnahme von Kartoffeln, die mit der Schale gedünstet werden sollten), und achten Sie auf Vielfalt! Machen Sie den A & B-Kraftsalat zur Grundlage Ihres täglichen Speiseplans (siehe Kapitel 24 und A & B-Kochbuch). Mischen Sie zum Beispiel rohen Brokkoli, Blumenkohl, Weiß- und Rotkohl, Spinat, Karotten, Zwiebeln, Sellerie, Paprika, Sprossen und Petersilie (sie haben alle einen hohen Alkaligehalt) mit Ihrem Salat

und/oder mit Brunnenkresse. Vermeiden Sie das Kochen von Gemüse: Es zerstört einige Vitamine und Mineralien und verursacht somit einen Alkalimangel, der schädlich für Ihren Stoffwechsel ist. Glauben Sie mir, rohes Gemüse schmeckt besser, als Sie denken.

2. Wenn Ihr Arzt Ihnen das Milchtrinken erlaubt, dann beginnen Sie Ihren Tag mit einem Frühstück aus Vollmilch und zwei Äpfeln; trinken Sie aber keine fettarme Milch oder Magermilch. Zudem würde sie Ihnen lebensnotwendige Vitamine vorenthalten, besonders der nicht näher identifizierte »wohl tuende Faktor« in der Milch. Vergessen Sie nicht, dass ein Glas Vollmilch nur 8 Gramm Fett enthält.

Vollmilch und Äpfel können Ihr gewohntes Frühstück ersetzen, da Sie dadurch ausreichend mit Ballaststoffen, Vitaminen und Mineralien versorgt werden. Sowohl Äpfel als auch Milch wirken besonders entgiftend.

3. Essen Sie möglichst jeden Tag gesunde Kohlenhydrate (Gruppe I). Dazu gehören zum Beispiel Basen bildende Kartoffeln, Grünkohl, Bananen, Datteln und Feigen (im A & B-Plan alle gelb) sowie Vollkornprodukte (weiß, kompatibel mit Gruppe A und der neutralen Gruppe) zusammen mit anderen starken und/oder moderaten Basenbildnern (wie bereits in Kapitel 1 beschrieben).

4. Kauen Sie die Kohlenhydrate besonders gut, um das Verdauungsenzym Amylase zu aktivieren. Laut neuesten Untersuchungen sollte man pro Bissen zwischen 25- und 40-mal kauen.

5. Korrektes Atmen ist genauso wichtig wie richtige Ernährung und richtiges Trinken (siehe Kapitel 23).

6. Beschränken oder noch besser, vermeiden Sie gänzlich die Aufnahme von Säure bildenden Nahrungsmitteln (also von »schlechten« Eiweißen) wie gekochtem Fleisch oder Fisch und Käse mit einem Fettgehalt von weniger als 50 Prozent (ebenso sollten Sie Fertiggerichte und jegliche Nahrungsmittel mit künstlichen Zusatzstoffen vermeiden). Sie alle gehören in die Spalte B, die Sie auf der rechten Seite des A & B-Plans finden. Statt der Käsesorten, die zu der Gruppe der »schlechten« Eiweiße zählen, sollten Sie die Käsesorten der neutralen Gruppe, also die mit einem Fettgehalt von mindestens 60 Prozent (mittlere Spalte) essen. Wenn Sie gesundheitliche Probleme haben oder übergewichtig sind, dann sollten Sie diese Ernährungsregeln im Rahmen Ihres ärztlich verordneten Gesundheitsprogramms befolgen.

7. Sollten Sie nicht auf gekochtes Fleisch oder gekochten Fisch verzichten können, dann essen Sie diese zumindest nicht öfter als einmal pro Woche. Zu Beginn des Entgiftungsprozesses ist es jedoch ratsam, ganz auf diese Nahrungsmittel zu verzichten. Ersetzen Sie gekochtes Fleisch oder gekochten Fisch durch neutrale Fleisch- und Fischprodukte (siehe mittlere Spalte). Wenn Sie trotz allem nicht darauf verzichten wollen, dann essen Sie sie zusammen mit frischen Basen bildenden B-Früchten (B oder Neutral, keinesfalls A), Gemüse, Pilzen, Sprossen und/oder Salaten, um somit den Säuregehalt von Fisch und Fleisch auszugleichen.

8. Beschränken oder noch besser, vermeiden Sie gänzlich die Aufnahme von Weißmehlprodukten, Nudeln und anderen Teigwaren, weißem Zucker und Zuckerprodukten wie Schokolade oder anderen Süßigkeiten. Sie alle sind ungesunde Säurebildner. Ersetzen Sie sie durch Vollkornprodukte, wie z. B. Vollkornbrot und Vollkornnudeln, die gesunde Säurebildner sind (vergessen Sie nicht, dass es drei Gruppen von Kohlenhydraten gibt: Essen Sie reichlich Nahrungsmittel aus Gruppe I und vermeiden Sie die aus Gruppe III).

9. Verzichten Sie auf alle fettreduzierten oder fettfreien Produkte, die Zucker oder chemische Zusatzstoffe enthalten: Diese Chemikalien stören die chemischen Vorgänge in Ihrem Körper. Zusätzlich wirken sie den A & B-Prinzipien und der wirksamen Nahrungsmittelchemie entgegen (neutrale Lebensmittel werden durch die Verarbeitung zu fettarmen oder fettfreien Produkten zu Säurebildnern. Somit werden Sie der Nahrungsgruppe B zugeordnet und gelten nicht mehr als neutral).

10. Verzichten Sie auf stark verarbeitete Öle, Margarine und Fette. Ersetzen Sie diese durch gesunde natürliche Öle und Butter.

11. Alkoholische Getränke wie süßer Wein und Sekt sind Säurebildner. Stellen Sie jeglichen Alkoholkonsum ein.

Kapitel 19   *Basenbildner und Säurebildner*

Im Folgenden werde ich Ihnen einen Überblick über die Basen- und Säurebildner geben, die im A & B-Plan, Stufe zwei, durch die drei Farben Gelb, Weiß und Grau markiert werden.

Gelb: Starke und moderate Basenbildner
Weiß: Moderate Säurebildner (gesund)
Grau: Starke Säurebildner (ungesunde Lebensmittel neueren Datums, die »schlechten« Eiweiße)

▼ **Als Faustregel gilt:** Viel Gelb. Wenig Weiß. Kein Grau. ▲

Gelb: Starke Basenbildner sind das Rückgrat Ihrer Ernährung. Sie sind unabdingbar für den Aufbau Ihrer Alkalireserve und sollten den Hauptbestandteil des menschlichen Speiseplans darstellen. Selbst moderate Basenbildner sind in der Lage, den Alkalispiegel im Körper zu erhöhen. Genau wie starke Basenbildner sollten sie täglich genossen werden.

Weiß: Ihr Körper benötigt zudem moderate Säurebildner. Am besten ist es, sie zusammen mit Basenbildnern zu essen.

Grau: Versuchen Sie, möglichst wenig starke (und ungesunde) Säurebildner zu sich zu nehmen. Sie alle sind neueren Datums, und wir könnten problemlos ohne sie leben, wenn sie nicht so gut schmecken würden! Deshalb können die meisten Menschen nicht darauf verzichten, obwohl dies sehr im Interesse ihrer Gesundheit läge. Wenn Sie sie also auch weiterhin zu sich nehmen wollen, richten Sie sich dabei hundertprozentig nach den A & B-Prinzipien. Wenn möglich, kombinieren Sie sie mit starken Basenbildnern wie Obst, Gemüse und Salat.

Gelb: Gesunde Basenbildner

Essig: Apfelessig (roh, nicht pasteurisiert)

Geliermittel, Gewürze etc.: Agar-Agar, Cayennepfeffer, Knoblauch, Gelatine (ohne Zucker), selbst gemachter Ketschup (moderate Basenbildner), Vanilleextrakt

Gemüse: Spargel, Artischocken, Bambussprossen, Rüben, Mangold, grüne Bohnen, Brokkoli, Chinakohl, Sprossen, Chicorée, Weißkohl, Rotkohl, Möhren, Stangensellerie, Knollensellerie, Blumenkohl, Salatgurke, Japanischer Rettich, Löwenzahnblätter, Mangold, Mais, Auberginen, Fenchel, Knoblauch, Artischocken, Kohlrabi, Porree, Okraschoten, Zwiebeln, Erbsen (grün), Pastinaken, Paprika (grün und rot), Kartoffeln, Süßkartoffeln, Rettich, gelbe Kohlrüben, Sauerkraut, Schalotten, Spinat (roh), Kürbis, Tomaten (roh), weiße Rüben, Zucchini (Gemüse sollte möglichst aus biologischem Anbau stammen: Kartoffeln sind reich an Vitaminen und Mineralstoffen und sollten grundsätzlich mit Schale verzehrt werden, denn die wichtigsten Vitamine B_1, B_2, B_6, C und Mineralstoffe Natrium, Kalium, Kalzium, Magnesium, Eisen und Phosphor befinden sich direkt darunter.)

Getreide: Sämtliche Körner, sofern sie Sprossen getrieben haben

Gewürze: Anis, Lorbeerblätter, Zimt, Nelken, Koriander, Kreuzkümmel, Curry, Fenchelsamen, Ingwer (gemahlen), Paprika, Sojasauce, Kümmel

Hefe (moderater Basenbildner)

Honig (moderater Basenbildner)

Kräuter: Basilikum, Selleriesamen, Schnittlauch, Dill, Majoran, Oregano, Petersilie, Rosmarin, Salbei, Estragon, Thymian, Kresse etc.

Mayonnaise: selbst gemacht (moderater Basenbildner)

Milchprodukte: Molke, frische, alle natürlichen Milchprodukte (moderate Basenbildner), also: Sahne, Crème fraîche, Vollmilch, Eigelb

Nüsse: Mandeln, Pecanüsse, Kokosnüsse (moderate Basenbildner)

Obst: Äpfel, getrocknete Äpfel (moderate Basenbildner), Aprikosen, Avocados, Bananen, Beeren, Heidelbeeren, Kirschen, Preiselbeeren, getrocknete Datteln (moderate Basenbildner), frische Datteln, getrocknete Feigen (moderate Basenbildner), frische Feigen, Grapefruits, Weintrauben, Guaven, Kiwis, Mispeln, Azaroläpfel, Mangos, Melonen, Nektarinen, Oliven, Orangen, Papayas, Pfirsiche, Birnen, Dattelpflaumen, Ananas, frische Pflaumen, getrocknete Pflaumen (moderate Basenbildner), Granatäpfel, Rosinen (moderate Basenbildner), Rhabarber, Mandarinen, Zitrusfrüchte aller Art

Öle und Fette: Butter (an der Grenze zu den moderaten Säurebildnern), ungehärtete, natürliche Fette, kalt gepresste Öle aus Samen und Keimen wie Olivenöl, Leinsamenöl, Distelöl, Sonnenblumenkernöl, Sesamöl, Weizenkeimöl, Maiskeimöl, Sojaöl

Pilze: Sämtliche genießbaren Pilze, also Pfifferlinge, Champignons, Shiitake-Pilze etc.

Salate: Sämtliche grünen Blattsalate wie Endivien, Lollo Rosso etc.

Salz: Kräutersalz, Meeressalz, (moderate Basenbildner)

Samen: Sämtliche Samen, Mohn, Sesam, Sonnenblumenkerne

Sirup: Rübensirup/Rübenkraut (moderate Basenbildner)

Sprossen: Alle Sprossen, vorzugsweise Sojabohnensprossen

Tee: Schwarzer Tee (wenn er lange genug gezogen hat und mit Sahne angereichert wird)

Weiß: Gesunde, moderate Säurebildner

Alkohol: Bier (leicht Säure bildend, an der Grenze zum Basenbildner), trockener Wein

Cracker: Alle Cracker aus nicht raffiniertem Roggen-, Reis- oder Weizenmehl

Essig: Weiß, raffiniert

Fette (tierische): Rindfleisch, Hühnerfleisch, Fisch, Lamm, Schwein

Fisch: Geräucherter oder eingelegter Hering, roher Fisch, geräucherte Makrele, geräucherte Forelle, geräucherter Lachs

Fleisch und Wurst: Pökelfleisch, Trockenfleisch, geräuchertes Fleisch; Schinkenspeck, Rollschinken, Räucherschinken, Räucherwürstchen; getrocknete, kalt geräuchte Salami, Dörrfleisch

Gemüse: Gegarter Spinat, gegarte Tomaten

Hülsenfrüchte und getrocknetes Gemüse: Bohnen, Faselbohnen (Diese Bohnenart gehört zu den ägyptischen Nationalgerichten. Die Ägypter haben bei der Verdauung keine Probleme. Sie kombinieren die Bohnen mit Weizenbrot, Pflanzenöl und rohen Zwiebeln. Kidney-Bohnen hingegen essen sie sehr selten, denn sie sind sehr schwer verdaulich.), Linsen, Erbsen

Ketschup: Raffiniert, industriell gefertigt

Mayonnaise: raffiniert, industriell gefertigt

Milchprodukte: Käse über 60 Prozent Fett i. Tr. (Camembert, Frischkäse, Brie, Vollfettgouda), Buttermilch, Dickmilch- und Quarkprodukte (auch Hüttenkäse etc.), Schafskäse (wie Roquefort), Ziegenkäse (Feta), Kefir, Mozzarella, saure Sahne, Joghurt

Nudeln: Vollkornnudeln aus Weizenmehl [nach Jörgensen ein moderater Basenbildner[46]]

Nüsse: Cashewkerne, Haselnüsse, Makadamianüsse, Pekannüsse, Pinienkerne, Pistazien, Walnüsse

Popcorn

Senf

Sirup: Ahornsirup, Apfelkraut, Birnenkraut, Dattelzucker, Frutilose (Fruchtzuckersirup)

Sojaprodukte: Sojabohnen, Sojamehl, Tofu, Sojasauce, Sojamilch, Fleisch- und Käseersatz aus Soja, Sojafertigmischungen

Vollkornprodukte: Sämtliche Produkte aus Vollkorn, d. h. Mais, Roggen, Hirse, Naturreis, Basmatireis, Vollkornweizenbrot, Vollkornbrötchen, Vollkornweizenkuchen, Vollkornweizenmehl, Vollkornweizennudeln, Pizzateig (aus Vollkornweizenmehl) [nach Jörgensen gelten Vollkornprodukte als moderate Basenbildner[46]]

Zerealien: Alle Zerealien ohne Zucker [nach Jörgensen moderate Basenbildner[46]]

Grau: Ungesunde, starke Säurebildner
(Lebensmittel neueren Datums)
Die »schlechten« Eiweiße und Kohlenhydrate
der Gruppe III

Alkohol: Champagner, Sekt, lieblicher Wein, Genever (wacholderartiger Kornbrand), Gin, Rum, Roggenwhisky, Whisky

Ei: Eiklar (Eigelb allein ist aber ein Basenbildner)

Fisch und Geflügel: Alle Arten von gegartem Fleisch, wie Rindfleisch, Hühnerfleisch, Cornedbeef, Ente, Gans, Lamm, Hackfleisch, Schweinefleisch, Truthahn, Kalbfleisch

Fisch und Meeresfrüchte: Alle Arten von gegartem Fisch (wie Makrele, Wels, Tintenfische, Krabben, Muscheln, Flunder, Heilbutt, Hummer, Meeräsche, Makrele, Schnapperbarsch, Shrimps, Sardinen, Schwertfisch, Thunfisch, Forelle)

Getränke: Alle zuckerhaltigen Getränke und Softdrinks

Koffeinhaltige Getränke: Kaffee, Cola etc.

Konservierungsstoffe

Milchprodukte: Alle pasteurisierten und raffinierten Käsesorten (wie Cheddar, Edamer, Halbfettgouda, Schweizer Käse, Tilsiter, Parmesan) sowie alle fettreduzierten Käsesorten

Nüsse: Erdnüsse

Öle und Fette: Raffinierte Öle, Transfette, gehärtete Fette, Margarine

Pastasaucen: Tomatensauce und sämtliche Fertigsaucen für Nudeln

Reis: Weißer (polierter) Reis

Salz

Tee: Schwarzer Tee (der nur kurz gezogen hat)

Weißmehlprodukte: Weißbrot, Brötchen, Pizzateig, Pasta etc.

Wurst: Mortadella, Kochschinken, Frankfurter Würstchen (denken Sie hier auch an die Zusatzstoffe, die enthalten sein können), Leberwurst etc.

Zuckerhaltige Produkte: Weißer Zucker, Schokolade, Süßigkeiten, Marmelade mit weißem Zucker etc.

Kapitel 20

Fragen und Antworten
von A bis Z

Alkohol: Darf ich Alkohol trinken?

»Muss ich ab sofort ganz auf Alkohol verzichten, oder darf ich mir gelegentlich auch mal ein Glas Bier oder Wein gönnen?« Die Antwort lautet wie folgt: Trockene Weine sind moderat Säure bildend und können mit Nahrungsmitteln der neutralen Gruppe und der Gruppe B kombiniert werden. Bier ist leicht Säure bildend an der Grenze zur neutralen Gruppe. Sie können es mit Nahrungsmitteln der neutralen Nahrungsmittelgruppe und der Gruppe A kombinieren. Bei gesundheitlichen Problemen sollten Sie sich von Ihrem Arzt über die zulässige tägliche Alkoholmenge beraten lassen. Roggenwhisky, Genever (wacholderartiger Kornbrand) und Gin gehören zur neutralen Lebensmittelgruppe, obwohl sie starke Säurebildner sind. Champagner und lieblicher Wein wirken ebenfalls stark Säure bildend, können aber mit neutralen Lebensmitteln oder solchen aus Gruppe B kombiniert werden. Denken Sie daran, dass Säure bildender Alkohol ganz gemieden werden sollte, wenn Ihre Gesundheit angegriffen ist.

Bohnen: Darf ich Bohnen essen?

Bohnen stehen in dem Ruf, nur schwer verdaulich zu sein. Doch die Faselbohne* gehört zu den ägyptischen National-

---

* Faselbohnen sind generell neutral, können also mit Nahrungsmitteln der neutralen Gruppe sowie der Gruppen A und B kombiniert werden.

gerichten. Die Ägypter scheinen jedenfalls keine Verdauungsprobleme zu kennen. Ohne es zu wissen, bereiten sie die Faselbohne nämlich durch mehrstündiges Einweichen auf eine leichtere Verarbeitung durch den Stoffwechsel vor. Außerdem kombinieren sie Faselbohnen mit Weizenbrot, Pflanzenöl und ein paar rohen Zwiebeln, Rettich und Salaten, die Basen bildend sind (siehe Salat à la Ramses und Bohnen à la Ramses im A & B-Kochbuch). Sehr selten jedoch – wenn überhaupt – verzehren die Ägypter Kidney-Bohnen, die tatsächlich sehr schwer verdaulich sind. Frische Bohnen sind generell basenbildend, bevor sie getrocknet werden. Säurebildende getrocknete Bohnen werden zu Basenbildnern, sobald sie keimen. Bei basenbildenden getrockneten Sojabohnen nimmt der Basengehalt in erhöhtem Maß zu, wenn sie keimen.

Dips und Salatdressings: Darf ich Fertigdressings verwenden?

Die meisten Fertigprodukte sind nicht empfehlenswert, weil sie Zucker, Mehl und Sirup enthalten. Achten Sie beim Kauf von Salatdressings darauf, dass sie frisch sind und keine Konservierungsstoffe enthalten. Ansonsten empfehlen wir, auf die Rezepte für Dressings zurückzugreifen, die wir im A & B-Kochbuch aufgelistet haben.

Doch das Wichtigste ist, dass Sie so viel frisches Gemüse zu sich nehmen wie möglich. Wenn Sie also zu Ihrem A & B-Kraftsalat (Blumenkohl, Brokkoli, Spinat, Zwiebeln, Möhren, Blattsalat und sämtliche anderen Gemüsesorten) nicht auf ein Dressing verzichten wollen und dieses kleinere chemische Zusätze enthält, so besteht kein Grund zur Sorge. In diesem Fall ist es das Wichtigste, dass Sie so viel frisches Gemüse und Salat zu sich nehmen wie möglich.

Eier: Darf ich Eier essen?

Eier sollten Sie nicht häufiger als dreimal die Woche essen. Meiden Sie das Eiweiß (Albumin), das Eigelb hingegen ist gesund. Es zählt zu den neutralen Speisen, während das gesamte Ei der Gruppe B zugerechnet wird. Probieren Sie doch einmal folgende Kombination: Bestreichen Sie Weizenvollkornbrot mit Mayonnaise, und belegen Sie das ganze mit hart gekochtem Eigelb. Sie werden überrascht sein, wie gut das schmeckt.

Falsche Ernährung:
Was, wenn ich mich doch einmal
falsch ernährt habe?

Wenn Sie Ihren Körper bereits entgiftet haben, Ihr Säure-Basen-Haushalt ausgeglichen ist (und Sie Ihr Wunschgewicht erreicht haben), kann es vorkommen, dass Sie einfach nicht widerstehen können. So werden Sie vielleicht im Fastfood-Restaurant eine vollständige Mahlzeit zu sich nehmen: einen Hamburger (Fleisch und Brötchen), Pommes frites und als Nachtisch einen Milchshake.

Machen Sie sich keine Sorgen, wenn Sie die Gruppen A und B dann doch einmal miteinander kombiniert haben. Legen Sie anschließend eine reine Obstmahlzeit ein. Um zuzunehmen, müssten Sie schon gleich ein paar Tage hintereinander sündigen. Ein entgifteter Körper kann mit Fehlern dieser Art nämlich problemlos klarkommen. Sie müssen nur gleich wieder zu den A & B-Prinzipien zurückkehren. Wenn Sie sich nicht mehr gut fühlen, essen Sie Gemüse, um Ihre Alkalireserve zu erhöhen. Bevorzugen Sie Salat und rohes Gemüse, insbesondere Wurzelgemüse wie Möhren*, weiße Rüben, Rote Bete (ebenso geeignet sind allerdings Spinat, Sprossen, Mangold, Sellerie, Zwiebeln, Kresse, Brokkoli, Blumenkohl oder alle anderen grünen, saftigen Gemüse. Die darin enthaltenen Vitamine und Mineralien werden es Ihrem Metabolismus (Stoffwechsel) ermöglichen, seine Arbeit zu tun. Und schon bald fühlen Sie sich wieder besser.

Fertiggerichte: Darf ich Fertigprodukte essen?

Wenn möglich, verzichten Sie auf Fertiggerichte, denn sie enthalten künstliche Zusatzstoffe, Zucker, Sirup, Weißmehl.

Fette: Welche Fette sind gesund?

Butter und naturbelassene Öle, wie Olivenöl, Sonnenblumenöl, Leinsamenöl, Sojaöl und Sesamöl, sind gesund. Insgesamt darf ein einigermaßen sportlich aktiver Mensch täglich ca. 60 bis 80 Gramm Fett zu sich nehmen. Das gilt gleichermaßen für Männer und Frauen, für junge und ältere Menschen. Die Menge gesunder Fette sollte jedoch der sportlichen Aktivität einer Person angepasst sein.

---

* Wenn Sie Möhren essen, sollten Sie etwas Öl hinzufügen. Dadurch kann Ihr Körper das wertvolle Vitamin A überhaupt erst nutzen, denn es gehört zur Gruppe der fettlöslichen Vitamine.

Wer unter gesundheitlichen Beschwerden leidet, sollte mit seinem Arzt darüber sprechen. Auf jeden Fall vermeiden sollten gesunde wie kranke Menschen industriell stark behandelte Öle und gehärtete Fette.

Fettreduzierte Produkte: Hilft der Genuss fettreduzierter oder fettfreier Nahrungsmittel beim Abnehmen?

Absolut nicht. Wenn dies der Fall wäre, wäre es leicht, abzunehmen, weil man einfach nur Fett meiden müsste. Viele Menschen tun das sogar, ohne ihre Gewichtsprobleme jemals in den Griff zu bekommen. Blicken wir den Tatsachen ins Gesicht: Wie viel Fett können Sie im Laufe eines Tages zu sich nehmen, um auf die zulässige Gesamtmenge von 60 bis 80 Gramm zu kommen?

Außerdem enthalten fettreduzierte und fettfreie Lebensmittel häufig Zucker und künstliche Zusatzstoffe, die Ihre Körperchemie und damit Ihren Metabolismus stören. Und das ist nicht nur ungesund, sondern widerspricht zudem den A & B-Prinzipien. Verzichten Sie deshalb ganz auf fettreduzierte und fettfreie Kost: Nehmen Sie stattdessen gesunde Öle zu sich, die lebenswichtige Mineralien und Vitamine enthalten, wie beispielsweise Vitamin E.

Denken Sie daran: Statt eines fettfreien Produkts essen Sie lieber Blumenkohl. Er enthält jede Menge Pantothensäure. Diese wiederum dient dem Fettabbau und spielt eine entscheidende Rolle bei den biochemischen Reaktionen unseres Körpers.

Fisch: Darf ich gegarten Fisch essen?

Gegarter Fisch ist ein Säurebildner. Essen Sie ihn deshalb zusammen mit B-Obst, Gemüse und Salat. Werfen Sie außerdem einen Blick auf Ihren A & B-Plan: Sie werden herausfinden, dass geräucherter Hering, geräucherte Makrele, geräucherte Forelle, geräucherter Lachs und eingelegter Hering zur neutralen Lebensmittelgruppe gehören. Auch diese Fischprodukte sind sehr wohlschmeckend, werden aber im Körper vollkommen anders abgebaut.

An dieser Stelle sei jedoch noch darauf hingewiesen, dass gegarter Fisch immer noch besser ist als gegartes Fleisch.

Fleisch: Darf ich gegartes Fleisch essen?

Fleisch ist ein starker Säurebildner. Man sollte es nur gelegentlich zu sich nehmen. Wenn Sie tatsächlich einmal gekochtes oder gebratenes Fleisch verzehren, sollten Sie dies zusammen mit Gemüse, Salat und Obst (und zwar B-Obst und neutralem Obst) tun. Doch denken Sie daran: Es gibt zahlreiche neutrale Fleischprodukte wie Schinkenspeck, geräucherten Schinken, Rollschinken, Pökelfleisch oder Dörrfleisch, die nicht nur hervorragend schmecken, sondern für die Körperchemie auch erheblich bekömmlicher sind.

Gewicht: Muss ich mich täglich wiegen?

Das müssen Sie nicht. Entspannen Sie sich. Während der »Genesungskrise« wird es Phasen geben, die Sie nicht an einer Waage ablesen können. Ihr Körper befreit sich von Schlacken, und Ihr Gewicht reguliert sich nach und nach von selbst. Nach einer Weile werden Sie das Ergebnis erreicht haben, das Sie sich wünschen. Halten Sie sich nur gewissenhaft an die A & B-Prinzipien, und unterbrechen Sie die wichtige Arbeit Ihrer Körperchemie nicht eher, bis Sie Ihr Ziel erreicht haben. Zur Kontrolle können Sie sich einmal die Woche wiegen. Wenn Ihre Gesundheit es Ihnen erlaubt, können Sie die Regeln nach Erreichen Ihres Wunschgewichts auch einmal hie und da übertreten. Lesen Sie dazu auch den Abschnitt »Falsche Ernährung« in diesem Kapitel.

Käse: Darf ich Käse essen?

»Muss ich in Zukunft auf Milchprodukte verzichten?« Absolut nicht. Käse über 60 Prozent Fett i. Tr. gehört zu den neutralen Nahrungsmitteln und ist gesund. Er kann mit Brot (am besten Weizenvollkornbrot) und jeglichem Nahrungsmittel der Gruppen A, B und Neutral kombiniert werden.

Bei Käse, dessen Fettgehalt unter 50 Prozent i. Tr. liegt (Gruppe B, rechte Spalte), liegt der Fall anders. Er ist ein Säurebildner, weshalb Sie ihn nur in begrenzten Mengen zu sich nehmen sollten. Doch darf er mit allen Nahrungsmitteln aus Gruppe B und der neutralen Gruppe kombiniert werden. Verzehren Sie ihn nur niemals in Verbindung mit Brot, Pizza, Nudeln oder anderen Speisen aus Gruppe A. Besonders empfehlenswert ist eine Kombination mit Obst aus Gruppe B oder aus der neutralen Nahrungsmittelkategorie.

Auf fettreduzierte oder fettfreie Produkte sollten Sie jedoch ganz verzichten. Sie schmecken nicht nur schlechter als normaler Käse, sondern sie enthalten meist auch Säure bildenden Zucker und künstliche Zusatzstoffe.

Wenn Sie abnehmen oder Ihren Cholesterinspiegel senken wollen, schränken Sie nicht nur den Genuss von Käse unter

50 Prozent Fett ein, sondern auch den von Käse über 60 Prozent Fettgehalt i. Tr.

Kauen: Warum ist Kauen so wichtig?

Kauen Sie kohlenhydrathaltige Speisen (wie Brot, Kartoffeln, Teigwaren etc.) besonders gut. Nur so kann das Verdauungsenzym Amylase aktiv werden. Kohlenhydrate (Gruppe A) sollten neuesten Forschungsergebnissen zufolge 25- bis 40-mal gekaut werden, bevor man sie herunterschluckt. Der Speichel stellt die erste Stufe in der Verdauung der Kohlenhydrate dar. Wenn Sie also gut kauen, müssen sich Ihre Verdauungsorgane weniger anstrengen. Wenn Sie nicht genug kauen, sind Ihre Verdauungsorgane bald überlastet und gestresst.

Konserven: Darf ich Konservennahrung essen?

Dosenobst und Dosengemüse sind nicht empfehlenswert, weil durch das Kochen die Vitamine zerstört werden. Dosenfisch hingegen ist durchaus zum gelegentlichen Verzehr geeignet, wenn der Fisch nur in Wasser und Salz eingelegt wurde. Das Gleiche gilt für Dosenfleisch und Würstchen. Vermeiden Sie jedoch auf jeden Fall Konserven, die Zucker, Bindemittel u. Ä. enthalten.

Margarine: Ist Margarine besser als Butter?

Obwohl es sich bei Margarine um ein pflanzliches und neutrales Lebensmittel handelt, ist Margarine nicht empfehlenswert. Butter, ein moderater Basenbildner, ist leichter verdaulich und sollte im Rahmen einer Ernährung nach den A & B-Prinzipien bevorzugt werden.

Mayonnaise: Macht Mayonnaise dick?

Mayonnaise gehört zu den neutralen Nahrungsmitteln und kann wie alle Fette und Öle mit Nahrungsmitteln aus den Gruppen A, B und Neutral kombiniert werden.

Milch: Von Milch bekomme ich Durchfall!

Möglicherweise durchleben Sie die so genannte »Genesungskrise«, in der Ihr Körper sich anstrengt, die Schlacken loszuwerden. Vielleicht haben Sie nicht nur Durchfall, sondern auch Kopfweh und stechende Schmerzen im ganzen Körper. Die Reaktion ist unterschiedlich, je nach Alter und Ausprägung der Laktoseintoleranz, unter der Sie offensichtlich leiden. Nachdem Sie sich ca. eine Woche lang nach den A & B-Prinzipien ernährt haben, wird Ihr Körper die Milch wieder vertragen.[*]

---

[*] Lactoseintoleranz, die Unverträglichkeit von Milch, beruht auf der Tatsache, dass viele – vor allem ältere – Menschen das Enzym Lactase nicht mehr bilden und deshalb Milchzucker (Lactose) nicht mehr aufspalten können. Die Folge sind Durchfälle und Blähungen. Lactoseintoleranz ist auf der ganzen Welt weit verbreitet, schätzungsweise sind etwa 90 Prozent der erwachsenen Weltbevölkerung davon betroffen (vor allem in den asiatischen und afrikanischen Ländern). In Nordeuropa und bei den Amerikanern weißer Hautfarbe liegt der Anteil nur bei etwa 5 bis 15 Prozent der Bevölkerung.
(Quelle: Deutsche Gesellschaft für Ernährung, Frankfurt/Main)

Milch im Kaffee: Muss ich meinen Kaffee künftig schwarz trinken?

Wenn Sie Ihren Kaffee zu einer Scheibe Weizenvollkornbrot mit Honig und Quark trinken wollen, sollten Sie keine Milch, sondern Sahne oder verdünnte Sahne hineingeben. Wenn Sie aber Nahrungsmittel der Gruppe A zu Ihrem Kaffee verzehren, können Sie ihn getrost auch mit normaler Milch verfeinern.

Schokolade: Macht Schokolade dick?

Nein, das stimmt nicht. Doch weißer und brauner Zucker (Gruppe A) sind trotzdem nicht empfehlenswert, da es sich um starke Säurebildner handelt.

Wenn Sie doch Schokolade und Süßigkeiten zu sich nehmen wollen, dann sollte der Genuss unter strenger Einhaltung der A & B-Prinzipien erfolgen. Denken Sie außerdem immer daran, drei bis vier Stunden verstreichen zu lassen, falls Sie bei der nächsten Mahlzeit zur Gruppe B überwechseln wollen. In Maßen können derlei Süßigkeiten mit Nahrungsmitteln der Gruppe A und der neutralen Gruppe kombiniert werden, nur nicht mit Gruppe B.

Im A & B-Kochbuch finden Sie ein paar Rezepte für Kuchen, Kekse, Nachspeisen, Obstsalate und andere Süßigkeiten, die hervorragend schmecken, aber die richtige chemische Zusammensetzung für den Verdauungsapparat aufweisen.

Salatsaucen

Siehe Dips und Salatdressings.

Sojaprodukte:
Wie gesund sind Sojaprodukte?

Vor der Verarbeitung sind Sojabohnen stark basenbildend. Sojamehl jedoch (das aus den Bohnen hergestellt wird) sowie Sojafertigprodukte gehören zur neutralen Lebensmittelgruppe und gelten als moderat Säure bildend (im farbigen A & B-Plan weiß).

Sojabohnensprossen/Sojasauce

Sojabohnensprossen und Sojaöl gehören zu den neutralen Lebensmitteln (mittlere Spalte) und zu den Basenbildnern (im A & B-Plan gelb). Sie sind also außerordentlich gesund. Das gilt auch für Sojasauce. Verarbeitete Sojabohnenprodukte wie Tofu sind moderate Säurenbildner (weiß).

Süßen: Wie soll ich meine Nahrungsmittel, den Kaffee und den Tee süßen?

Kalt geschleuderter Honig ist zum Süßen besonders geeignet. Natürlich können Sie auch anderen Honig essen, aber bei Gesundheitsproblemen sollten Sie darauf verzichten. Da Honig der Gruppe A angehört, kann er mit Nahrungsmitteln der gleichen Gruppe sowie neutralen Lebensmitteln kombiniert werden, sollte aber nicht zusammen mit Speisen der Gruppe B verzehrt werden.

Zum Süßen von Nachspeisen empfiehlt sich Trockenobst, das möglichst ungeschwefelt sein sollte. Am gesündesten ist natürlich frisches, süßes Obst.

Tiefkühlkost: Muss ich auf Tiefkühlkost oder Fertiggerichte verzichten?

Fertiggerichte sollten Sie meiden, da ihre Zusammensetzung meist nicht den A & B-Richtlinien entspricht. Bei sonstiger Tiefkühlkost empfiehlt es sich, aufmerksam die Zutatenliste zu studieren. Produkte mit diversen Zusatzstoffen sowie mit Zucker, Stärke, Fruchtsäure, Sirup, Weißmehl, Essigsäure oder gekochten Tomaten sollten Sie im Supermarktregal liegen lassen.

Tofu: Stimmt es, dass Tofu ein Heilmittel gegen Krebs ist?

Tofu (der aus Sojabohnen hergestellt wird) enthält hochwertiges Eiweiß, gehört aber – da verwandt mit Hülsenfrüchten – zu den neutralen Lebensmitteln und der Kategorie weiß im A & B-Plan. Nähere Informationen finden Sie in Kapitel 13.

Zerealien und Milch: Darf ich Milch auf meine Cornflakes gießen?

Wenn Sie es gewohnt sind, Milch auf Ihre Cornflakes oder Ihr Müsli zu gießen (und hoffentlich auf den Zucker zu verzichten), nehmen Sie stattdessen in Zukunft Joghurt oder Sahne. Beides können Sie im Übrigen auch mit Wasser verdünnen. Der Geschmack ist der gleiche, aber der Verdauungsprozess ist ganz anders. Das Gleiche gilt für Kuchen, Kekse und anders Süßigkeiten. Auch beim Backen können Sie die Milch durch verdünnte Sahne ersetzen.

Wie bereits erwähnt, ist der Gewichtsverlust bei der Hay-Methode nichts weiter als ein Nebeneffekt der Genesung. Sie brauchen sich nicht mit einem strengen Diätplan zu quälen, und wenn Sie sich auf die A & B-Methode einlassen, werden Sie hinterher auch nicht zu den 90 Prozent aller Diäthaltenden gehören, die wieder in alte Ernährungsgewohnheiten zurückfallen. Denken Sie zudem an den Jojo-Effekt. Je häufiger Sie Diät halten, umso langsamer nehmen Sie ab und umso schneller wieder zu. Bei der A & B-Methode können Sie sicher sein, dass Sie beim Abnehmen nicht hungern müssen. Deshalb werden Sie auch nicht so leicht rückfällig wie bei Diäten. Das A & B-Programm lässt sich leicht in die Tat umsetzen. Sie ist gesund und macht der ganzen Familie Spaß.

Doch Sie müssen ein paar Einzelheiten kennen, um die Motivation zu behalten und den A & B-Prinzipien treu zu bleiben. Je mehr Sie zu Beginn wiegen, umso schneller werden Sie anfänglich abnehmen. Diese Kilos können Sie sofort schwinden sehen. Nach diesem ersten Erfolgserlebnis jedoch werden Sie eine Weile das Gefühl der Stagnation haben – zumindest auf Ihrer Waage. Aber das stimmt nicht. Im Gegenteil: Ihre Körperchemie ist fleißig dabei, sich selbst zu korrigieren.

Halten Sie sich deshalb mindestens sechs Wochen lang gewissenhaft an die Hayschen Prinzipien, bevor Sie einen zur Körperchemie nicht passenden Big Mac oder etwas Ähnliches verzehren. Vermeiden Sie es, die wichtige Arbeit Ihrer Körperchemie zu unterbrechen, bevor Sie Ihr Ziel erreicht haben. Der Körper muss sich nämlich ganz schön anstrengen, um sich zu erholen und sich von den giftigen Schlacken zu befreien.

Ein kleiner Rat: Wiegen Sie sich keinesfalls täglich! Entspannen Sie sich. Während der »Genesungskrise« wird es immer wieder Phasen geben, in denen sich auf der Waage nichts bewegt. Doch seien Sie guten Mutes: Während Ihr Körper das Gift ausscheidet, reguliert sich Ihr Gewicht von selbst – bis hin zu Ihrem Wunschgewicht. Bedenken Sie aber, dass Ihr chemischer Apparat sich möglicherweise nicht auf diejenigen Körperbereiche konzentrieren wird, die Sie für besonders wichtig halten. Stattdessen werden Sie von Kopf bis Fuß abnehmen – und zwar vom ersten Tag an. Das Fett schmilzt also überall: im Gesicht, an den Händen, am Bauch, an den Oberschenkeln, an den Beinen – Millimeter für Millimeter. Sie werden den Erfolg vielleicht nicht sofort sehen können, aber motivieren Sie sich selbst mit dem Gedanken, dass Ihre Gesundheit sich ebenfalls regeneriert.

Nachdem Sie sich ca. vier Wochen lang nach den A & B-Prinzipien ernährt haben, können Sie es ja wagen: Ziehen Sie eine Ihrer ältesten Jeans an, die Sie in den letzten Jahren beim besten Willen nicht mehr über die Oberschenkel bekamen. Möglicherweise steht Ihnen schon jetzt das erste Erfolgserlebnis ins Haus. Die Hose sitzt vielleicht noch ziemlich eng, aber sie kommen immerhin nicht nur hinein, Sie können sogar den Reißverschluss schließen.

Die Geschwindigkeit beim Gewichtsverlust hängt von Ihrem Alter ab, ebenso wie von der persönlichen Konstitution und davon, wie viel Sport Sie treiben. Wenn Sie ca. 35 Jahre alt sind, ist eine Gewichtsabnahme von 10 bis 12 Kilo innerhalb von 6 Wochen durchaus möglich. So erging es mir. Aber ich betone nochmals: Nehmen Sie sich Zeit, und halten Sie sich gerade am Anfang gewissenhaft an den A & B-Plan.

Ich kann Ihnen nur noch einmal dringend ans Herz legen, Ihren Tag mit einem Frühstück aus Milch und Äpfeln zu beginnen. Wie bereits erwähnt, bekämpft das nicht nur das Hungergefühl, sondern schafft auch eine hervorragende Basis für den Tag. Außerdem stimulieren Äpfel den Stoffwechsel und tragen zur Fettverbrennung bei. Sie sind also exzellente Helfer bei der Entgiftung Ihres chemischen Apparates. Äpfel enthalten zudem viele Ballaststoffe und halten den Blutzuckerspiegel über lange Zeitspannen hinweg stabil. Ein ausgeglichener Blutzuckerspiegel wiederum zügelt Ihren Appetit auf natürliche Weise.

Wie wir alle wissen, ist Gewichtsverlust ein schwerer und stressiger Prozess, den das Milch-Apfel-Frühstück nur erleichtern kann. Ich weise nochmals darauf hin, dass Sie (ca. eine Woche lang) so etwas wie eine Genesungskrise durchleben können, die mit Durchfall, Kopfweh und stechenden Schmerzen im ganzen Körper einhergehen kann. Ihr Körper befreit sich dann nicht nur von den Schlacken, sondern auch von den unerwünschten Kilos.

Kapitel 22 *Praktische Tipps:*
Vom Fastfood-Restaurant zur Party

Der Vorteil dieser Nicht-Diät besteht darin, dass Sie auch weiterhin ein völlig normales Leben führen können, egal, ob Sie in der ersten Phase der Entgiftung sind oder ob Sie sich bereits regeneriert haben und sich auch weiterhin an diese Lebensweise halten. Die A & B-Ernährungsprinzipien sind leicht durchzuhalten, ob Sie nun im Supermarkt einkaufen oder auf Partys, Hochzeiten oder Geburtstagen eingeladen sind. Ebenso leicht ist es in Restaurants oder auf Reisen. Selbst Fastfood-Restaurants mit ihren verführerischen Speisen lassen einem genug Spielraum, um dem Programm treu zu bleiben – und damit sich selbst und den Gesetzen der eigenen Körperchemie.

Wenn Sie die A & B-Prinzipien nicht auswendig können, schlage ich vor, dass Sie den A & B-Plan stets bei sich tragen. Ein schneller Blick kann bei gesellschaftlichen Anlässen gleich zur besseren Laune beitragen, denn danach wissen Sie, was Sie zu sich nehmen dürfen, und können das Essen wieder genießen.

Partys und Feste

Es ist unsinnig, einen Joghurt zu essen, bevor Sie auf eine Party gehen, wie viele Diätratgeber es gern empfehlen. Partybuffets machen die richtige Auswahl in der Regel unproblematisch. Außerdem ist es nicht besonders logisch, *vor* einem Fest etwas zu essen, statt *auf* dem Fest! Wenn Sie wenige Stunden vor der Party Hunger verspüren, dann essen Sie am besten einen Salat und/oder Gemüse. Das passt zu allem, was Sie möglicherweise auf der Party zu sich nehmen.

Viele trinken auf derlei Festlichkeiten Sekt oder Wein. Wenn dies auch auf Sie zutrifft, schlage ich vor, an diesem speziellen Abend Nahrungsmittel der Gruppe B auszuwählen und sie zusammen mit neutralen Speisen zu essen. Essen Sie also Frikadellen mit Tomatensauce, Würstchen mit Tomatensauce, Roastbeef mit Salatdressing, Käse (sowohl der aus der neutralen als auch der aus Gruppe B sind erlaubt) und Obst (auch hier ist alles erlaubt außer Bananen, Feigen, Trauben und Datteln). Ferner können Sie zu gebratenem Wild mit Preiselbeeren greifen oder zu geräuchertem Lachs mit Meerrettichsauce und Zitrone.

Wahrscheinlich gibt es auch Hühnchen. Überzeugen Sie sich davon, dass die Haut nicht mit Honig und Mehl paniert wurde. Wenn doch, dann lassen Sie die Haut eben weg. Kombinieren Sie das Hühnerfleisch mit einem gemischten Salat mit Essig, Öl und Salz. Vielleicht gibt es ja auch Rollschinken, Salami, geräucherte Würstchen und Makrele, Hering oder Forelle. Auch hierzu passen hervorragend Salatdressings, Pickles und eingelegte Gurken. Und natürlich alles Gemüse.

Natürlich können Sie sich auch entschließen, den Abend mit Speisen der Gruppe A zu verbringen. Kartoffel- und Nudelsalate mit Erbsen, Zwiebeln, Schnittlauch, Essig und Öl und Mayonnaise sind unbedenklich. Die häufig im Nudelsalat enthaltenen Wurststücke sollten Sie aussortieren. Brot können Sie mit Butter, Gemüse und Salat – und natürlich mit Salatdressings kombinieren. Gibt es gekochte Eier, dann essen Sie nur das Eigelb – mit etwas Salz ist es ein hervorragender Sandwichbelag. Auch Eigelb können Sie selbstverständlich mit Salatdressing kombinieren. Bei dieser Ernährungsvariante der Gruppe A sollten Sie allerdings auf Wein verzichten. Trinken Sie lieber Bier.

Bei einer Grillparty müssen Sie sich entscheiden: entweder Maiskolben mit Butter und Salat oder Fleisch und Würstchen. Zu Letzterem passt wiederum (trockener) Wein. Wenn die Spareribs in Honig mariniert wurden, dann essen Sie sie eben und besinnen sich erst wieder am nächsten Tag auf Ihr A & B-Programm. Dann sollten Sie vornehmlich zu Obst, Salaten und Gemüse greifen. Denken Sie daran: Wenn Sie eine »chemische Sünde« begehen, können Sie sie am nächsten Tag jederzeit ausgleichen, so dass ein anhaltendes schlechtes Gewissen vermieden wird.

Restaurants

Auch ein Abend im Restaurant ist völlig unproblematisch. Wenn Sie ein Komplettmenü bestellen, brauchen Sie lediglich ein paar Nahrungsmittel auszulassen. Bei einem B-Abendessen fangen Sie mit einer Vorspeise aus Mozzarella, Tomaten, Essig, Öl und Kräutern an (Alternativen sind z. B. Artischocken mit Dressing, Auberginen mit saurer Sahne; geräucherter Hering, Lachs oder Makrele; geräucherter Schinken oder Schinkenspeck [alle neutralen Nahrungsmittel also]). Beim Hauptgang verzehren Sie dann beispielsweise ein Steak mit saurer Sahne oder Kräuterbutter, dazu eine Grilltomate, Brokkoli, grüne Bohnen oder Erbsen (alle Gemüsesorten außer Grünkohl, der zu Gruppe A gehört). Als Nachtisch essen Sie Obst, z. B. Erdbeeren mit Schlagsahne. Erlaubt ist alles außer Bananen, die ebenfalls der Gruppe A zugerechnet werden. Weglassen sollten Sie also den Reis, die Kartoffeln und das Brot. Diese Regelung gilt auch für Hühnerfleisch, Puter, Gans, Ente oder Lamm. Wenn Geflügelfleisch mit Honig gebraten wurde, lassen Sie die Haut weg.

Ein Problem bei Restaurantmenüs könnten Bindemittel in der Sauce sein. Seien Sie vorsichtig. Was der Kellner Ihnen auch erzählen mag, man kann nie sicher sein, ob er Ihnen die Wahrheit gesagt hat. Aber selbst dann haben Sie noch kein ernst zu nehmendes Problem. Besinnen Sie sich gleich wieder auf die A & B-Prinzipien, und Ihre Körperchemie wird sich flugs selbst regulieren.

Wenn Sie ein Abendessen auf A-Basis zu sich nehmen wollen, also Spaghetti, Rigatoni oder andere Pasta statt Fleisch oder Fisch, achten Sie darauf, die Nudeln nicht mit Tomaten und Hackfleisch zu kombinieren. Verzehren Sie die Teigwaren besser in Verbindung mit Sahne, Erbsen, Pilzen oder Zwiebeln. Sie werden sehen: Es schmeckt vorzüglich. Außerdem werden Sie sich nach einer solchen Mahlzeit um einiges besser fühlen. Als Vorspeise zu solch einem Hauptgang bieten sich Ziegen- oder Schafskäse mit Oliven sowie Salate an. Ebenso erlaubt sind Mozzarella mit Tomaten, Essig, Öl, Salz, Pfeffer und Kräutern. Auch Brot mit Camembert oder Salami oder eine Kartoffel- oder Blumenkohlsuppe sind eine gute Wahl.

Vielleicht haben Sie ja statt der Nudeln eher Appetit auf eine Folienkartoffel mit Quark oder saurer Sahne und Schnittlauch. Auch sie lässt sich wunderbar mit Salat und Gemüse kombinieren.

Als Dessert zu einem A-Menü bieten sich gebackene Banane oder Vollfettkäse mit Trauben, Rosinen, Feigen oder

Datteln an. Meiden Sie jedoch Äpfel, Erdbeeren und andere saure Früchte.

In japanischen Restaurants ist es übrigens besonders leicht, sich trennkostgerecht zu ernähren, denn dort wird häufig roher Fisch angeboten, wie in Sushi (neutral).

Fastfood-Restaurants

Im Fastfood-Restaurant, im Schnellimbiss oder am Würstchenstand auf der Straße ist es gemeinhin erheblich schwieriger, den Regeln des A & B-Plans zu folgen. Meist wird schließlich Brot mit Fleisch kombiniert, sei es in Form von Hamburgern, Fischbrötchen oder Hotdogs. Außerdem gibt es jede Menge Ketschup dazu (gegarte Tomaten, starker Säurebildner, Gruppe B) und natürlich Pommes frites (A). Aber wenn Sie Kinder haben, können Sie wahrscheinlich gar nicht umhin, gelegentlich in einem solchen Fastfood-Restaurant zu essen. Außerdem lieben wir derlei Kalorienbomben doch alle heiß und innig, stimmt's?

Aber mit ein bisschen Überlegung können Sie sich immer noch gesund ernähren. In den meisten Restaurants und an den meisten Imbissbuden dieser Art können Sie sich Ihr Sandwich selbst zusammenstellen. Wählen Sie Tomaten, Salat, Zwiebeln (oder anderes Gemüse) und Mayonnaise, und lassen Sie Fleisch und Ketschup einfach weg.

Manche Imbissbuden bieten Pitabrot an, das nur mit Gemüse und Mayonnaise (ohne Fleisch) gefüllt wird. Ein solches Gericht ist selbstverständlich kein Problem.

Wenn Sie in einem Fastfood-Restaurant sind, in dem keine Sonderbestellungen möglich sind, essen Sie einfach nur das Brötchen und kombinieren es mit Pommes frites oder Zwiebelringen. Verzichten Sie auf das Fleisch (das können Sie drei Stunden später zu Hause verzehren). Auch an einem Brötchen mit Vollfettkäse ist nichts auszusetzen. Dazu sollten Sie Ihren Kaffee nicht mit Milch sondern mit Sahne verfeinern.

Problematisch ist der Milchshake. Er enthält nicht nur Milch und Obst (beides B), sondern auch Zucker (A). Aber in fast allen Fastfood-Restaurants gibt es eine Salatbar, mit deren Hilfe Sie sich leicht über den Verzicht hinwegtrösten können.

Wenn Sie gerade abnehmen wollen, essen Sie am besten nur Pommes frites oder Zwiebelringe mit Salat. Wählen Sie ein klares Salatdressing – am besten eine Vinaigrette. Personen, die ihr Gewicht nur halten wollen, können individuelle Veränderungen vornehmen. Und wie schön: Mayonnaise gehört zu den neutralen Speisen! Aber auch hier gilt: Wenn Sie einfach nicht widerstehen konnten und den ganzen Hamburger (A und B) gegessen haben, so ist das kein Drama. Kehren Sie einfach so bald wie möglich zu der gesunden Ernährungsweise des neuen A & B-Programms zurück.

Hotdogs sind wahrscheinlich am schwierigsten in den A & B-Plan zu integrieren. Nicht nur, weil ein Brötchen mit Würstchen eindeutig eine Kombination der Nahrungsmittelgruppen A und B darstellt, sondern vor allem, weil auch das Weglassen des Brötchens keine Lösung ist. In den Würstchen sind nämlich meist Zusatzstoffe und Mehl enthalten, die unweigerlich zur Gewichtszunahme führen. Wenn es Sie doch mal überkommt, kehren Sie einfach so bald wie möglich zu Ihrem Programm zurück. Bei Krankheiten oder körperlicher Unpässlichkeit sollten Sie auf derlei Säurebildner jedoch ganz verzichten.

Pizza ist eines der Nahrungsmittel, die man im Fastfood-Restaurant am unproblematischsten zu sich nehmen kann. Bestellen Sie, was immer Sie wollen. Pizza mit Brokkoli, Pilzen, Zwiebeln, Chilischoten und/oder Oliven schmeckt gut und ist chemisch gesehen völlig unproblematisch. Aber seien Sie bei der Wahl Ihres Käses vorsichtig. Bestellen Sie den neutralen Mozzarella oder Käse über 60 Prozent Fett i. Tr. anstelle des Säure bildenden Parmesans. Wenn Sie sich allerdings gesundheitsbewusst ernähren wollen, denken Sie daran, dass Pizzateig zumeist aus Weißmehl gemacht wird.

Falafeln werden leider nur in wenigen Fastfood-Restaurants angeboten. Ich sage unglücklicherweise, weil sie bedenkenlos verzehrt werden können. Sie bestehen aus Mehl und Bohnen und sind eine hervorragende Ergänzung zu Salaten. Ägypter essen die Bohnen gern zusammen mit Zwiebeln und Rettich (Basenbildner); deshalb bekommen sie von Bohnen auch keine Verdauungsstörungen. Allerdings sollten Sie die Falafeln keinesfalls mit Hähnchenflügeln essen. Zwischen dem Genuss von beidem muss – wie sollte es anders sein – eine Wartezeit von drei bis vier Stunden liegen.

Chinesische Gerichte zum Mitnehmen sind ebenfalls relativ leicht einzuordnen. Verzehren Sie lediglich das Fleisch oder den Fisch mit dem Gemüse, und verzichten Sie auf den Reis. Natürlich können Sie auch Letzteren mit dem Gemüse kombinieren und auf Fleisch verzichten. Seien Sie allerdings nicht überrascht, wenn Sie trotzdem zunehmen, denn die meisten chinesischen Restaurants binden ihre Saucen mit Mondamin oder Mehl. Ferner würzen sie ihre süßsauren Saucen mit Zucker. Und bei dem verwendeten Reis handelt es sich in der Regel um polierten, weißen Reis.

Hühnchen in der Imbissbude zu kaufen ist ebenfalls unproblematisch. Achten Sie jedoch auch hier auf die richtige Kombination. Und überzeugen Sie sich davon, dass das Geflügel nicht mit Mehl und Honig paniert wurde. Wenn doch, dann essen Sie die Haut nicht mit.

Donuts sollten Sie nur dann essen, wenn Sie keine gesundheitlichen Probleme haben und auch nicht mit Ihrem Gewicht kämpfen müssen. Das Problem sind nicht nur die Säure bildenden Inhaltsstoffe, nämlich Zucker und Weißmehl, sondern auch die Milch und die Eier (es wäre in Ordnung, wenn Donuts nur mit Eigelb und Sahne hergestellt würden, wie wir später im A & B–Kochbuch noch sehen werden). Wenn Sie sich von Zeit zu Zeit einen Doughnut gönnen wollen, denken Sie an die drei- bis vierstündige Wartezeit, und vermeiden Sie es, Ihren Kaffee mit Milch anzureichern. Geben Sie stattdessen Sahne hinein.

Pfannkuchen sind ebenfalls ziemlich problematisch, denn auch sie bestehen aus Mehl und Eiern. Wenn Sie nicht widerstehen können, essen Sie sie zusammen mit Nahrungsmitteln wie Honig, Bananen, Rosinen, Datteln, Feigen, getrockneten Äpfeln, Datteln oder Pflaumen, aber niemals mit Obst aus Gruppe B wie Äpfeln, Orangen, Pfirsichen, Ananas etc. Denken Sie an die drei- bis vierstündige Wartezeit, und verzehren Sie dieses Gericht nicht allzu häufig – sonst macht es sich auf Ihren Hüften bemerkbar.

Auf Reisen

Im Flugzeug ist es genauso einfach, sich nach den A & B-Prinzipien zu ernähren, wie im Restaurant, denn hier wird meist Fleisch mit Gemüse und Obst serviert. Dazu gibt es Brot, Reis, Kartoffeln und Kekse. Lassen Sie Letztere einfach weg und alles ist gut. Oder machen Sie es umgekehrt. Dann können Sie alles essen, außer dem Fleisch. Wichtig ist es, den

Genuss von Alkohol hier ganz zu meiden und stattdessen während des Fluges stündlich etwas zu trinken. Am Ende des Fluges sollten Sie einen ganzen Liter Flüssigkeit zu sich genommen haben. Die Atemluft im Innern eines Flugzeuges wird in aller Regel nämlich wieder aufbereitet, um Treibstoff zu sparen. Die wenige Frischluft, die eindringt, stammt aus luftigen Höhen, wo sie recht trocken ist.

Ihre Reiseverpflegung kann also sehr vielfältig sein: Brötchen mit Vollfettkäse, Salat, Pommes frites und Zwiebeln, und schon sind Sie satt.

In Europa ist es leicht, dem Programm zu folgen: Weder in Frankreich noch in Spanien oder Skandinavien werden Sie ein Problem haben. Selbst in Ägypten ist es einfach. Dort serviert man vorzügliche Gemüsesorten mit Fleisch und exotischen Speisen aller Art. Und das Obst wird süßer schmecken denn je. Leichter als an jedem anderen Ort der Welt finden Sie hier genug Nahrungsmittel, um sich gesund zu ernähren – die ideale Basis, um Ihren Urlaub zu genießen.

Snacks

Am einfachsten ist es, Snacks der neutralen Lebensmittelgruppe zu entnehmen, denn danach gibt es keine Wartezeit, und man kann auch keinen Fehlgriff machen. In fast allen Supermärkten existiert ein reichhaltiges Angebot von Salaten und Gemüsen. Ziegen- und Schafskäse dürfen ebenfalls jederzeit verzehrt werden, denn auch sie gelten als neutral.

Wenn Sie mit unserem Programm beginnen, schlage ich vor, dass Sie eine große Schüssel mit allem möglichen Gemüse vorbereiten: klein geschnittenem Blumenkohl, Brokkoli, Weißkohl, Rotkohl, Paprika, Möhren. Schneiden Sie sich auch die Zwiebeln zurecht, und bewahren Sie sie in einem anderen verschlossenen Behälter auf (sonst verbreiten sich unangenehme Gerüche im Kühlschrank). Salatblätter sollten Sie jedoch immer nur frisch und in kleinen Mengen vorbereiten, denn sie verwelken leicht. Stellen Sie diese vorbereiteten Gemüse in den Kühlschrank, so dass sie jederzeit verfügbar sind. Wenn Sie oder Ihre Familie Hunger haben, geben Sie Gemüse, Zwiebeln und Salat in eine kleinere Schüssel und übergießen Sie sie mit saurer Sahne oder Salatdressing. Wenn Sie Möhren essen, vergessen Sie nicht, sie kurz in Öl zu dippen, damit das Vitamin A von Ihrem Körper aufgenommen werden kann.

Walnüsse, Haselnüsse, Mandeln, Pistazien, Cashewkerne und andere Nüsse gehören zu den neutralen Speisen und bieten sich damit genauso für eine Zwischenmahlzeit an. Meiden Sie jedoch Erdnüsse; sie gehören zu Gruppe A. Auch nach dem Genuss von Nüssen brauchen Sie keine Wartezeit einzuhalten. Nur wenn Sie sie mit Rosinen (Gruppe A) kombinieren, ist die drei- bis vierstündige Wartezeit erforderlich – zumindest für den Fall, dass Sie abends eingeladen sind und Steak, Puter oder anderes Fleisch oder Fisch vorgesetzt bekommen.

Das Gleiche gilt auch bei anderen Zwischenmahlzeiten wie Kartoffelchips, Brezeln oder Fladenbrot (ebenfalls Gruppe A). Bevor Sie zu einer Mahlzeit der Gruppe B überwechseln, müssen Sie drei bis vier Stunden warten.

Einkaufen

Um sich gesund zu ernähren, müssen Sie Ihre Lebensmittel nicht im Reformhaus oder im Bioladen kaufen. Sie müssen einfach nur das chemisch Richtige essen. Dann ernähren Sie sich gesund. Dieses Ziel können Sie jederzeit auch mit Nahrungsmitteln aus dem Supermarkt erreichen.

Aber:

● Kaufen Sie keine fettreduzierten oder gar fettfreien Produkte, denn häufig werden Zucker und andere Zusatzstoffe verwandt, um ihnen Geschmack zu verleihen. Der Zucker stört Ihre Körperchemie. Außerdem fehlen diesen Nahrungsmitteln häufig viele wichtige Vitamine und Mineralien.

● Meiden Sie Fertiggerichte. Sie enthalten jede Menge Zusatzstoffe und Zucker, die Ihre Körperchemie durcheinander bringen.

● Bei Konserven und Fertigprodukten sollten Sie die Inhaltsstoffe genau prüfen. Wenn das Produkt zu viel Zucker enthält, lassen Sie es im Regal stehen. Versuchen Sie doch mal, Mayonnaise selbst herzustellen! Es geht ganz leicht (sieheA & B–Kochbuch).

● Kaufen Sie Weizenvollkorn-, Roggen- und anderes Vollkornbrot statt Weißbrot: Sie wissen ja, beim Weißbrot werden die Vitamine aus dem Korn entfernt, damit das Brot frisch bleibt. Der Preisunterschied ist nicht besonders groß, und Sie essen automatisch weniger, weil Sie schneller satt sind (man isst unwillkürlich zehnmal mehr Weißbrot als Vollkornbrot). Ein Tipp: Legen Sie das Brot in den Kühlschrank, damit es frisch bleibt.

● Waschen Sie Gemüse und Obst mit warmem Wasser, umso viele Pestizide zu entfernen wie möglich. Vergessen Sie nicht, dass diese gefährlichen Chemikalien Insekten vernichten sollen, von denen einige ziemlich widerstandsfähig sind.

● Gemüse und Obst aus biologischem Anbau sind natürlich besser, denn sie enthalten keinerlei Pestizide oder andere Giftstoffe. Im Reformhaus und Bioladen gibt es eine erkleckliche Auswahl, aber auch Supermärkte bieten mehr und mehr Nahrungsmittel aus biologischem Anbau an. Die Bezeichnungen »Öko« und »Bio« sowie »ökologisch« und »biologisch« sind seit 1993 (Inkrafttreten der EG-Öko-Neuordnung) geschützte Begriffe. Sie bieten die Sicherheit, dass es sich um echte Bio-Produkte handelt. Achten Sie auf die Angaben auf der Verpackung.

Kochen

Hängen Sie den A & B-Plan in der Küche auf, so dass Sie ihn ständig im Blick haben. Nachdem Sie sich für ein Gericht entschieden haben, überprüfen Sie, ob alle Zutaten chemisch zueinander passen. Sie wissen ja: Bei diesem Programm geht es nicht um die *Menge* dessen, was Sie zu sich nehmen, sondern um die chemischen Prinzipien.

Hüten Sie sich vor Rezepten mit Weißmehl. Nehmen Sie stattdessen Vollkornweizenmehl (A) oder – wenn Sie Speisen aus der Gruppe B kochen – Sojamehl (neutral). Bestreichen Sie den Truthahn nicht mit Honig. Backen Sie Kuchen und Kekse nicht mit Milch, sondern mit Sahne, die Sie mit Wasser verdünnen. Statt der ganzen Eier nehmen Sie immer nur das Eigelb. Hefe ist neutral und insofern zur Herstellung von Kuchen und Keksen unproblematisch.

Essen Sie so häufig wie möglich Gemüse. Garen Sie das Gemüse über kochendem Wasser (Dampfeinsatz) oder im Dampfkochtopf, damit so viele Vitamine wie möglich erhalten bleiben. Wann immer Sie Säure bildende Nahrungsmittel wie

Fleisch, Fisch, Wurst und Käse unter 50 Prozent Fett i. Tr. zu sich nehmen, kombinieren Sie sie mit Obst (aber nicht mit Bananen, Trauben, Feigen und Datteln). Das schmeckt nicht nur gut, sondern es sorgt auch für einen Ausgleich Ihres Säure-Basen-Haushalts.

In Kapitel 24 finden Sie den »Vierwochenplan« und in Kapitel 25 das »Entgiftungsprogramm nach Dr. Hay«, das sich ebenfalls zur schnellen Gewichtsreduktion empfiehlt – und zwar auf gesundem Weg. Aber eigentlich besteht gar kein Grund zur Eile. Wenn Sie den A & B-Prinzipien folgen, werden Sie irgendwann auf jeden Fall Erfolg haben. Denken Sie daran, dass sämtliche Diäten eines gemeinsam haben: Wenn sie vorbei sind, kann man das neue Gewicht nicht halten. Die Nicht-Diät nach Dr. Hay hingegen ist keine Diät, sondern eine Lebensweise. Im Folgenden schildere ich Ihnen als Beispiel einen Tag nach den A & B-Prinzipien:

FRÜHSTÜCK

Alternativ:

● Milch mit Äpfeln (ein starker und ein moderater Basenbildner, reich an Vitaminen, Mineralien und Ballaststoffen) oder anderem sauren Obst. Obwohl Sie es sich vielleicht nicht vorstellen können: Das kann durchaus ein vollständiges Frühstück sein. Und in den darauf folgenden vier bis fünf Stunden bekommen Sie garantiert keinen Hunger.

● Müsli mit Rosinen, Bananen und Sahne (mit Wasser verdünnt) oder Joghurt/Buttermilch.

● Weizenvollkornbrot mit folgendem Belag: Quark oder Vollfettkäse mit Honig; Schinkenspeck und Ziegenkäse, Butter, Tomaten und Salz.

● Brötchen mit Vollfettkäse.

Ihrer Fantasie beim Frühstück sind keine Grenzen gesetzt. Achten Sie nur darauf, dass Sie A nicht mit B kombinieren. Zu Müsli oder Brot veredeln Sie Ihren Kaffee mit Sahne statt mit Milch. Aber denken Sie daran, dass Kaffee ein starker Säurebildner ist; außerdem wirkt er sich direkt auf Herz und Kreislauf aus und stört das Hormonsystem. Im Gegensatz zu Kaffee wirkt schwarzer Tee langsamer: Er beeinflusst vornehmlich unser Gehirn und das zentrale Nervensystem. Am besten ist natürlich Kräutertee. Tee enthält Mineralien, Fluor, Kaliumkarbonat und Magnesium und ist deshalb sehr empfehlenswert.

VOM FRÜHSTÜCK ZUM MITTAGESSEN

Gehen wir davon aus, dass Sie (besonders zu Anfang) immer noch extrem hungrig sind, weil sich Ihre Körperchemie erst noch einpendeln muss. Dann können Sie zwischendurch sämtliche Speisen aus der neutralen Gruppe essen. So zum Beispiel Pilz- oder Gurkensalat mit Joghurt und Kräutern, Mozzarella auf Tomaten oder jedes frische Gemüse oder Salate. Wenn Sie frische Möhren essen, vergessen Sie nicht, ein paar Löffel Öl hinzuzugeben, damit Ihr Körper das wertvolle Vitamin A nutzen kann, das darin enthalten ist. Salat und Gemüse sind die beste Wahl, aber auch ein hart gekochtes Eigelb mit etwas Mayonnaise ist eine schmackhafte Alternative.

MITTAGESSEN

Das Mittagessen hängt stark von Ihren persönlichen Lebensumständen ab. Folgende Nahrungsmittel sind denkbar:

- Fleisch, Hühnchen, Wurst oder Fisch mit
- allen Gemüsesorten

- und/oder gemischtem Salat, der wiederum mit einer Essig-Öl-Sauce, Salz und Kräutern angemacht wird: Blumenkohl, Pfeffer, Zwiebeln, Möhren (starke Basenbildner) und alle anderen Gemüsesorten sind für einen solchen Salat sehr geeignet.

Zu einer Mahlzeit wie dieser passen gegarte Tomaten oder gegarter Spinat hervorragend. Sahnesaucen sind kein Problem Des weiteren lässt sich dazu Parmesan kombinieren. Das Getränk Ihrer Wahl darf dann trockener Weißwein sein. Um die Säure dieser eiweißreichen Nahrung zu kompensieren, sollten Sie als Nachtisch einen Basen bildenden Apfel oder eine Melone zu sich nehmen. Jedes B-Obst wie Pfirsiche, Grapefruits, Kiwis, Orangen etc. passt – nur keine Bananen (A).

Wenn Sie jedoch zum Mittagessen keinen Appetit auf Fleisch haben, bieten sich folgende Nahrungsmittel an:

- Pizza mit Brokkoli, Zwiebeln, Pilzen und Mozzarella (aber nicht mit Käse unter 50 Prozent Fett i. Tr. wie Parmesan)
- Kartoffeln mit Butter und/oder Vollfettkäse mit Kräutern, Gemüse und/oder Salat
- gebratener Reis oder Nudeln (vorzugsweise Vollkornnudeln)
- Linsen oder Faselbohnen (beide neutral) mit Salat
- jegliches Gemüsegericht.

VOM NACHMITTAG ZUM ABENDESSEN

Wieder können Sie jederzeit Gemüse und Salat essen. Ansonsten hängt jetzt alles davon ab, was Sie zu Abend essen wollen. Wenn Gerichte wie Pizza, Kartoffeln, Reis oder Nudeln auf dem Speisezettel stehen, essen Sie am besten Bananen oder Rosinen. Im Zweifel halten Sie sich an die neutralen Nahrungsmittel, mit denen Sie nichts falsch machen können. Wenn nicht, dann denken Sie unbedingt an die drei- bis vierstündige Wartezeit.

ABENDESSEN

Auch hier sind Ihrer Fantasie keine Grenzen gesetzt. Hier ein paar Beispiele:

- geräucherter Schinken (neutral) mit Weizenvollkornbrot (A) und Salat
- Brot mit Butter, Tomaten, Zwiebeln, Salz und Feta oder Camembert (neutral); Brot mit Salat (oder Avocados und jedem anderen Gemüse, auf das Sie Appetit haben) schmeckt ebenfalls hervorragend
- Ofenkartoffeln mit Olivenöl, Kräutern und Vollfettkäse
- gebratener Reis, Pizza, Linsen, Faselbohnen oder Nudeln.

Zu all diesen Gerichten trinken Sie am besten Bier. Als Snack vor dem Fernseher bieten sich Nüsse und Rosinen an. Wenn Sie danach noch von A nach B wechseln wollen oder umgekehrt, müssen Sie drei (besser noch vier) Stunden warten, bevor Sie das tun dürfen. Wenn Sie spät am Abend noch Appetit auf die Hühnchenreste im Kühlschrank bekommen, warten Sie die vorgeschriebene Zeit ab, dann dürfen Sie.

Kapitel 23

Sport, Atmung und Alterungsprozess

»Wahre Schönheit kommt von innen«, sagt eine alte Redensart. Aber es gibt keine wahre Schönheit ohne Gesundheit. Die Haut ist nicht nur das größte äußere, lebenswichtige Ausscheidungsorgan für giftige Schlacken, sondern auch der sichtbare Beweis für unsere Schönheit. Die Kosmetikindustrie hat Himmel und Hölle in Bewegung gesetzt, um dieses Organ zu schützen, das täglich abgestorbene und giftige Zellen absondert. Aber es gibt einfach keine Wunderkrem, kein Schönheitsprodukt, das dem menschlichen Körper die ewige Jugend sichern könnte. Die Körperzellen sind biologisch darauf programmiert, zu altern und abzusterben. Wir können den Alterungsprozess also nicht aufhalten; aber wir können unsere Chancen verbessern, das Alter zu erreichen, das unserer biologischen Lebenserwartung entspricht und bei hundert Jahren liegt. Wie? Indem wir unseren Körper nicht übersäuern. Wir selbst also können unser Leben um zwanzig bis dreißig Jahre verlängern!

Ich habe über diesen Punkt lange nachgedacht und mich gefragt: Was, wenn die ganze Sache in Wirklichkeit umgekehrt ist? Vielleicht wäre es ja normal, sich jünger zu fühlen und jünger auszusehen, als unser tatsächliches Alter vermuten lassen würde, wenn wir alle Regeln unserer Körperchemie beachten würden? Vielleicht entspricht es ja gar nicht unserer Natur, wenn wir uns mit fünfzig, sechzig, siebzig oder sogar achtzig Jahren alt fühlen? Warum war beispielsweise Enzo Ferrari noch im hohen Alter von neunzig Jahren in der Lage, sein Automobil-Unternehmen zu leiten?

Und da erinnerte ich mich an meinen Mentor, Joachim Seidl, der als Professor der Psychologie am Institut für Psychoanalyse und Psychotherapie in München lehrt. Er pflegte zu sagen: »Jeder Mensch hat drei Alter. Das numerische, das biologische und das psychologische.« Doch das numerische Alter hat keine Bedeutung, denn man selbst entscheidet, was man essen will. Und was man isst, macht den großen Unterschied. Meine Beobachtungen haben ergeben, dass manche Menschen auf biologischer Ebene zwanzig bis dreißig Jahre jünger sind als diejenigen, die im Zustand der Selbstvergiftung leben (permanentes Alkalidefizit). Das wiederum beeinflusst mit Sicherheit auch unser psychologisches Alter.

»Die Natur gibt uns einen Selbstregulierungsmechanismus zur Erhaltung unserer Gesundheit an die Hand«, schreibt Dr. Hay.[72] In diesem Zusammenhang bezieht er sich erneut auf die Beobachtungen von Colonel Robert McCarrison, der als Angehöriger des British Army Medical Service, des medizinischen Versorgungscorps der britischen Armee also, an einem entfernten Posten im Himalaja stationiert war. »Dr. McCarrison gibt zu Protokoll, dass die älteren Männer des Stammes den jüngeren so ähnlich sahen, dass er häufig nicht in der Lage war, den einen vom anderen zu unterscheiden, wenn sie auf dem Feld arbeiteten oder am Ende des Tages im Fluss badeten. McCarrison wollte zuerst nicht glauben, wie alt sie zu sein behaupteten, aber nachdem er neun Jahre lang bei ihnen gelebt hatte, akzeptierte er die Angaben als wahr. Die älteren Männer arbeiteten offenbar genauso effizient wie die jüngeren. Sie trieben Sport und maßen sich im Wettkampf mit den anderen männlichen Stammesmitgliedern. Sie konnten es mit jedem der Jüngeren aufnehmen. Sie führten das Leben von Bauern, hielten sich vornehmlich an der frischen Luft auf, was stets mit körperlicher Arbeit verbunden war. Damit war die Sauerstoffversorgung gesichert, so dass ihr Körper nicht jener Menge an nicht oxidierten Schlacken ausgesetzt war, wie unsere es aufgrund unserer unklugen Ernährungsgewohnheiten sind«.[73]

Ich bin davon überzeugt, dass die meisten Menschen bereit wären, die Wahrheit über sich und ihren Körper zu akzeptieren, wenn sie sie nur kennen würden. Aber das Hauptproblem des 21. Jahrhunderts besteht in den falschen Botschaften, mit denen sich die Menschen auf dem Sektor der Ernährung auseinander setzen müssen: Essen Sie kein Fett, zählen Sie die Kalorien und treiben Sie Sport, Sport, Sport! Also arbeiten bis zum Umfallen? Manche Menschen glauben tatsächlich daran, dass schwere, disziplinierte Arbeit ihnen den Erfolg bringen kann, nach dem sie sich so sehnen – ein Irrglaube, der nur in unserer auf Leistung und Effektivität ausgerichteten Welt gedeihen konnte. Und unbewusst steckt dahinter die Vorstellung, dass nur, wer von seiner Arbeit völlig erschöpft ist, große Leistungen vollbracht hat.

Viele Menschen sind heutzutage besessen von ihrem Aussehen und ihrer Leistung. Natürlich wissen sie, dass beides wichtig für ihr berufliches Fortkommen und häufig der entscheidende Faktor ist, um einen Job zu bekommen. In auf Effizienz ausgerichteten Gesellschaftsstrukturen wie der unsrigen ist es für die Industrie ein Leichtes, den Menschen einzureden, dass ihre körperliche Verfassung umso besser sein wird, je härter sie daran arbeiten, sprich: sich sportlich betätigen. Also treten sie in Fitnessstudios ein oder kaufen sich die teuersten Geräte.

Sport ist natürlich durchaus wichtig für unser Wohlbefinden; darüber besteht kein Zweifel. Erst mithilfe von Bewegung können wir uns entwickeln. Wenn wir immer nur träge und bewegungslos blieben, könnten wir uns niemals vernünftig entwickeln.

▼ **Bewegung, die nicht** zur Erschöpfung führt, unterstützt die körperliche Gesundheit und trainiert die fraglichen Muskelbereiche. Doch alles, was über den Erschöpfungszustand hinausgeht, kann nicht zum Wohlbefinden beitragen. Im Gegenteil: Übertriebener Sport kann sogar ausgesprochen schädlich sein und zu Säureablagerungen führen. Zu viel Sport bedeutet also zu viel Säure im Körper. Diese spüren Sie, sobald Ihre Muskeln schmerzen: Das tun sie nämlich nicht, weil Sie mit heroischer Ausdauer trainiert haben, sondern weil die Säure Ihre Nervenenden angreift. ▲

Aus diesem Grund erkranken viele Sportler im Alter an Arthritis. Hören Sie also sofort auf, sobald Sie Schmerzen spüren. Ihr Körper signalisiert Ihnen damit nur eines: Es ist genug. Moderater Sport ist gut; zu viel ist – langfristig gesehen – ungesund. Unsere Spezies ist nicht darauf eingerichtet, es zu übertreiben, nicht im Essen und nicht beim Sport. Denken Sie an unsere Vorfahren: Sie verstanden es, mit ihren Kräften Haus zu halten.

▼ **Die richtige Atmung** beispielsweise hat erheblich mehr Auswirkungen auf unsere Gesundheit, als gemeinhin angenommen wird. Tiefe Atemübungen massieren den Bauchbereich und verbessern auf diese Weise die Blutzirkulation und das Lymphsystem. Das wiederum unterstützt den Stoffwechsel und dabei insbesondere die Fettverbrennung. ▲

Wenn wir schlafen, atmen wir viel tiefer als im Wachzustand. Deshalb werden Schlacken während des Schlafes in Sauerstoff umgewandelt und über die Lungen ausgeschieden. Was wir im Schlaf automatisch tun, können wir auch im Wachzustand vollbringen, und zwar durch sportliche Betätigung. Forcierte Atmung und vermehrtes Schwitzen, das mit körperlicher Anstrengung einhergeht, fördern den oben beschriebenen Ausscheidungsprozess. Je mehr Muskeln wir nutzen und je größer die Muskelgruppen, die ins Spiel gebracht werden, desto schneller müssen wir atmen und desto stärker wird unsere Blutzirkulation angeregt. Joggen, Radfahren und Schwimmen sind aus diesem Grund ideale Sportarten, denn sie fordern allesamt größere Muskelgruppen. Die Vorzüge von sportlicher Betätigung sind zum einen die Massage der Muskeln selbst und zum anderen die der inneren Organe durch die erhöhte Atemfrequenz, die verbesserte Blutzirkulation und Schweißausdünstung. Kurz: Durch diese Art von Sport werden wir die giftigen Schlacken schneller los.

Die Faustformel lautet dabei wie folgt: Wenn Sie sich schon mehrere Jahre nicht mehr körperlich betätigt haben, fangen Sie langsam an. Geben Sie Ihrem Körper Gelegenheit, ganz allmählich stärker zu werden – Schritt für Schritt: Tanzen Sie zu Ihrer Lieblingsmusik. Machen Sie Stretching. Und wie ich schon sagte: Moderates Joggen ist sehr empfehlenswert. All das fördert die Blutzirkulation und unterstützt damit den Metabolismus.

Wenn Sie zu den bewundernswerten Menschen gehören, die bereits viele Diäten hinter sich gebracht haben und täglich Sport treiben, reduzieren Sie Ihren Aufwand. Schließlich trainieren Sie nicht für die nächsten Olympischen Spiele. Gewinnen können Sie aber trotzdem: für sich selbst und für Ihr ganzes restliches Leben.

▼ **Auch die Haut** wird sich im Rahmen des A & B-Programms regenerieren. Bei den meisten Diäten hingegen ist das nicht der Fall. ▲

Ich habe schon viele Menschen kennen gelernt, die zwar durch eine Diät abgenommen hatten, deren Haut hinterher jedoch ebenso grau wie schlaff wirkte. Bei einer konsequenten Befolgung der A & B-Prinzipien kann Ihnen das nicht passieren. Wenn Sie Ihrem Körper Zeit zur Regeneration geben, indem Sie sich nach den Regeln Ihrer Körperchemie ernähren, gewinnt Ihre Haut ihre natürliche Elastizität problemlos zurück. Die Kombination aus moderatem Sport und A & B-Methode wirkt diesbezüglich Wunder. Was für Ihre Körpermuskulatur gilt, gilt eben auch für Ihre Gesichtsmuskeln. Selbst wenn Sie in einem späteren Lebensstadium den Entschluss fassen, sich einer Schönheitsoperation zu unterziehen, wird es für den Arzt leichter sein, den Eingriff an gesunder und elastischer Haut vorzunehmen.

Jetzt kennen Sie die Wahrheit über Ihren treuesten Gefährten auf dieser Erde: Ihren chemischen Apparat. Was Sie aus diesem Wissen machen, liegt einzig und allein in Ihrer Hand.

Teil VI

Das A & B-Programm leicht gemacht

Soweit nicht anders angegeben, sind die Rezepte von Mittag- und Abendessen für 4 Personen vorgesehen.

Kapitel 24

Vierwochen-A & B-Plan

● Wenn Sie unter gesundheitlichen Problemen leiden und/oder übergewichtig sind, sollten Sie auf jeden Fall den Rat Ihres Arztes einholen und Ihre Ernährung seinen Anweisungen gemäß gestalten. Er wird wissen, wie Sie die folgenden Richtlinien auf Ihren Zustand abstimmen. Besprechen Sie mit ihm, ob das im folgenden Kapitel beschriebene Programm, das die Entschlackung beschleunigen soll, auch in Ihrem Fall ratsam ist.

● Denken Sie daran, dass Sie den täglichen Verzehr von starken und moderaten Basenbildnern unbegrenzt steigern können (und sollten). Versuchen Sie, so viel frisches Obst, Gemüse und Salat zu sich zu nehmen wie möglich. Das gilt für alle Personengruppen, die den A & B-Prinzipien folgen wollen – aus welchen Gründen auch immer. Basenbildner sind Kartoffeln (die mit Schale verzehrt werden sollten), Grünkohl, Gemüse, Obst, Salate, Sprossen, Oliven, Avocados, Kräuter, Pilze, naturbelassene Öle und Fette, Milch, Sahne, Molke, Rosinen und einige Nüsse wie beispielsweise Mandeln, Paranüsse und Kokosnüsse.

● Versuchen Sie, den A & B-Powersalat (oder den Salat à la Ramses mit Weizenbrot) täglich zu essen. Es genügen auch ganz kleine Mengen (siehe hierzu auch den »Tipp« in diesem Kapitel).

● Personen, die so schnell wie möglich, aber dennoch auf gesunde Art abnehmen wollen, sollten ein Frühstück aus Milch und Äpfeln zu sich nehmen. Im Laufe des Tages sollten sie so oft wie möglich den A & B-Powersalat essen. Kombinieren Sie ihn mit Kartoffeln (wobei die Schale ein absolutes Muss ist);

Kartoffelwürfel können dem Salat auch direkt zugefügt werden. Wenn Sie jetzt konsequent bleiben, wird Ihre Körperchemie sich schon bald selbst korrigiert haben – das sollten Sie sich immer vor Augen führen. Sie können also ganz sicher sein, dass Sie Ihr Ziel irgendwann auch erreichen werden. Sie werden gleichmäßig am ganzen Körper abnehmen – und das vom ersten Tag an. Nehmen Sie sich also Zeit. Es besteht kein Grund zur Eile.

● Wenn Sie über vierzig sind, sollten Sie mit Ihrer Ernährungsumstellung keinesfalls so lange warten, bis Sie das Gefühl haben, körperlich kurz vor dem Zusammenbruch zu stehen. Erhöhen Sie Ihren Alkalispiegel, indem Sie im Laufe eines Tages 80 Prozent Basenbildner und nicht mehr als 20 Prozent Säurebildner essen (wählen Sie die »guten« statt der »schlechten« Eiweiße).

● Während der ersten Wochen sollten Sie in jedem Fall jede Art von Säurebildnern aus Gruppe B vermeiden. Meiden Sie gegartes Fleisch, Wurst, Fisch und Käse mit einem Fettgehalt unter 50 Prozent i. Tr. Diese Speisen enthalten die Säure bildenden (»schlechten«) Eiweiße. Wenn Sie aber doch einmal schwach werden, so kombinieren Sie die Mahlzeit zum Ausgleich wenigstens mit Basenbildnern, insbesondere mit Obst aus Lebensmittelgruppe B. Das gleicht die Säure aus.

● Wenn Sie gesund und noch einigermaßen jung sind, dann ist es kein Problem, mehr von den Säure bildenden Nahrungsmitteln zu essen, als in unserem Vierwochenplan angegeben ist. Folgen Sie dabei nur weiterhin gewissenhaft den A & B-Prinzipien. Wenn Sie Erfolg haben wollen, sind sie ein absolutes Muss, egal wie gesund oder jung Sie sind.

● Wer täglich ins Büro geht und nicht zu Hause kochen kann, der sollte sich für mittags entweder Obst (aus der Gruppe B) oder einen Salat (z. B. A & B-Powersalat) von zu Hause mitbringen. Diesen können Sie mit Quark, Ziegen- oder Schafskäse, Feta, Mozzarella, Vollfettkäse, Roquefort, Ricotta oder jeder anderen Käsesorte aus der neutralen Lebensmittelgruppe kombinieren. Schon bald werden Sie feststellen, dass Sie – auch wenn Sie sich nach den A & B-Richtlinien ernähren – immer noch die gleichen Nahrungsmittel kaufen können wie zuvor. Frequentieren Sie so häufig wie möglich die Salatbar Ihres Supermarkts. Aber seien Sie vorsichtig bei Fertigsaucen, insbesondere während der ersten Phase der Entgiftung, denn häufig enthalten sie Zucker, Bindemittel, Mais, Sirup und chemische Zusatzstoffe. Wenn Sie aber auf Nummer sicher gehen wollen, wählen Sie eine Sauce aus Essig (oder Zitrone), naturbelassenem Öl, Salz (Meersalz, Kräutersalz) und Pfeffer.

- Denken Sie daran, dass Kauen sehr wichtig ist.

- Essen Sie nur, wenn Sie Hunger haben. Schon bald werden Sie feststellen, dass das Hungergefühl nachlässt, sobald Ihre Körperchemie sich wieder reguliert hat.

- Zu den Snacks zwischen Frühstück und Mittagessen sowie zwischen Abendessen und Schlafenszeit sei Folgendes bemerkt: Wenn Sie zwischen den Mahlzeiten Hunger bekommen, können Sie neutrale Speisen zu sich nehmen (24 Stunden am Tag, sieben Tage die Woche). Natürlich ist es am besten, wenn Sie zu rohem Gemüse, Salat und/oder Nüssen greifen. So können Sie beispielsweise ein paar Blumenkohlröschen mit dem Blaukäsedip oder einem anderen Dressing aus dem A & B-Kochbuch zu sich nehmen. Das schmeckt nicht nur gut, sondern wirkt auch Wunder. Falls Sie zwischendurch lieber Obst essen, denken Sie an die Wartezeit von drei (besser vier) Stunden, falls Sie bald darauf eine Mahlzeit zu sich nehmen wollen, die der jeweils anderen Gruppe zugehört. Denken Sie daran, dass es B-Obst und A-Obst gibt. Heidelbeeren, Avocados und Oliven hingegen sind neutral. Aber natürlich können Sie zwischendurch auch viele andere Dinge essen. Wichtig ist wie immer die drei- bis vierstündige Wartezeit und die Einhaltung der A & B-Prinzipien.

● Wenn Sie wollen, können Sie auch einen »Frischetag« einlegen. Erlaubt sind dann sämtliche Obstsorten, Gemüse und Salate. Sie alle sind starke Basenbildner und ideal, um den Körper einmal gründlich »auzuputzen«.

▼ **Wahrscheinlich werden Sie** überrascht sein, während dieses Vierwochenplans immer wieder auf den A & B-Powersalat zu stoßen, in dem nicht nur alle möglichen grüne Salatsorten, sondern auch roher Blumenkohl, Brokkoli, Spinat und Kohl verarbeitet sind. All diese Gemüsesorten nehmen wir gewöhnlich in gekochtem und nicht in rohem Zustand zu uns. Doch handelt es sich um Nahrungsmittel, nach denen Ihr Stoffwechsel sich geradezu verzehrt! Blumenkohl beispielsweise enthält ein hohes Maß an Pantothensäure, die man auch als »Verjüngungsvitamin« bezeichnen könnte. Sie fördert die Fettverbrennung und spielt eine zentrale Rolle bei den biochemischen Reaktionen im Körper. Brokkoli enthält einen hohen Anteil an Vitamin B6, das die Energiereserven im Körper in Zucker verwandelt. Brokkoli hat zudem die Fähigkeit, den Körper zu entgiften und das Immunsystem zu stärken, und wirkt krebsvorbeugend. Weiß- oder Rotkohl enthält ebenfalls viel Vitamin B6, und Spinat versorgt unseren Körper mit Vitamin B2, das nicht nur die Fettverbrennung reguliert, sondern unter anderem auch für die Zuckerverbrennung zuständig ist. Wenn Sie zum ersten Mal eine solche »Powerschüssel« zu sich nehmen (mit Mayonnaise, Essig, Öl, Salz, Pfeffer und Kräutern oder einem anderen Dressing nach Ihrem Geschmack), werden Sie überrascht sein, wie »normal« diese herrlichen Gemüse schmecken. Der riesige Unterschied besteht nicht im Genuss, sondern im Resultat für unseren Körper. ▲

▼ **Tipp:** Wahrscheinlich haben Sie keine Lust, tagtäglich Gemüse zu putzen. Um diese wichtigen Nahrungsmittel gleich zur Hand zu haben, wenn Sie hungrig sind, sollten Sie eine große Schüssel vorbereiten, deren Inhalt ein paar Tage lang reicht. Gemüse verdirbt nicht so leicht, sondern kann durchaus eine Weile im Kühlschrank aufbewahrt werden. Schneiden Sie Blumenkohl, Weiß- oder Rotkohl, Möhren und Brokkoli klein. Die Zwiebelringe sollten Sie in einer separaten Vorratsdose (verschließbar, damit der Kühlschrank den Geruch nicht annimmt) aufbewahren. Bei Blattsalat empfiehlt sich diese Vorratshaltung allerdings nicht, denn die Blätter neigen dazu, schnell zu welken.

Wenn Sie dann nach Hause kommen, brauchen Sie einfach nur aus jeder Schüssel eine Portion zu entnehmen und sie mit Salatdressing, Dip oder Vinaigrette mischen (als Alternative zum A & B-Powersalat empfehle ich den Salat à la Ramses, siehe A & B-Kochbuch). ▲

1. Tag

FRÜHSTÜCK
1–2 Gläser Vollmilch (oder Joghurt) und
mindestens **2 große** (oder 3 mittelgroße) **Äpfel**
oder anderes Obst aus der neutralen Gruppe oder
aus Gruppe B (alles außer Bananen, Feigen,
Datteln, die aus Gruppe A stammen).
Ein mittelgroßer Apfel enthält 1–9 Gramm
Ballaststoffe, einen großen Anteil der täglich
benötigten 30 Gramm.

Ein Glas Milch (250 Milliliter) hat 8 Gramm Fett, also einen Bruchteil der 60 bis 80 Gramm, die ein einigermaßen sportlich aktiver Mensch täglich zu sich nehmen darf. Wenn wir also Vollmilch (einen moderaten Basenbildner) und Äpfel (starke Basenbildner) zu uns nehmen, schaffen wir eine solide alkalische Grundlage für den Tag.

Alternativen:
Brötchen mit Vollfettkäse

oder

Rühreier aus ganzen Eiern mit Schinkenspeck, aber *ohne* Brot;
oder **Rühreier aus Eigelb** mit Schinkenspeck und *mit* Brot

oder

Klassisches Frühstück mit Zerealien
- **Zerealien oder Müsli**, möglichst aus Vollkornweizen und ohne Zucker
- dazu **Joghurt oder Sahne** (mit Wasser verdünnt) oder saure Sahne
- nach Geschmack mit Bananen oder Heidelbeeren und/oder Rosinen oder Datteln, getrockneten Feigen, Honig und/oder allen Arten von Nüssen (einschließlich Erdnüssen) verfeinern.

oder

Weizen- oder Roggenbrot (Toast) mit Butter und Honig/Marmelade oder mit Butter oder Mayonnaise und/oder einem neutralen Käse über

60 Prozent Fett i. Tr. (Vollfettkäse, Quark, Camembert, Ziegenkäse), Schnittlauch, Tomaten, Zwiebeln (oder jedem anderen Gemüse und Kraut) und Salz;
oder mit einem neutralen Fleisch oder neutraler Wurst wie geräuchertem oder Rollschinken, Salami etc.

Trinken Sie dazu Kräutertee, Wasser oder Kaffee. Wenn Sie Brot, Müsli oder ein Brötchen essen, verfeinern Sie Ihren Kaffee nicht mit Milch, sondern mit Sahne, die Sie mit Wasser verdünnt haben. Zu Eiern können Sie Ihren Kaffee mit ganz normaler Milch trinken; doch denken Sie daran, dass die Basen bildende Sahne einen guten Ausgleich für die Säure im Kaffee darstellt.

MITTAGESSEN

Der folgende A & B-Powersalat kann mit Kartoffeln, Reis, Pasta, Hüttenkäse, Weizenbrot mit Butter oder Mayonnaise, Salami, geräuchertem Schinken oder jedem anderen geräucherten, getrockneten oder gepökelten Fleisch oder Fisch sowie mit allen anderen weiteren kompatiblen Nahrungsmitteln kombiniert werden. Wenn Sie den Salat zu Brot, Kartoffeln, Reis oder Pasta essen, können Sie Bananen, Trauben, Feigen, Datteln, Nüsse ebenso wie Rosinen und Honig dazu verzehren (alles aus Gruppe A). Aber wenn Sie ihn mit gegartem Fleisch, Kochwurst oder gegartem Fisch (B) kombinieren, ist neutrales Obst oder B-Obst die ideale Ergänzung (ebenfalls B).

In beiden Fällen dürfen natürlich jederzeit auch neutrale Speisen gegessen werden. Aber wenn Sie den Salat lediglich mit Quark oder einem anderen neutralen Käse über 60 Prozent Fett i. Tr. kombinieren, stehen Ihnen ansonsten sämtliche Lebensmittelgruppen – A, B und Neutral – offen.

Dem Salat können Sie auch sämtliche anderen Gemüse Ihrer Wahl zufügen, und das in unbegrenzten Mengen. Schwelgen Sie in Gemüsen, Salaten, Sprossen und Kräutern. Es ist ebenso möglich – wenn auch nicht ideal –, die eine oder andere Gemüsesorte aus dem unten aufgeführten Rezept auszulassen. Wenn sie so viele verschiedene Gemüse und Salatsorten essen, bekommt Ihr Stoffwechsel alles, was er zum Leben braucht.

A & B-Powersalat

Zutaten Blattsalat (Kopfsalat, Lollo Rosso oder Bianco,
Eisbergsalat, Feldsalat, Blattsalat oder alle
anderen Salate, die zu mundgerechten Stücken
zerpflückt werden können)
Tomaten (in Scheiben geschnitten oder gewürfelt)
Blumenkohlröschen (gehackt)
Brokkoli (gehackt)
Möhren (gehackt)
Weiß- oder Rotkohl (gehackt)
Sprossen/Sojabohnensprossen
Spinat (gehackt)
Zwiebeln (in Ringe geschnitten oder gewürfelt)
Schalotten (in Ringe geschnitten)
Olivenöl, Leinsamenöl, Sesamöl, Sojaöl oder
andere Öle
Essig oder frischer Zitronensaft
Salz (Kräutersalz, Meersalz, Biosalz)
Selleriesalz, Pfeffer

Petersilie (gehackt)
Schnittlauch (gehackt)

1. Gemüse in eine große Schüssel geben und vermischen.
2. In einer separaten Schüssel Öl, Essig oder Zitronensaft, Salz, Pfeffer und Kräuter miteinander verrühren. Über den Salat träufeln (alternativ oder zusätzlich: Mayonnaise, Salatdressing, Blaukäsedip oder andere Dips; siehe im A & B–Kochbuch »Mayonnaise, Salatsaucen und andere Dips«).

Variation: Auch Kartoffeln sind eine hervorragende Ergänzung zu diesem Salat. Die Kartoffeln in einem Dampfkochtopf oder im Dampfeinsatz 20 Minuten lang über kochendem Wasser garen. Wenn sie weich sind, abkühlen lassen, dann in kleine Würfel oder Scheiben schneiden. Die Kartoffelwürfel mit Mayonnaise, Dip oder Dressing dem Kraftsalat hinzufügen. Gut unterrühren.

SNACKS VOM MITTAG- BIS ZUM ABENDESSEN

Wenn Sie Ihr Mittagessen mit Kartoffeln, Brot oder Nudeln zu sich genommen haben, können Sie Obst aus Gruppe A oder aus der neutralen Gruppe als Zwischenmahlzeit wählen. Bevorzugen Sie Basenbildner.

Bestand Ihr Mittagessen nur aus neutralen Speisen, so unterliegen Sie jetzt keinerlei Beschränkung.

Wenn Sie Ihren Salat zusammen mit gegartem Fleisch, Wurst oder gegartem Fisch (B) gegessen haben, sollten Sie mit Basen bildendem Obst (B) fortfahren. Vergessen Sie aber nicht die drei- bis vierstündige Wartezeit, falls Sie abends eine Pizza essen wollen (A).

ABENDESSEN
A & B-Pizza Vier Jahreszeiten

Zutaten
1 Becher Hüttenkäse

3 Knoblauchzehen

½ Tasse Sahne

1 TL Oregano

1 TL getrockneter Schnittlauch

1 TL Basilikum

1 EL Olivenöl

2 Tassen Vollkornweizenmehl
oder Weißmehl

½ Würfel Hefe

2 EL Pflanzenöl

1 EL Butter

1 TL Meersalz

1½ Tassen Wasser

Milch

Maismehl oder Semmelbrösel

Brokkoli (Menge nach Geschmack)

Blumenkohl (Menge nach Geschmack)

Pilze (Menge nach Geschmack)

½ Aubergine

1 große Zwiebel (in Ringe geschnitten)

Oliven

2 Tassen Mozzarella (gewürfelt)

1. <u>A & B-Pizzasauce:</u> Käse, Knoblauch, Sahne, Oregano, Schnittlauch und Basilikum in eine Schüssel geben und alles mit dem Pürierstab verrühren. Langsam Olivenöl hinzugeben, bis eine zähe Masse entstanden ist. Beiseite stellen, bis der Pizzateig fertig ist.

2. Pizzateig: Mehl, Hefe, Öl, Fett, Salz und Wasser in einer mittelgroßen Schüssel miteinander vermischen. Mit den Händen so lange verkneten, bis der Teig fest, aber immer noch feucht ist (wenn nötig, noch etwas Wasser oder Milch hinzugeben). Teig 1 Stunde gehen lassen.

3. Teig erneut durchkneten. Abdecken und nochmals an einem warmen Ort 20 Minuten gehen lassen.

4. Ofen auf ca. 180 °C vorheizen. Maismehl oder Semmelbrösel auf ein gefettetes Backblech streuen und den Teig darauf gleichmäßig ausrollen.

5. Pizzasauce gleichmäßig über dem Teig verteilen. Brokkoli, Blumenkohl, Pilze, Aubergine, Zwiebel, Oliven und Mozzarella daraufgeben. Auf der untersten Schiene ca. 15–20 Minuten backen, bis sich eine feste, goldbraune Kruste gebildet hat. Warm servieren.

Dessert: Sie können zwischen sämtlichen Desserts aus dem A & B-Kochbuch wählen, die der Gruppe A angehören. Beispiel:

Bananenkrem

Zutaten 1 kg Bananen
2 Tassen Sahne (geschlagen)
$\frac{1}{2}$ TL Vanille
$\frac{1}{4}$ Tasse gehackte Mandeln
Honig
Rosinen

1. Bananen und Schlagsahne in einen Mixer geben, Vanille, Mandeln und Honig hinzufügen.

2. Mixen, bis eine zähe Masse entstanden ist. Mit Rosinen mischen, einfrieren.

SNACKS VOM ABENDESSEN BIS ZUR SCHLAFENSZEIT

Alles aus der neutralen Gruppe, vornehmlich aber Basen bildende Nüsse, Gemüse, Salate und Obst (A).

2. Tag

FRÜHSTÜCK
Siehe 1. Tag.

MITTAGESSEN
Brokkoli Mailand (für 2 Personen)

Zutaten   Röschen von 4 Brokkolistrünken
2 EL Butter
2 TL frischer Zitronensaft oder Essig
Gewürze
Passt zu A, B und Neutral.

1. Die Brokkoliröschen von den Strünken lösen, waschen und putzen. Anschließend in einen Dampfkochtopf geben, ca. 7 Minuten dünsten.

2. Die Butter in einer kleinen Pfanne schmelzen lassen und den Zitronensaft oder den Essig hinzugeben. Die Sauce über die heißen Brokkoliröschen gießen. Abschmecken.

ABENDESSEN
Frühkartoffeln Marseille (für 2 Personen)

Zutaten   5 kleine Kartoffeln (vorzugsweise rote)
2–3 EL Butter (geschmolzen)
Salz und Pfeffer
¼ Tasse frische Petersilie (gehackt)
Passt zu A und Neutral.

1. Kartoffeln im Dampfkochtopf ca. 20 Minuten garen. Anschließend in einer Schüssel abkühlen lassen.

2. Kartoffeln inklusive Schale in kleine Würfel schneiden. Auf einem Backblech verteilen und gleichmäßig mit der geschmolzenen Butter beträufeln. Würzen und auf oberster Schiene ca. 10 Minuten backen, bis sich eine goldene Kruste gebildet hat. Petersilie über die Kartoffeln streuen.

Variation: 1–2 Scheiben Weizenvollkornbrot mit frischer Butter, Schinkenspeck und/oder Käse mit einem Fettgehalt über 60 Prozent i. Tr. (Vollfettkäse, Camembert, Brie, Quark etc.) mit rohem Gemüse und/oder gemischtem Salat.

Dessert: A und/oder Neutral.

SNACKS VOM ABENDESSEN BIS ZUR SCHLAFENSZEIT
Alles aus der neutralen Lebensmittelgruppe.
Alternativ können Sie auch mit Obst, Nüssen oder Rosinen aus Gruppe A fortfahren.

3. Tag

FRÜHSTÜCK
Siehe 1. Tag.

MITTAGESSEN
Hähnchenschenkel mit Gemüse

Zutaten
8 Hähnchenschenkel
¼ Tasse Parmesan (gerieben)
2 EL Butter
4 EL Butter (geschmolzen)
1 Tasse Möhren (geraspelt)
1 Tasse Brokkoli (klein geschnitten)
1 Zwiebel (gewürfelt)
Salz, Pfeffer, Oregano
Passt zu B und Neutral.

1. Butter in eine Pfanne geben und bei mittlerer Hitze schmelzen lassen. Möhren, Brokkoli und Zwiebeln hinzugeben und alles unter mehrfachem Rühren ca. 5 Minuten lang in der Butter dünsten, bis die Brokkolistücke bissfest, aber weich sind.

2. Ofen auf ca. 180 °C vorheizen. Hähnchenschenkel aufschneiden, 2–3 EL von der Gemüsemischung in die Mitte von jedem Hähnchenschenkel legen, mit Zahnstochern zusammendrücken. Mit Butter bepinseln und mit Parmesan bestreuen. Auf ein Backblech legen und 45 Minuten backen, bis das Fleisch gar ist.

3. Zusammen mit dem Gemüse servieren.

ABENDESSEN
Pasta à la Paris

Zutaten   1 große Aubergine
Salz
250 g Rigatoni oder andere Nudeln
4 Zwiebeln (in dünne Ringe geschnitten)
2 große Knoblauchzehen (gepresst)
½ Tasse Olivenöl
Sojasauce und Cayennepfeffer
1 TL Oregano
1 TL Basilikum
1 Tasse Ricotta oder Quark
½ Tasse Sahne (mit Wasser verdünnt)
Passt zu A und Neutral.

1. Aubergine würfeln und in ein Sieb geben, Salz darüber streuen. Ca. 45 Minuten lang ziehen lassen, bis die Flüssigkeit abgetropft ist.

2. Nudeln in Salzwasser bissfest kochen. Abgießen.

3. In einer großen Pfanne oder im Wok Zwiebeln und Knoblauch im Öl braten. Aubergine hinzufügen. Mit Sojasauce, Oregano, Basilikum und Cayennepfeffer würzen.

4. Hitze zurückschalten und unter gelegentlichem Rühren ca. ½ Stunde vor sich hin köcheln lassen. Ricotta oder Quark und Sahne hinzufügen. Diese Sauce auf die Nudeln geben und alles gut miteinander vermischen.

4. Tag

FRÜHSTÜCK
Siehe 1. Tag.

MITTAGESSEN
Blumenkohlauflauf Côte d'Azur*

Zutaten Blumenkohlröschen von 1 großen Blumenkohl
3 EL Öl
2 Eigelb
¼ Tasse Petersilie (gehackt)
1 Prise süßer ungarischer oder anderer Paprika
1 Prise Muskat
Passt zu A, B und Neutral.

1. Den Blumenkohl 10 Minuten lang in Salzwasser kochen. Abgießen.

2. Das Öl in einer kleinen Auflaufform erhitzen.

3. Die beiden Eigelbe, das Öl und die Gewürze miteinander verquirlen.

4. Ofen auf 200 °C vorheizen. Blumenkohlröschen in die Auflaufform schichten und Eisauce darüber geben. Backen, bis der Auflauf eine goldbraune Kruste hat (ca. 10 Minuten).

---

* Blumenkohl enthält Pantothensäure, die zur Entgiftung der Zellen beiträgt und auch ansonsten eine wichtige Rolle bei der Unterstützung der biochemischen Reaktionen im Körper spielt. Außerdem fördert sie den Regenerationsprozess der Haut.

A & B-Powersalat
Siehe 1. Tag.
Passt zu A, B und Neutral.

5. Tag

FRÜHSTÜCK
Siehe 1. Tag.

MITTAGESSEN
Kohl Budapest

Zutaten   2 EL Butter
1 kg Zwiebeln (gewürfelt)
2 Tassen Gemüsebrühe (auch vom Brühwürfel)
Meersalz
1 Kopf Weißkohl (in Streifen geschnitten)
2 Tassen süße Sahne
1 Tasse saure Sahne
2 TL ungarischer Paprika
Sojasauce
Passt zu A, B und Neutral.

1. Butter in einen großen Topf geben und die Zwiebelwürfel darin goldbraun braten. Brühe und Meersalz hinzufügen.

2. Den Kohl hinzugeben und das Ganze ca. 15–20 Minuten vor sich hin köcheln lassen. Dann vom Feuer nehmen und abgießen.

3. Süße und saure Sahne mit Paprika mischen und abschmecken. Die Mischung über den Kohl gießen und 10 Minuten lang ziehen lassen.

ABENDESSEN
Brathühnchen Hawaii

Zutaten   1 Hühnchen (ca. 1 ½ kg)
Salz und Pfeffer
½ TL Thymian (getrocknet)
2 EL Butter
1 gewürfelte Ananas
trockener Weißwein
Wasser oder Sahne
Passt zu B und Neutral.

1. Ofen auf ca. 175 °C vorheizen. Hühnchen innen und außen mit Salz und Pfeffer einreiben. Thymian in die Bauchhöhle geben. Beine zusammenbinden und Haut mit Butter einreiben. In einen großen Bräter legen.

2. Hühnchen ca. 15 Minuten lang backen. Dann Ananas um das Hühnchen herumlegen. Noch etwas Thymian über das Hühnchen streuen. Trockenen Wein darüber gießen und insgesamt 1 ½ Stunden backen lassen. Wenn der Wein sich verflüchtigt hat, Wasser oder Sahne hinzugeben.

6. Tag

FRÜHSTÜCK
Siehe 1. Tag.

MITTAGESSEN
Waldorfsalat

Zutaten
2 Tassen Apfelwürfel (von ca. 2 mittelgroßen Äpfeln)
2 süße Orangen (gewürfelt, ohne Kerne)
250 g gekochtes Hühnerfleisch
(gewürfelte Reste vom Vortag)
¾ Sellerieknolle (grob gehackt)
1 Tasse Mayonnaise
1 Schuss Cognac
2 EL Zitronensaft oder Essig
1 Prise Salz
1 Tasse saure Sahne
4 EL Sahne (geschlagen)
½ Tasse Walnüsse (grob gehackt)
Passt zu B und Neutral.

1. Alle Zutaten (außer der Schlagsahne, der sauren Sahne und den Walnüssen) in eine mittelgroße Schüssel geben und vermischen. Längere Zeit kalt stellen.

2. Kurz vor dem Servieren Schlagsahne, saure Sahne und Walnüsse hinzugeben. Auf Salatblättern anrichten. Reste im Kühlschrank aufbewahren.

ABENDESSEN
A & B-Powersalat
Siehe 1. Tag (kombiniert mit einer Speise aus den Lebensmittelgruppen A, B oder Neutral).

7. Tag

FRÜHSTÜCK
Siehe 1. Tag.

MITTAGESSEN
Mozzarella mit Tomaten

Zutaten 2 große Tomaten (in Scheiben geschnitten)
1 Mozzarella (in Scheiben geschnitten)
Essig
Olivenöl
Salz
Pfeffer
1 Bund frisches Basilikum
Passt zu A, B und Neutral.

1. Tomaten und Mozzarella auf einem Teller arrangieren.

2. Essig und Öl miteinander verrühren und über Mozzarella und Tomaten gießen. Mit Salz und Pfeffer abschmecken und mit frischen Basilikumblättern garnieren.

ABENDESSEN
Auberginen mit Tomaten

Zutaten 2 große oder 4 kleine Auberginen
2 mittelgroße Tomaten
1 Bund Koriander (gehackt)
1 Bund Petersilie (gehackt)
6 Knoblauchzehen (gepresst)
5 Tassen Pflanzenöl
4 kleine Zwiebeln
Meersalz
Pfeffer
Selleriesalz
Passt zu B und Neutral (ohne die Tomaten auch zu A).

1. Auberginenköpfe abschneiden und Auberginen und Zwiebeln in kleine Würfel schneiden.
2. Tomaten pürieren und mit Koriander, Petersilie und Knoblauch mischen.
3. Öl in einem großen Topf erhitzen und die Zwiebeln dazugeben. Auberginenwürfel hineingeben und braten, bis sie goldbraun sind. Mit Meersalz, Pfeffer und Selleriesalz würzen.
4. Ofen auf 150 °C vorheizen. Auberginenwürfel in eine Auflaufform füllen und die Tomatenmischung darüber geben. 20 Minuten lang backen, bis sich eine knusprige Kruste gebildet hat.

8. Tag

FRÜHSTÜCK
Siehe 1. Tag.

MITTAGESSEN
Hackfleischbällchen

Zutaten
2 Zwiebeln (gewürfelt)
2 Stangen Sellerie
3–4 Knoblauchzehen
1 Bund Schnittlauch
1 kg Hackfleisch
2 Zwiebeln (in Ringe geschnitten)
Butter
Salz, Pfeffer, Selleriesalz, Oregano und Basilikum
$\frac{1}{2}$ Bund Petersilie
1 große Dose Dosentomaten (geschält)
Sojasauce
Passt zu B und Neutral.

1. Die gehackten Zwiebeln, den Sellerie, Knoblauch, Schnittlauch und Gewürze in einen Mixer geben und alles mixen, bis eine homogene Masse entsteht. Das Fleisch hinzufügen und den Mixer noch einmal laufen lassen. Aus der entstandenen Masse Fleischbällchen formen.

2. Die Zwiebelringe in Butter goldbraun braten, Salz, Pfeffer, Oregano, Petersilie, Selleriesalz und Basilikum hinzufügen und sorgfältig umrühren. Jetzt die Dosentomaten hineingeben und während des Kochens mit dem Kochlöffel zerdrücken. Dann die Fleischbällchen hinzufügen und das Ganze auf kleiner Flamme ca. 1 Stunde lang köcheln lassen. Anschließend mit Sojasauce abschmecken.

ABENDESSEN
Blumenkohlkremsuppe

Zutaten
2 EL Butter
1 EL Pflanzen- oder Olivenöl
Röschen von 2 mittelgroßen Blumenkohlköpfen (gehackt)
2 Stangen Sellerie (gehackt)
8 Schalotten (gehackt)
1 Zwiebel (gehackt)
½ TL Selleriesalz oder Meersalz
1 Messerspitze schwarzer Pfeffer (frisch gemahlen)
6 Tassen Wasser
2 EL Gemüsebrühe (auch vom Brühwürfel)
1 Knoblauchzehe (gepresst)
1 Messerspitze Muskat
1 TL Basilikum (getrocknet)
½ TL Thymian (getrocknet)
1 TL Majoran (getrocknet)
Passt zu A, B und Neutral.

1. Butter in einen großen Topf geben und in dem Öl zum Schmelzen bringen. Gemüse und Zwiebel hineingeben und mit Salz, Pfeffer und Gewürzen abschmecken. Ein paar Minuten bei mittlerer Hitze köcheln lassen. Dabei häufig umrühren.

2. Anschließend Wasser und Brühe hinzufügen und aufkochen lassen. Dann bei geschlossenem Topfdeckel ca. 15 Minuten vor sich hin köcheln lassen, bis der Blumenkohl gar ist.

3. Deckel abnehmen und etwas abkühlen lassen. Die Mischung mit einem Pürierstab oder im Mixer mischen, bis die Suppe kremig und homogen ist. Mit Muskat abschmecken.

9. Tag

FRÜHSTÜCK
Siehe 1. Tag.

MITTAGESSEN
Pilze Florentiner Art

Zutaten 250 g Pilze
2 EL Butter
1 EL frischer Zitronensaft
Salz, Knoblauchsalz, Sojasauce
Passt zu A, B und Neutral.

1. Pilze putzen, die Köpfe von den Stielen abschneiden und in Scheiben schneiden.

2. Butter im Topf zum Schmelzen bringen. Pilze darin dünsten, bis sie gar sind. Mit Zitronensaft und Gewürzen abschmecken.

ABENDESSEN
Spaghetti alla Toscana

Zutaten 4 Zwiebeln
750 g Pilze
2 große Knoblauchzehen
2 EL Butter
Salz, Pfeffer
250 g Käse (über 60 % Fett i. Tr., gerieben)
1 Tasse Sahne
250 g Spaghetti
je 1 TL frisches Basilikum und frischer Oregano
Passt zu A und Neutral.

1. Zwiebeln in Würfel schneiden, Pilze putzen und in Scheiben schneiden, Knoblauchzehen pressen.

2. Zwiebeln in Butter glasig dünsten, Pilze dazugeben und weiter dünsten, bis sie gar sind. Mit Knoblauch, Salz und Pfeffer abschmecken. Dann den Käse hinzugeben und schmelzen lassen. Anschließend die Sahne hinzufügen. Gut umrühren, beiseite stellen.

3. Nudeln in kochendem Salzwasser bissfest kochen. Abgießen. Sauce über die Spaghetti geben. Basilikum und Oregano darüber streuen.

10. Tag

FRÜHSTÜCK
Siehe 1. Tag.

MITTAGESSEN
Züricher Geschnetzeltes

Zutaten
750 g Rind- oder Kalbfleisch
Selleriesalz
Pfeffer
4 Knoblauchzehen (gepresst)
2 große Zwiebeln (gewürfelt)
Butter
500 g Pilze (in Scheiben geschnitten)
Salz, Knoblauchgewürz
1 Tasse Sahne
1 Dose grüne Erbsen
Passt zu B und Neutral.

1. Das Fleisch in dünne Streifen schneiden, mit Selleriesalz und Pfeffer würzen.

2. Die Zwiebelwürfel und den gepressten Knoblauch in Butter anbraten, bis sie goldbraun sind. Dann das Fleisch hinzugeben und unter mehrmaligem Rühren gar braten.

3. Anschließend die Pilze, die Gewürze und die Sahne hinzufügen und alles bei schwacher Hitze und unter gelegentlichem Umrühren ca. 1 Stunde lang vor sich hin köcheln lassen. Zum Schluss die Erbsen hinzufügen und mit Salz, Pfeffer und Knoblauchgewürz abschmecken.

ABENDESSEN
Kartoffelsalat Elsässer Art

Zutaten   6 Frühkartoffeln mit Schale
Rindersalami oder geräucherter Fisch
(Menge nach Geschmack)
1 große Tomate
1 frische Salatgurke
2 große Gewürzgurken
$\frac{1}{2}$ Bund Schnittlauch
1 Zwiebel
Schalotten (Menge nach Geschmack)
Oliven- oder Pflanzenöl
Essig
Mayonnaise oder Blaukäsedip (siehe S. 460)
Salz, Pfeffer und Selleriesalz
Passt zu A und Neutral.

1. Kartoffeln 20–30 Minuten im Dampfkochtopf garen. In einer großen Schüssel abkühlen lassen und in Würfel schneiden.

2. Salami oder Fisch und Tomate in Würfel schneiden, Gurke und Gewürzgurken in schmale Streifen schneiden, Schnittlauch und Zwiebeln hacken, Schalotten in Ringe schneiden.

3. Öl, Essig, Gemüse, Gurken, Salami oder Fisch und Mayonnaise oder Blaukäsedip zu den Kartoffeln geben und gut unterheben.

4. Mit den Gewürzen abschmecken.

11. Tag

FRÜHSTÜCK
Siehe 1. Tag.

MITTAGESSEN
A & B-Powersalat
Siehe 1. Tag.
Passt zu A, B oder Neutral.

ABENDESSEN
Bohnen à la Ramses (Die angegebenen Mengen der Zutaten ergeben 16 Portionen, da es sich aufgrund des großen Zeitaufwands lohnt, größere Mengen zuzubereiten.)
Dieses alte ägyptische Gericht sollte immer in Verbindung mit dem Salat à la Ramses gegessen werden, damit es nicht zu Verdauungsproblemen kommt. Vergessen Sie nicht, rechtzeitig mit der Vorbereitung zu beginnen, denn die Bohnen müssen 3–4 Stunden lang ziehen und 4–5 Stunden lang kochen!

Zutaten	1 kg kleine Faselbohnen
	500 g geschälte und getrocknete Fava Bohnen
	500 g Kichererbsen
	250 g gelbe Linsen
	je 2 EL Kreuzkümmel und Koriander
	Selleriesalz
	kaltes Wasser
	1 Knoblauchzehe (gepresst)
	Passt zu A, B und Neutral.

1. Bohnen, Kichererbsen und Linsen getrennt waschen. Bohnen und Kichererbsen jeweils in eine große Schüssel geben. Bohnen mit viel kaltem Wasser übergießen und 3–4 Stunden quellen lassen. Wasser abgießen.

2. Wasser in einem großen Topf zum Kochen bringen und die Bohnen hinzufügen. Sie sollten ca. 10 Zentimeter hoch mit Wasser bedeckt sein. Wasserspiegel stündlich überprüfen und notfalls Wasser hinzufügen. Bei schwacher Hitze 4–5 Stunden köcheln lassen, bis die Bohnen gar sind. Dann die Linsen hinzufügen. 1 Stunde köcheln lassen, bis die Linsen gar sind. Dann Knoblauch, Kreuzkümmel, Koriander, Salz und Pfeffer hinzugeben und 30 Minuten stehen lassen. Mit Salat à la Ramses servieren.

3. Ein Tipp: Kleinere Portionen für später in Plastikbeuteln einfrieren.

Salat à la Ramses

Zutaten	5–6 Chilischoten
	2–3 große Tomaten
	2 große Zwiebeln
	1 Kopf Blattsalat
	6 Knoblauchzehen

Salz und Pfeffer
je ½ Tasse Essig und Olivenöl
1 EL Koriander
1 Bund Koriander
1 EL Kreuzkümmel
Passt zu A, B und Neutral.

1. Chilischoten entkernen und hacken (Vorsicht, nicht mit den Fingern ins Gesicht greifen!), Tomaten und Zwiebeln in Würfel schneiden, Salat waschen und schneiden, Knoblauchzehen pressen.

2. Chilis, Tomaten, Zwiebeln, Salat, Knoblauch, Salz, Pfeffer, Essig, Öl und Gewürze im Mixer oder mit dem Pürierstab zu einer homogenen Masse verarbeiten. 3 Esslöffel dieser Masse auf jeden Teller Bohnen geben.

3. Übrig gebliebene Masse in ein Glas geben. Mit Olivenöl bedecken, so dass das Öl die Masse um ca. 5 Zentimeter überragt. Zum späteren Gebrauch im Kühlschrank aufbewahren (schmeckt hervorragend zu Weizenbrot).

12. Tag

FRÜHSTÜCK
Siehe 1. Tag.

MITTAGESSEN
Fettuccine Alfredo

Zutaten 500 g Fettuccine
Salz
8 EL weiche Butter

½ Tasse Sahne
1 Tasse Mozzarella (gehackt)
schwarzer Pfeffer (frisch gemahlen)
Passt zu A und Neutral.

1. Nudeln in Salzwasser bissfest kochen. Abgießen.
2. Fettuccine in einer Schüssel warm halten. Butter, Sahne und die Hälfte des Mozzarella unterheben, bis die Nudeln gleichmäßig bedeckt sind. Sofort servieren und Pfeffer und so- wie den übrigen Mozzarella darüber geben. Ergibt 4–6 Por- tionen.

ABENDESSEN
Gebratene Seezunge mit Orangen
Zutaten   750 g Seezungenfilets
½ TL Salz
¼ TL Pfeffer
¼ Tasse frischer Orangensaft
¼ Tasse frischer Zitronensaft
1 ganze Orange
1 TL Sojamehl
Passt zu B und Neutral.

1. Fischfilets in einer einzigen Schicht in einen Bräter oder eine Auflaufform legen, mit Salz und Pfeffer würzen. Orangen- und Zitronensaft hinzufügen. Abdecken und 1 Stunde im Kühl- schrank ziehen lassen.
2. Orange schälen und in Scheiben schneiden.
3. Ofen auf 220 °C vorheizen. Fisch aus dem Kühlschrank holen und Bräter oder Auflaufform sorgfältig mit Alufolie be- decken. 8–10 Minuten backen, bis die Filets fest und dunkel sind.

4. Die Filets auf eine Servierplatte legen und den heißen Bratensud in einen kleinen Topf gießen. Das Sojamehl in 2 Esslöffeln kaltem Wasser auflösen. Die Flüssigkeit unter den Bratensud rühren und das Ganze ca. 1 Minute lang bei mittlerer Hitze kochen lassen, bis es eindickt. Die Sauce über die Filets geben und mit den Orangenscheiben garnieren.

13. Tag

FRÜHSTÜCK
Siehe 1. Tag.

MITTAGESSEN
Chefsalat
(Menge der Zutaten nach Geschmack)

Zutaten Kopfsalat
Tomaten (in Scheiben oder Stücke geschnitten)
Salatgurken (in dünne Scheiben geschnitten)
Brokkoli (in kleine Scheiben geschnitten)
Blumenkohl (in kleine Scheiben geschnitten)
Möhren (in dünne Streifen geschnitten)
Zwiebeln (in Ringe geschnitten oder gewürfelt)
1–2 Eier (hart gekocht, in Scheiben geschnitten)
Schweizer Käse (in dünne Streifen geschnitten)
geräucherter Schinken (in Streifen geschnitten)
gegartes Puten- oder Hühnerfleisch (klein gewürfelt)
Öl, Essig
Salz, Pfeffer
Mayonnaise (<u>alternativ:</u> Dip oder Salatdressing)
Passt zu B und Neutral.

1. Gemüse vorbereiten und in einer großen Schüssel miteinander vermischen.

2. Übrige Zutaten hinzugeben, mit Öl, Essig, Salz und Pfeffer abschmecken und schließlich mit Mayonnaise verrühren.

ABENDESSEN
Pizza Mozzarella

Zutaten   Pizzateig
Pizzasauce
3 Tassen Mozzarella (ca. 350 g, gewürfelt)
2 EL Pinienkerne
Passt zu A und Neutral.

1. Pizzateig zubereiten (siehe S. 283).
2. Pizzasauce zubereiten (siehe S. 282).
3. Pizzasauce gleichmäßig über dem Teig verteilen. Mozzarella und Pinienkerne daraufgeben. Auf unterster Schiene ca. 15–20 Minuten backen, bis sich eine goldbraune Kruste gebildet hat. Warm servieren.

14. Tag

FRÜHSTÜCK
Siehe 1. Tag.

MITTAGESSEN
Kohl Budapest
Siehe 5. Tag.

ABENDESSEN
Schwarzeneggers Kraftkartoffeln

Zutaten Kartoffeln (Menge nach Geschmack)
Salz
Pfeffer
1 EL Butter pro Kartoffel
saure Sahne
Kräuter
Passt zu A und Neutral.

1. Die Kartoffeln mit einem scharfen Messer kreuzweise einschneiden, mit Salz und Pfeffer würzen. Auf jede Kartoffel 1 Esslöffel Butter geben und jede Kartoffel einzeln in Alufolie wickeln.

2. Den Ofen auf 200 °C vorheizen und die Kartoffeln auf das Backblech setzen. Backen, bis sie gar sind (etwa nach 40 Minuten).

3. Die saure Sahne in eine Schüssel geben und mit den Kräutern abschmecken. Kartoffeln warm in der Alufolie servieren.

15. Tag

FRÜHSTÜCK
Siehe 1. Tag.

MITTAGESSEN
Mozzarella mit Tomaten
Siehe 7. Tag.

ABENDESSEN
Gefüllte Paprika Italienische Art
(<u>alternativ</u> Tomaten oder Zucchini)

Zutaten
2 mittelgroße Zwiebeln (in Ringe geschnitten)
2 mittelgroße Zwiebeln (halbiert)
5 Knoblauchzehen oder Knoblauchgewürz
½ Bund Schnittlauch (gehackt)
½ Bund Koriander(gehackt)
½ Bund Dill (gehackt)
1 kg Hackfleisch, 1 Ei
½ Becher saure Sahne
1 Prise Selleriesalz
1 Prise Kreuzkümmel
1 Prise Cayennepfeffer
8 grüne Paprikaschoten
2 EL Butter oder Pflanzenöl
1 Brühwürfel
1 Prise Safran, 1 große Zitrone
Passt zu B und Neutral.

1. Zwiebeln schneiden, Knoblauchzehen pressen, Kräuter hacken.

2. Schnittlauch, Koriander, Knoblauch und Dill mit dem Pürierstab oder im Mixer zu einer homogenen Masse verarbeiten.

3. Fleisch, Ei, Sahne, Kräuterpüree und Gewürze (alle außer Safran und Zitrone) in eine große Schüssel geben und sorgfältig miteinander vermischen.

4. Paprikaschoten waschen und mit einem scharfen Messer Deckel abtrennen. Schoten sorgfältig entkernen und mit dem Fleisch füllen.

5. Ofen auf 180 °C vorheizen. In einer großen Fettpfanne 2 Esslöffel Butter oder Öl erhitzen, Zwiebelstücke glasig dünsten. Gefüllte Paprikaschoten hineinsetzen.

6. Brühwürfel in einer Tasse kochendem Wasser auflösen, und Safran mit Zitronensaft hinzufügen. Diese Flüssigkeit zum Gemüse gießen. Paprika backen lassen, bis sie einen Großteil der Flüssigkeit aufgenommen haben. Aus dem Ofen nehmen und saure Sahne mit dem restlichen Sud verrühren. Weitere 20 Minuten ziehen lassen. Warm servieren.

16. Tag

FRÜHSTÜCK
Siehe 1. Tag.

MITTAGESSEN
Sylvias Thunfischsalat (für 2 Personen)

Zutaten 1 Dose Thunfisch (in Öl oder Wasser, ca. 200 g)
Pflanzenöl (Menge von der Einlegeart des Thunfischs abhängig)
2 EL Senf
3 EL Zwiebeln (gehackt)
1 TL frischer Zitronensaft oder Essig
½ Tasse eingelegte Gurken (gewürfelt)
¼ Tasse Kapern (in Hälften geschnitten)
Salz
Knoblauchsalz
¼ TL Pfeffer
⅓ Tasse Schnittlauch (gehackt)
Passt zu B und Neutral.

1. Thunfisch in eine mittelgroße Schüssel geben und mit Öl und Senf mischen. Zwiebeln, Zitronensaft, eingelegte Gurken, Kapern, Salz, Knoblauchsalz und Pfeffer hinzugeben und gut miteinander verrühren.

2. Auf einem Salatblatt servieren. Mit den übrigen Kapern oder ein paar sauren Gurkenstreifen garnieren.

ABENDESSEN
A & B-Powersalat
Siehe 1. Tag.
Passt zu A, B oder Neutral.

17. Tag

FRÜHSTÜCK
Siehe 1. Tag.

MITTAGESSEN
Käsemakkaroniauflauf

Zutaten 250 g Makkaroni
2 Stück Mozzarella (klein geschnitten)
4–5 Knoblauchzehen (gepresst)
1 TL Oregano
1 TL Thymian
Passt zu A und Neutral.

1. Makkaroni in Salzwasser bissfest kochen und abgießen.

2. Mozzarella mit Knoblauch, Oregano und Thymian mischen. Diese Mischung über die Makkaroni geben.

3. Ofen auf ca. 200 °C vorheizen. Makkaronimischung auf einem gefetteten Backblech verteilen. Auflauf ca. 20 Minuten backen, bis sich eine braune, knusprige Kruste gebildet hat.

ABENDESSEN
Knusprige Reisbällchen St. Tropez

Zutaten

1 ½ EL Butter

1 Tasse Naturreis

4 Tassen Hühnerbrühe (auch aus Brühwürfeln)

3 Eigelb

¼ Tasse geriebener Käse (über 60 % Fett i. Tr.)

1 EL Petersilie (gehackt)

1 Messerspitze Pfeffer (frisch gemahlen)

½ EL Muskat

125 g Mozzarella (gewürfelt)

Paniermehl

Weizen- oder Sojamehl

4 Tassen Pflanzenöl

Passt zu A und Neutral.

1. Butter bei mittlerer Hitze in einer mittelgroßen Kasserolle schmelzen lassen. Reis hineingeben und 2–3 Minuten unter ständigem Rühren braten. 2 Tassen Brühe hinzugeben und weitere 5–6 Minuten unter ständigem Rühren kochen lassen. Erneut 1 Tasse Brühe hinzufügen. Kochen lassen, bis die Flüssigkeit fast völlig aufgesaugt wurde, also ca. 4–5 Minuten. Nach und nach die restliche Brühe hinzugeben. Unter ständigem Rühren weiterkochen, bis der Reis bissfest ist, also ca. 10–15 Minuten. Vom Feuer nehmen und abkühlen lassen.

2. 1 Eigelb in einer großen Schüssel schaumig schlagen. Reis mit Käse, Petersilie, Pfeffer und Muskat hinzufügen und alles gut

verrühren. Reismischung abdecken und mindestens 1 Stunde in den Kühlschrank stellen, bis sie vollständig abgekühlt ist.

3. 2 Eigelb mit 2 Teelöffeln Wasser verrühren und beiseite stellen.

4. Von der Reismischung ballgroße Portionen abstechen, ein Stück Mozzarella in die Mitte drücken und zwischen den Handflächen Reisbällchen (3–4 Zentimeter Durchmesser) formen. Die Reisbällchen erst im Mehl und dann im Eigelb wälzen; anschließend mit Paniermehl umkleiden. Bällchen auf ein Backblech setzen, mit Plastikfolie abdecken und 2 Stunden lang in den Kühlschrank stellen.

5. Öl in einen großen Topf gießen (ca. 7–8 Zentimeter hoch) und auf ca. 200 °C erhitzen. Reisbällchen 3–5 Minuten darin frittieren, bis sie goldbraun sind. Mit einer Schöpfkelle entnehmen und auf Papiertüchern abtropfen lassen. Sofort servieren.

18. Tag

FRÜHSTÜCK
Siehe 1. Tag.

MITTAGESSEN
Geräucherter Lachs mit Parmesan

Zutaten   250 g Vollfettkäse
¾ Tasse Parmesan (ca. 100 g, gerieben)
1 Spritzer Zitronensaft
¼ TL Chilisauce
100 g geräucherter Lachs (in dünnen Filets)
1 Tasse frischer Dill oder Petersilie (gehackt)
Passt zu B und Neutral.

1. Ofen auf 200 °C vorheizen. Vollfettkäse, Parmesan, Zitronensaft und Chilisauce im Mixer miteinander verrühren.

2. Geräucherten Lachs in dreißig Stücke schneiden. Ca. 2 Teelöffel der Käsemischung auf jeweils ein Lachsstückchen setzen und mit Dill oder Petersilie dekorieren. Ca. 5 Minuten backen, bis der Käse verlaufen ist. Warm servieren.

ABENDESSEN
Pizza Napoli

Zutaten   Pizzateig
A & B-Pizzasauce
1 ½ Tassen Feta (gewürfelt)
Oliven (Menge nach Geschmack)
Passt zu A und Neutral.

1. Pizzateig zubereiten (siehe S. 283).
2. Pizzasauce zubereiten (siehe S. 282).
3. Ofen auf 200 °C vorheizen.
4. Sauce gleichmäßig auf dem Teig verteilen. Mit Feta und Oliven belegen. Auf unterster Schiene 15–20 Minuten backen, bis sich eine goldbraune Kruste gebildet hat. Warm servieren.

19. Tag

FRÜHSTÜCK
Siehe 1. Tag.

MITTAGESSEN
Blumenkohlauflauf Côte d'Azur
Siehe 4. Tag.

ABENDESSEN
Brahthuhn auf Gemüse

Zutaten
1 ganzes Huhn (ca. 1 ½ kg)
Salz und Pfeffer
2 EL Butter
1 kleine Zwiebel (grob gewürfelt)
1 EL Thymian (getrocknet)
2 EL Pflanzenöl
1 mittelgroße Zwiebel (in dicke Scheiben geschnitten)
2 Zucchini (in Scheiben geschnitten)
2 Möhren (in dicke Scheiben geschnitten)
1 EL Sojamehl
Passt zu B und Neutral.

1. Hühnchen abspülen und trocken tupfen.

2. Ofen auf 200 °C vorheizen. Hühnchen großzügig außen und innen mit Salz und Pfeffer würzen. Zwiebelwürfel und Thymian in die Bauchhöhle geben und Beine zusammenbinden. Hühnchen mit Butter einreiben.

3. Öl in eine große, ovale Auflaufform oder einen flachen Bräter geben. Zwiebelringe, Zucchini und Möhren darin verteilen. Hühnchen obenauf legen.

4. Hühnchen backen, bis es goldbraun ist.

5. Das gare Hühnchen auf einen Servierteller legen und mit Alufolie abdecken, um es warm zu halten.

6. Sämtliches Fett bis auf 2 Esslöffel aus der Auflaufform oder dem Bräter entfernen. Bei mittlerer Hitze Sojamehl hinzufügen und so lange rühren, bis die Sauce eindickt. Mit Salz und Pfeffer abschmecken. In Sauciere geben und zu dem Hühnchen servieren.

20. Tag

FRÜHSTÜCK
Siehe 1. Tag.

MITTAGESSEN
Geflügelsalat Hawaii

Zutaten 250 g kaltes, gegartes Hühnerfleisch
(gewürfelte Reste vom Vortag)
2 Tassen Ananas (gewürfelt)
1 Tasse Mayonnaise
1 Schuss Essig
1 Prise Pfeffer
1 Prise Knoblauchsalz
1 Prise Muskat
Passt zu B und Neutral.

1. Sämtliche Zutaten in einer mittelgroßen Schüssel mischen.

2. Kühl stellen. Auf einem Salatblatt servieren und mit ein paar Ananaswürfeln verzieren.

ABENDESSEN
Salzburger Kartoffeln mit saurer Sahne

Zutaten 10 kleine Frühkartoffeln
½ Tasse saure Sahne
½ Bund Schnittlauch (gehackt)
Passt zu A und Neutral.

1. Ofen auf 200 °C vorheizen. Kartoffeln putzen und auf ein Backblech legen. Etwa 40 Minuten lang backen, bis sie

weich sind. Anschließend in einer großen Schüssel abkühlen lassen.

2. Kartoffeln halbieren. Ein dünnes Stück von den runden Enden abschneiden, damit die Hälften stehen bleiben. Mit einem kleinen Löffel die Mitte einer jeden Kartoffelhälfte aushöhlen, wobei ca. $\frac{1}{2}$ Zentimeter von der Außenschale stehen bleiben sollte. Jede so entstandene Höhlung mit 2 Teelöffeln saurer Sahne sowie dem Schnittlauch füllen. Das Ganze noch einmal ca. 10 Minuten in den Ofen stellen.

21. Tag

FRÜHSTÜCK
Siehe 1. Tag.

MITTAGESSEN
A & B-Powersalat
Siehe 1. Tag.
Passt zu A, B und Neutral.

ABENDESSEN
Orientalische Linsensuppe

Zutaten | 8 Tassen Wasser
1 $\frac{1}{2}$ Tassen Linsen
2 Tassen Gemüsebrühe (auch vom Brühwürfel)
1 große Zwiebel (gehackt)
1 Knoblauchzehe (gepresst)
2 große Möhren (gehackt)
2 Stangen Sellerie (gehackt)
$\frac{1}{2}$ TL Meersalz

1 TL getrockneter Oregano
1 TL süßer ungarischer Paprika
½ TL Thymian (getrocknet)
2 EL frische Petersilie (gehackt)
Passt zu A, B und Neutral.

1. Wasser in einem großen Topf zum Kochen bringen und Linsen, Brühe, Zwiebeln, Knoblauch, Möhren und Sellerie hineingeben. Gewürze hinzufügen und mehrmals sorgfältig umrühren.

2. Bei schwacher Hitze ca. 60 Minuten köcheln lassen. Dann Petersilie hinzufügen.

22. Tag

FRÜHSTÜCK
Siehe 1. Tag.

MITTAGESSEN
Brokkoli Mailand
Siehe 2. Tag.

ABENDESSEN
Schwertfischsteaks

Zutaten   4 Schwertfischsteaks (à 120–180 g)
½ Tasse Pflanzenöl
1 Tasse frische Basilikumblätter
2 Knoblauchzehen
¼ Tasse Pinienkerne
2 EL Parmesan (gerieben)

¼ TL Salz
1 Messerspitze Pfeffer
Zitronenscheiben
Passt zu B und Neutral.

1. Ofen auf 220 °C vorheizen. Fischsteaks in eine große, mit wenig Öl gefüllten Backform legen. Basilikum, Knoblauch, Pinienkerne, Parmesan, Salz und Pfeffer mit dem Pürierstab oder im Mixer pürieren. Noch während des Rührens langsam Öl dazugeben. Rühren, bis die Masse homogen ist.

2. Die Masse gleichmäßig über den Steaks verteilen. Form lose mit Alufolie bedecken und in den Ofen schieben. 10–12 Minuten backen, bis die Steaks zwar außen weiß, trotzdem aber immer noch feucht sind. Mit dünnen Zitronenscheiben garnieren.

23. Tag

FRÜHSTÜCK
Siehe 1. Tag.

MITTAGESSEN
Spargelsalat

Zutaten   1 Kopfsalat
½ Kopf roter Blattsalat
250 g Spargel (frisch oder aus der Dose)
3 EL Olivenöl
½ TL Senf
Meersalz
1 EL Zitronensaft oder Essig

1 Knoblauchzehe (gepresst)
schwarzer Pfeffer (frisch gemahlen)
Passt zu A, B und Neutral.

1. Salat waschen, trocken tupfen und klein zupfen.
2. Falls Sie frischen Spargel nehmen, schälen und holzige Enden abschneiden. In Salzwasser ca. 3–5 Minuten lang kochen. Abschütten, gut abtropfen lassen.
3. Spargel in ca. 4 Zentimeter lange Stücke schneiden. Mit Salat mischen.
4. Für das Dressing Öl, Senf, Meersalz, Zitronensaft oder Essig und Knoblauch in einer Tasse miteinander vermengen. Mit Pfeffer abschmecken und über den Salat gießen.

ABENDESSEN
Kohlrouladen Französische Art

Zutaten
1 großer Kopf Weißkohl
3 große Zwiebeln (gehackt)
1 kg Hackfleisch
2 Eier
1 Knoblauchzehe (gepresst)
1 Prise Thymian
1 Prise Kreuzkümmel und Fenchelsamen
1 Prise Pfeffer
1 Prise süßer ungarischer oder anderer Paprika
1 Prise Salz
4 EL Butter oder Pflanzenöl
½ Tasse saure Sahne
250 g Pilze (können auch weggelassen werden)
Passt zu B und Neutral.

1. Weißkohl im Dampfkochtopf oder in kochendem Wasser) 5–7 Minuten garen. Die Blätter sind gar, wenn sie sich von der Spitze eines scharfen Messers leicht durchbohren lassen. Die garen Blätter zu Vierecken zurechtschneiden.

2. Zwiebeln in einer kleinen Pfanne goldbraun braten.

3. Hackfleisch, Zwiebeln, Eier, Knoblauch und Gewürze in einer Schüssel sorgfältig miteinander vermischen.

4. Kohlblätter auf einen großen Teller legen und Fleischmasse zu Klößen formen. Auf die Kohlblätter legen und Kohl um das Fleisch wickeln. Mit einem Baumwollfaden zusammenbinden.

5. 4 Esslöffel Butter bei mittlerer Hitze in einer großen Bratpfanne schmelzen lassen. Zwiebel und Kohlrouladen dazugeben. Die Rouladen braten, bis sie braun sind. Dann saure Sahne und ½ Tasse Wasser zur Sauce geben. Noch 45 Minuten ziehen lassen und warm halten.

24. Tag

FRÜHSTÜCK
Siehe 1. Tag.

MITTAGESSEN
Schweizer Käsesalat (für 2 Personen)

Zutaten 250 g Schweizer Käse (in dünne Streifen geschnitten)
2 mittelgroße Zwiebeln (in dünne Ringe geschnitten)
Pflanzenöl

Essig
Salz
Pfeffer
Passt zu B und Neutral.

1. Käse und Zwiebeln in eine mittelgroße Schüssel geben. Öl, Essig, Salz und Pfeffer nach Geschmack hinzugeben.
2. Alles gut mischen.

ABENDESSEN
Pasta di Paesano
Zutaten   frischer Spinat (gehackt)
frische Minze (gehackt)
Feta
1 Tasse Sahne
Olivenöl
4 Knoblauchzehen (gepresst)
250 g Bandnudeln
Passt zu A und Neutral.

1. So viel frischen Spinat, frische Minze und Feta, wie Sie wollen, mit der Sahne, dem Olivenöl und dem Knoblauch mischen. Beiseite stellen.
2. Nudeln in Salzwasser bissfest kochen. Abgießen. Gemüsemischung unter die Nudeln heben und gut miteinander vermengen.

25. Tag

FRÜHSTÜCK
Siehe 1. Tag.

MITTAGESSEN
Artischocken Venedig

Zutaten 4 Artischocken
1 Knoblauchzehe (gepresst)
einige Stangen Sellerie
1 Lorbeerblatt
Passt zu A, B und Neutral.

1. Artischocken waschen, das Ende der Stängel abschneiden. Von jedem Blatt die dornige Spitze entfernen. Knoblauch, Sellerie und Lorbeerblatt über die Artischocken geben.

2. Artischocken im Dampfkochtopf ca. 30–40 Minuten über kochendem Wasser garen. Wenn die Blätter gar sind, Lorbeerblatt, Sellerie und Knoblauch entfernen. Mit geschmolzener Butter servieren.

ABENDESSEN
Kartoffelsoufflé

Zutaten 4 große Kartoffeln
4 Eigelb
½ Tasse Mozzarella (gewürfelt)
1 große Zwiebel (in Ringe geschnitten)
4 EL Butter oder Öl
4 Zucchinis (in Scheiben geschnitten)
Kräuter (z. B. getrocknete Petersilie)
Passt zu A und Neutral.

1. Kartoffeln ca. 20 Minuten über kochendem Wasser garen. In einer großen Schüssel abkühlen lassen.

2. Eigelbe schaumig schlagen. Mozzarella hinzugeben und gut verrühren. Beiseite stellen.

3. Kartoffeln in Scheiben schneiden. Zwiebel und Zucchini in einem mittelgroßen Topf in Butter oder Öl goldbraun anbraten. Kartoffelscheiben hinzufügen. Braten, bis sich eine goldbraune Kruste bildet. Eisauce und Kräuter über die Kartoffeln gießen. Weitere 3 Minuten backen lassen. Hitze zurückschalten, den Topf abdecken und 15 Minuten stehen lassen. Vor dem Servieren Kräuter über das Soufflé streuen.

26. Tag

FRÜHSTÜCK
Siehe 1. Tag.

MITTAGESSEN
**Gegrilltes Steak, Würstchen
und/oder Frikadelle**
Mit gegrillten Tomaten, Zwiebeln, Paprika oder
Zucchinis, saurer Sahne und Kräutern oder
anderen Dips (siehe A & B–Kochbuch)
kombinieren. Dazu B-Obst.
Passt zu B und Neutral.

ABENDESSEN
A & B-Powersalat
Siehe 1. Tag.
Passt zu A, B und Neutral.

27. Tag

FRÜHSTÜCK
Siehe 1. Tag.

MITTAGESSEN
Klassische Kartoffelsuppe

Zutaten
1 TL Pflanzenöl
2 EL Butter
1 große Zwiebel (grob gehackt)
1 Knoblauchzehe (gehackt)
2 Tassen Sellerie (gehackt)
8 Kartoffeln (mittelgroß bis groß, geschält,
in Würfel geschnitten)
$\frac{1}{4}$ TL Estragon (getrocknet)
$\frac{1}{2}$ TL Salbei (getrocknet)
1 TL Salbei (getrocknet)
1 Prise Salz
1 Prise Cayennepfeffer
1 Prise Muskat
6–7 Tassen Wasser
4 Tassen Gemüsebrühe (vom Brühwürfel)
Passt zu A und Neutral.

1. Öl in einen großen Topf geben und Butter darin zum Schmelzen bringen. Zwiebeln, Knoblauch, Sellerie, Kartoffeln und Gewürze hinzufügen. Mit Gemüsebrühe bedecken.

2. Aufkochen lassen. Dann auf kleiner Flamme köcheln lassen, bis das Gemüse weich ist, also ca. 20 Minuten, dann pürieren.

ABENDESSEN
Chicken Nuggets

Zutaten Öl

$\frac{1}{2}$ Tasse Sahne (mit Wasser verdünnt)

$\frac{1}{4}$ Tasse Sojamehl

$\frac{1}{4}$ Tasse Parmesan (gerieben)

1 TL Paprika

$\frac{1}{2}$ TL Oregano

1 $\frac{1}{4}$ kg Hühnerbrust (gewürfelt)

Passt zu B und Neutral.

1. Boden einer großen Pfanne großzügig mit Öl bedecken und auf ca. 180 °C erhitzen.

2. Unterdessen Sahne in eine Schüssel geben. Mehl, Parmesan, Paprika und Oregano in eine große Papiertüte geben und gut miteinander vermischen. Zuerst die Hühnerfleischstücke in die Sahne dippen, dann immer ca. ein Dutzend Stücke in die Tüte werfen und schütteln, um sie gleichmäßig zu panieren.

3. Hühnchenstücke portionsweise in dem heißen Öl braten. Sie brauchen ca. 5 Minuten, bis sie knusprig und goldbraun sind. Auf Küchenpapier abtropfen lassen und heiß servieren.

28. Tag

FRÜHSTÜCK
Siehe 1. Tag.

MITTAGESSEN
Geflügelsalat Peking

Zutaten   500 g Hühner- oder anderes Geflügelfleisch
(gekocht oder gebraten, gewürfelt)
2 Orangen (gewürfelt)
Schale von 2 Orangen (gerieben)
2 Tassen Mayonnaise
1 Tasse Mandeln (halbiert)
1 Schuss Cognac
1 Prise Muskat
Passt zu B und Neutral.

1. Alle Zutaten in einer großen Schüssel sorgfältig miteinander vermischen. Kühl stellen.
2. Auf Salatblättern servieren und mit Orangenwürfeln garnieren.

ABENDESSEN
Pizza Romana

Pizzateig
Pizzasauce

Zutaten   1 große Zwiebel (in Ringe geschnitten)
250 g Lauch (in Scheiben geschnitten)
250 g Schafskäse (gewürfelt)
1 EL frisches Basilikum (gehackt)
oder 1 TL getrocknetes Basilikum
2 Knoblauchzehen (gepresst)
1 Tasse saure Sahne
250 g Oliven
1 große grüne Paprikaschote
(in Streifen geschnitten)

250 g Pilze (in Scheiben geschnitten)
1 Prise Oregano
Passt zu A und Neutral.

1. Pizzateig zubereiten (siehe S. 283).
2. Pizzasauce zubereiten (siehe S. 282) und auf dem Teig verteilen.
3. Zwiebel glasig dünsten. Lauch, 1 Tasse von dem Schafskäse, Basilikum, Knoblauch und saure Sahne dazugeben.
4. Die Mischung auf die Pizzasauce geben. Den übrigen Schafskäse in Würfel schneiden. Pizza mit den Oliven, den Paprika, Pilzen und den Käsewürfeln belegen. Oregano darüber streuen. Auf unterster Stufe backen, bis sich am Rand eine goldbraune Kruste gebildet hat, also ca. 20–25 Minuten. Warm servieren.

Kapitel 25 *Das Entgiftungsprogramm nach Dr. Hay*

Das Entgiftungsprogramm nach Dr. Hay ist ebenso einfach wie wirkungsvoll. Ziel dieses Programms ist es, Ihren Basenhaushalt wieder in den Griff zu bekommen und Säurebildner daran zu hindern, Ihren chemischen Apparat zu stören. Es versetzt Ihren Körper in die Lage, das Gift so schnell wie möglich loszuwerden. Außerdem ist es eine ideale Unterstützung zur Gewichtsreduktion, denn es entlastet Ihren Stoffwechsel und erleichtert ihm so den Übergang zu einer gesunden Lebensweise.

Die Entgiftungsphase sollte eine bis drei Wochen dauern, ganz nach den individuellen Voraussetzungen. Die Dauer ist von Ihrem Gesundheitszustand ebenso abhängig wie von Ihrem Alter. Je älter und kränker Sie sind, umso länger sollten Sie durchhalten. Allerdings empfehle ich Ihnen dringend, vorher mit Ihrem Arzt zu sprechen und seinem Rat zu folgen. Er wird Ihnen am besten sagen können, über welchen Zeitraum hinweg eine Entgiftung sinnvoll ist.

Das Entgiftungsprogramm

1. Die besten Ergebnisse werden Sie erzielen, wenn Sie so viele frische und rohe Nahrungsmittel wie möglich zu sich nehmen. Personen, die das Entgiftungsprogramm mit dem Ziel der Gewichtsreduktion beginnen, können noch ein paar Rohkosttage hinten anhängen, in denen sie sich vornehmlich von frischem Obst, Gemüse und Salaten ernähren.

2. Im Rahmen des Entgiftungsprogramms können Sie jede Menge Kartoffeln essen. Doch verzehren Sie sie auf jeden Fall mit der Schale, denn direkt darunter sitzen lebenswichtige Vitamine. Kaufen Sie möglichst Kartoffeln aus biologischem Anbau.

3. Ebenfalls erlaubt sind Basen bildende Nüsse wie Mandeln und Paranüsse.

4. Variieren Sie: Essen Sie mittags und abends unterschiedliche Arten von Salat. Abwechslung ist wichtig!

5. Zwischen den Mahlzeiten können Sie Obst in unbegrenzten Mengen zu sich nehmen. Denken Sie aber an die drei- bis vierstündige Wartezeit, falls Sie abends Kartoffeln essen wollen.

6. Wenn sie gern Milch trinken und keine Probleme damit haben, können Sie morgens ein bis zwei Gläser Vollmilch (keine entrahmte oder teilentrahmte Milch) trinken und dazu zwei große Äpfel essen.

7. Trinken Sie jede Menge Mineralwasser.

Beispieltag für das Entgiftungsprogramm

FRÜHSTÜCK
Äpfel, Melonen und Kiwis (in unbegrenzter Menge)
Alternativ: 1–2 Gläser Vollmilch (1 Glas à 250 ml enthält 8 g Fett) oder Molke mit 2 großen Äpfeln (süßsaure Sorte).

3 STUNDEN SPÄTER
Bananen, Weintrauben.

MITTAGESSEN

Ein Salat aus Blattsalat, Blumenkohl, Weißkohl, Möhren, Brokkoli, Sprossen, dekoriert mit Orangen und Petersilie (in unbegrenzten Mengen), ebenso Mandeln und/oder Paranüsse.

ZWISCHENMAHLZEIT

Alle Sorten von Salaten, Gemüse oder Obst. Wenn Sie jetzt B-Obst essen, abends aber eine Kartoffelmahlzeit planen, müssen Sie die vorgeschriebene Wartezeit von 3–4 Stunden einhalten.

ABENDESSEN

2–3 große Pellkartoffeln (mit der Schale dämpfen) und Salat aus Endivien, Rotkohl, Blumenkohl, Brokkoli, Tomaten, Sprossen, Petersilie und rohem Spinat; alles dekoriert mit gelben Paprikastreifen.

BETTHUPFERL

Bananen, Weintrauben, Mandeln und/oder Paranüsse und naturreiner Honig.

Kapitel 26 *Dreitagesplan für Diabetiker*

Diabetes ist eine Stoffwechselerkrankung, bei der die Verwertung der Kohlenhydrate gestört ist. Die Kohlenhydrate in der Nahrung werden im Dünndarm zu Traubenzucker (Glucose) abgebaut, der in das Blut aufgenommen wird. Beim Gesunden (Nicht-Diabetiker) verschwindet der Zucker ziemlich schnell wieder aus dem Blut und wird zu den Körperzellen transportiert, wo er in Energie umgewandelt oder gespeichert wird. Für den Transport des Zuckers und seine Aufnahme in die Körperzellen sorgt das Insulin, ein Hormon der Bauchspeicheldrüse. Beim Diabetiker hingegen bildet die Bauchspeicheldrüse zu wenig oder überhaupt kein Insulin mehr, sodass der Traubenzucker im Blut bleibt. Zu den dann auftretenden akuten Problemen zählen Übelkeit, ständiger Durst, großer Harndrang, Schwindel und im schlimmsten Fall das so genannte Diabetische Koma. Langfristig können gefährliche Gefäßschäden auftreten, z. B. an den kleinen Kapillargefäßen der Augen mit der möglichen Gefahr einer Erblindung und an den Extremitäten (Zehen) mit der Gefahr einer Amputation. Später kommen Schäden an den größeren Blutgefäßen hinzu, Schlaganfall und Herzinfarkt können die Folge sein.

Sie können die geschilderten Komplikationen vermeiden, indem Sie regelmäßig zum Arzt gehen und Ihre Blutwerte kontrollieren lassen. Außerdem sollten Sie auf Ihre Ernährung achten.

Essen Sie zum Beispiel Äpfel statt Marmelade, Vollkornbrot statt Weißbrot und essen Sie Gemüse roh anstatt es zu kochen (vgl. Kapitel 18). Und zu guter Letzt: lassen Sie jede Nahrung weg, die auf dem A & B-Plan grau unterlegt ist.

FAUSTREGELN

1. Berücksichtigen Sie die A&B-Prinzipien (siehe Kapitel 17–18).

2. Essen Sie 80 % Basenbildner, vor allem Salat, Gemüse und Obst und nur 20 % Säurebildner (keine »schlechten« Eiweiße, sondern Neutrale Nahrungsmittel).

3. Essen Sie mehrere kleine Mahlzeiten statt einer großen.

4. Essen Sie im Einklang mit Ihrem biologischen Leber-Rhythmus (entdeckt von dem schwedischen Forscher Eric Abraham Forsgren[71]): Basenbildner am Morgen, wie zum Beispiel Milch und Äpfel oder andere B-Früchte oder nur Obst, Eiweiße aus der Neutralen Gruppe zur Mittagszeit und gesunde Kohlenhydrate aus der A-Gruppe am Nachmittag und Abend.

5. Essen Sie viele Äpfel, sie sind reich an Ballaststoffen! Ein Apfel versorgt Sie mit genauso vielen Ballaststoffen wie eine Schüssel Getreideflocken. Der hohe Ballaststoff-Gehalt eines Apfels hält das Niveau des Blutzuckers für eine lange Zeit konstant.

6. Auf dem Speiseplan nichts zu suchen haben: Zucker, Honig, Nahrung, die Zucker (Glucose, Fructose, Kristallzucker oder Maltose) enthält.

7. »Zuckerfreie« Kuchen und Süßigkeiten, die meist die Zuckeraustauschstoffe Sorbit und Xylit enthalten, wurden speziell für Diabetiker entwickelt und sind in Maßen erlaubt.

8. Verwenden Sie Süßstoffe aber möglichst nur in Ausnahmefällen, da sie chemische Produkte sind.

1. Tag

1. FRÜHSTÜCK

Zutaten 2 mittelgroße bis große Äpfel
250 ml Vollmilch (<u>Alternative:</u> Joghurt)

2. FRÜHSTÜCK

Zutaten 60 g Hüttenkäse
2 Tomaten (in Scheiben geschnitten)
1 Prise Meersalz
oder: Hüttenkäse mit jeder Art von B-Obst

MITTAGESSEN

»Mini« A & B-Powersalat (für 1 Person)

Zutaten 60 g Blattsalat (Kopfsalat, Lollo Rosso oder
Bianco, Eisbergsalat, Feldsalat,
Brunnenkresse oder alle anderen Salate,
die zu mundgerechten Stücken zerpflückt
werden können)
50 g Möhren (gehackt)
100 g Tomaten (in Scheiben geschnitten oder
gewürfelt)
100 g Gurken (in Scheiben geschnitten oder
gewürfelt)
½ grüne oder rote Paprikaschote (in Ringe
geschnitten oder gewürfelt)
20 g Brokkoli (gehackt)
20 g Blumenkohl (gehackt)
1 kleine Zwiebel (in Ringe geschnitten oder
gehackt)
1 EL Sprossen/Sojasprossen nach Geschmack

1 TL Schnittlauch (gehackt)
1 TL Petersilie (gehackt)
5 Oliven
2 EL Olivenöl (extra vergine)
1 Prise Meersalz
1 Becher Joghurt oder Sauerrahm
nach Geschmack
50 g Feta Käse (in Würfel geschnitten)

1. Gemüse in eine große Schüssel geben und vermischen.
2. In einer separaten Schüssel Öl, Joghurt und Gewürze verrühren. Über den Salat träufeln. Den Käse darübergeben.

NACHMITTAGS
Zutaten 2 mittelgroße bis große Äpfel
         1 Ecke Streichkäse (mittlere Spalte/Neutral)

SPÄTER NACHMITTAG
Müsli (für 1 Person)
Zutaten 50 g Vollkornweizen, grob gemahlen oder
         über Nacht eingeweicht
         75 g Quark (oder Hüttenkäse)
         60 g Bananen
         30 g Rosinen

Alternative:
Zutaten 2 Scheiben Vollkornbrot
         25 g Butter
         1 mittelgroße Tomate (in Scheiben geschnitten)
         1 TL Petersilie (gehackt)
         1 Prise Meersalz

oder:

2 Scheiben Roggenbrot oder Grahambrot
1 Ecke Streichkäse (mittlere Spalte/Neutral)
1 TL gehackter Schnittlauch (gehackt)
1 Prise Meersalz

ABENDESSEN
Frühkartoffeln Marseille mit Hüttenkäse
(für 1 Person)

Zutaten 5 kleine Kartoffeln (Biokartoffeln) mit Schale
2–3 EL geschmolzene Butter
Salz und Pfeffer
¼ Tasse frische Petersilie (gehackt)

1. Kartoffeln im Dampfkochtopf garen. Anschließend in einer Schüssel abkühlen lassen.

2. Kartoffeln inklusive Schale in kleine Würfel schneiden. Auf einem Backblech verteilen und gleichmäßig mit der zerlaufenen Butter beträufeln. Würzen und auf oberster Schiene ca. 10 Minuten backen, bis sich eine goldene Kruste gebildet hat. Petersilie über die Kartoffeln streuen.

SPÄTER ABEND

Zutaten 90–150 g Bananen
(<u>Alternative:</u> jedes andere A-Obst oder
neutrales Obst)
250 ml Buttermilch
(<u>Alternative:</u> jeder neutrale Streichkäse und/oder
jedes neutrale Milchprodukt)
30 g Rosinen
(<u>Alternative:</u> wie »Später Nachmittag«)

2. Tag

1. FRÜHSTÜCK
Siehe erster Tag.

2. FRÜHSTÜCK
Zutaten 60 g Ziegenkäse
5 Oliven

MITTAGESSEN
»Mini« A&B-Powersalat (siehe erster Tag)
dazu 50 g Bündner Fleisch (oder roher Schinken
oder Rindersalami, das heißt jedes neutrale Fleisch)

NACHMITTAGS
Siehe 1. Tag.

SPÄTER NACHMITTAG
Siehe 1. Tag.

ABENDESSEN
Lindas Vollkornnudeln (mit rohen Tomaten)
(für 1 Person)
Zutaten 1 kleine Zwiebel (gehackt)
100 g frische Pilze (Biopilze, geschnitten)
1 TL Butter
100 g Zucchini (gehackt)
Salz und Pfeffer
1 EL Sauerrahm
50 g Vollkornnudeln
1 Teelöffel Olivenöl (extra vergine)

1 TL Petersilie (gehackt)
1 Prise Meersalz
2 mittelgroße Tomaten

1. Zwiebel in Würfel schneiden, Pilze putzen und in Scheiben schneiden.

2. Zwiebel in Butter glasig dünsten, Pilze und Zucchini dazugeben und weiter dünsten, bis sie gar sind. Mit Salz und Pfeffer abschmecken und den Sauerrahm dazugeben. Gut umrühren, beiseite stellen.

3. Nudeln in kochendem Salzwasser bissfest kochen. Abgießen und Sauce über die Nudeln geben.

4. Die gehackte Petersilie, das Olivenöl und eine Prise Meersalz über die in Scheiben geschnittenen Tomaten streuen. Mit den Nudeln servieren.

SPÄTER ABEND
Siehe 1. Tag.

3. Tag

1. FRÜHSTÜCK
Siehe 1. Tag.

2. FRÜHSTÜCK
Mozzarella mit Tomaten

Zutaten 2 große Tomaten (in Scheiben geschnitten)
1 Kugel Mozzarella (in Scheiben
oder Würfel geschnitten)
Essig

Olivenöl (extra vergine)
1 Prise Meersalz
1 Prise Pfeffer
1 Bund frisches Basilikum

1. Tomaten und Mozzarella auf einem Teller arrangieren.
2. Essig und Öl miteinander verrühren und über Mozzarella und Tomaten träufeln. Mit Salz und Pfeffer abschmecken und mit frischen Basilikumblättern garnieren.

MITTAGESSEN
»Mini« A&B-Powersalat mit jeder Art von neutralem Fisch (mittlere Spalte)

Alternative:
Siehe zweiter Tag.

NACHMITTAGS
Siehe 1. Tag.

SPÄTER NACHMITTAG
Siehe 1. Tag.

ABENDESSEN
Brokkoli Milanese mit Pellkartoffeln
(für 1 Person)

Zutaten 4 Brokkoli-Röschen
3–4 mittelgroße Kartoffeln (Biokartoffeln)
2 EL Butter
2 TL frischer Zitronensaft oder Essig
Gewürze nach Geschmack

1. Die Brokkoliröschen von den Strünken lösen, waschen und putzen. Anschließend in einen Dampfkochtopf geben und ca. 7 Minuten dünsten.

2. Die ungeschälten Kartoffeln 20–25 Minuten in kochendem Wasser garen

3. Die Butter in einer kleinen Pfanne zerlaufen lassen und den Zitronensaft oder den Essig hinzugeben. Die Sauce über die heißen Broccoliröschen gießen. Abschmecken und mit den Pellkartoffeln servieren.

SPÄTER ABEND
Siehe erster Tag.

Kapitel 27 *Zehn Tage zum schnellen Gewichtsverlust*

Vollmilch und Äpfel sowie der A & B-Powersalat (alternativ Salat à la Ramses) sollten für diejenigen, die nicht warten können, und – aus welchen Gründen auch immer – so schnell wie möglich abnehmen wollen, die Basis ihrer Ernährung sein. Durch diese Nahrungsmittel wird Gewichtsreduktion nicht nur zur gesunden, sondern vor allem auch zur leichten Sache.

Zwischen den Mahlzeiten essen Sie neutrale Lebensmittel wie Nüsse (keine Erdnüsse) und Samen, gekochtes Eigelb (ohne Eiweiß) und/oder rohen Blumenkohl, Tomaten oder andere Gemüse ihrer Wahl), die Sie mit Mayonnaise oder Salatdressing verfeinern (aus Olivenöl, Apfelessig, Salz und Pfeffer). Andere Dips sind ebenfalls zulässig. Ferner empfehlenswert sind Hüttenkäse, Ziegenkäse und andere neutrale Käsesorten, ebenso neutrales Fleisch, neutraler Fisch, Salat, Oliven und Avocados.

Vorsicht mit Würstchen! Meist handelt es sich keineswegs ausschließlich um gekochtes Fleisch der Gruppe B, sondern um eine mit Fett und Bindegewebe sowie Zusatzstoffen angereicherte Mischung. Deshalb nehmen Sie dadurch zu, auch wenn Sie sie nach den Regeln des A & B-Programms verwenden.

Trinken Sie Mineralwasser und Tee mit Sahne. Meiden Sie Limonade, auch zuckerfreie Sorten.

Wenn Sie am Ende des Tages noch einmal Hunger bekommen, nehmen Sie erneut Milch und Äpfel zu sich, denn ein ausgeglichener Blutzuckerspiegel zügelt den Appetit.

1. Tag

FRÜHSTÜCK
Vollmilch und Äpfel
(Menge nach Belieben)

MITTAGESSEN
Mozzarella mit Tomaten (für 1 Person)
Zutaten   2 große Tomaten (in Scheiben geschnitten)
1 Mozzarella (in Scheiben geschnitten)
Essig
Olivenöl
Salz
Pfeffer
1 Bund frisches Basilikum

1. Tomaten und Mozzarella abwechselnd auf einem Teller arrangieren.
2. Essig und Öl miteinander verrühren und über Mozzarella und Tomaten gießen. Mit Salz und Pfeffer abschmecken und mit frischen Basilikumblättern garnieren.

ZWISCHENMAHLZEIT
Es empfehlen sich Äpfel mit Milch,
denn ein ausgeglichener Blutzuckerspiegel
zügelt den Appetit.

ABENDESSEN
A & B-Powersalat
mit Ziegenkäse oder jedem anderen
neutralen Käse

Was Menge oder Vielfalt angeht, sind Ihnen
an Gemüse, Salaten, Sprossen und Kräutern
keine Grenzen gesetzt. Und Sie müssen auch
nicht unbedingt sämtliche der unten genannten
Gemüse verwenden. Wichtig ist nur die
Abwechslung! Wenn Sie so viele verschiedene
Gemüsesorten wie möglich essen, bekommt
Ihr Stoffwechsel alles, was er braucht.

Blattsalat (Kopfsalat, Lollo Rosso oder Bianco,
Eisbergsalat, Feldsalat, Blattsalat oder alle anderen
Salate, die zu mundgerechten Stücken zerpflückt
werden können)
Tomaten (in Scheiben geschnitten
oder gewürfelt)
Blumenkohlröschen (gehackt)
Brokkoli (gehackt)
Möhren (gehackt)
Weiß- oder Rotkohl (gehackt)
Sprossen/Sojabohnensprossen
Spinat (gehackt)
Zwiebeln (in Ringe geschnitten oder gewürfelt)
Schalotten (in Ringe geschnitten)
Olivenöl, Leinsamenöl, Sesamöl, Sojaöl
oder andere Öle
Essig oder frischer Zitronensaft
Salz (Kräutersalz, Meersalz)
Selleriesalz
Pfeffer
Petersilie (gehackt)
Schnittlauch (gehackt)

1. Gemüse in eine große Schüssel geben und vermischen.

2. In einer separaten Schüssel Öl, Essig oder Zitronensaft, Salz, Pfeffer und Kräuter miteinander verrühren. Über den Salat träufeln (alternativ oder zusätzlich: Mayonnaise, Salatdressing, Blaukäsedip oder andere Dips; siehe im A & B-Kochbuch »Salatsaucen und andere Dips«).

ZWISCHENMAHLZEIT
Äpfel mit Milch

2. Tag

FRÜHSTÜCK
Siehe 1. Tag.

MITTAGESSEN
Brokkoli Mailand (für 1 Person)

Zutaten   Röschen von 4 Brokkolistrünken
2 EL Butter
2 TL frischer Zitronensaft oder Essig
Gewürze nach Geschmack

1. Die Brokkoliröschen von den Strünken lösen, waschen und putzen. Anschließend in einen Dampfkochtopf geben und ca. 7 Minuten dünsten.

2. Die Butter in einer kleinen Pfanne schmelzen lassen und den Zitronensaft oder den Essig hinzugeben. Die Sauce über die heißen Brokkoliröschen gießen. Abschmecken.

ZWISCHENMAHLZEIT
Äpfel mit Milch

ABENDESSEN
A & B-Powersalat
Siehe 1. Tag.

ZWISCHENMAHLZEIT
Äpfel mit Milch

3. Tag

FRÜHSTÜCK
Siehe 1. Tag.

MITTAGESSEN
Blumenkohlauflauf Côte d'Azur* (für 1 Person)

Zutaten   Blumenkohlröschen von 1 großen Blumenkohl
3 EL Öl
2 Eigelb
¼ Tasse Petersilie (gehackt)
1 Prise süßer ungarischer oder anderer Paprika
1 Prise Muskat

1. Den Blumenkohl 10 Minuten lang in Salzwasser kochen. Abgießen.

---

* Blumenkohl enthält Pantothensäure, die zur Entgiftung der Zellen beiträgt und auch ansonsten eine wichtige Rolle bei der Unterstützung der biochemischen Reaktionen im Körper spielt. Außerdem fördert sie den Regenerationsprozess der Haut.

2. Das Öl in einer kleinen Auflaufform erhitzen.

3. Die beiden Eigelbe, das Öl und die Gewürze miteinander verquirlen.

4. Ofen auf 180 °C vorheizen. Blumenkohlröschen in die Auflaufform schichten und Eisauce darüber geben. Backen, bis der Auflauf eine goldbraune Kruste hat (ca. 10 Minuten).

ZWISCHENMAHLZEIT
Äpfel mit Milch

ABENDESSEN
A & B-Powersalat
Siehe 1. Tag.

ZWISCHENMAHLZEIT
Äpfel mit Milch

4. Tag

FRÜHSTÜCK
Siehe 1. Tag.

MITTAGESSEN
Sylvias Thunfischsalat (für 1 Person)

Zutaten
1 Dose Thunfisch (in Öl oder Wasser, ca. 200 g)
Pflanzenöl (Menge von der Einlegeart des Thunfischs abhängig)
2 EL Senf
2 EL Zwiebeln (gehackt)
1 TL frischer Zitronensaft oder Essig

½ Tasse eingelegte Gurken (gewürfelt)
¼ Tasse Kapern (halbiert)
Salz
Knoblauchsalz
¼ TL Pfeffer
⅓ Tasse Schnittlauch (gehackt)
Salatblätter

1. Thunfisch in eine mittelgroße Schüssel geben und mit Öl und Senf mischen.
2. Zwiebeln, Zitronensaft, eingelegte Gurken, Kapern, Salz, Knoblauchsalz und Pfeffer hinzugeben und gut miteinander verrühren.
3. Auf einem Salatblatt servieren. Mit den übrigen Kapern oder ein paar sauren Gurkenstreifen garnieren.

ZWISCHENMAHLZEIT
Äpfel mit Milch

ABENDESSEN
A & B-Powersalat
Siehe 1. Tag.

ZWISCHENMAHLZEIT
Äpfel mit Milch

5. Tag

FRÜHSTÜCK
Siehe 1. Tag.

MITTAGESSEN
Brathühnchen Hawaii (für 3–4 Personen)

Zutaten 1 Hühnchen (ca. 1 ½ kg)
Salz und Pfeffer
½ TL Thymian (getrocknet)
2 EL Butter
1 gewürfelte Ananas
trockener Weißwein
Wasser oder Sahne

1. Ofen auf ca. 220 °C vorheizen. Hühnchen innen und außen mit Salz und Pfeffer einreiben. Thymian in die Bauchhöhle geben. Beine zusammenbinden und Haut mit Butter einreiben. In einen großen Bräter legen.

2. Hühnchen ca. 15 Minuten lang backen. Dann Ananas um das Hühnchen herumlegen. Noch etwas Thymian über das Hühnchen streuen. Trockenen Wein darüber gießen und insgesamt 1 ¼ Stunden backen lassen. Wenn der Wein sich verflüchtigt hat, Wasser oder Sahne hinzugeben.

ZWISCHENMAHLZEIT
Äpfel mit Milch

ABENDESSEN
A & B-Powersalat
Siehe 1. Tag.

ZWISCHENMAHLZEIT
Äpfel mit Milch

6. Tag

FRÜHSTÜCK
Siehe 1. Tag.

MITTAGESSEN
Mozzarella mit Tomaten (für 1 Person)
Zutaten 2 große Tomaten (in Scheiben geschnitten)
1 Mozzarella (in Scheiben geschnitten)
Essig
Olivenöl
Salz
Pfeffer
frisches Basilikum

1. Tomaten und Mozzarella auf einem Teller arrangieren.
2. Essig und Öl miteinander verrühren und über Mozzarella und Tomaten gießen. Mit Salz und Pfeffer abschmecken und mit frischen Basilikumblättern garnieren.

ZWISCHENMAHLZEIT
Äpfel mit Milch

ABENDESSEN
A & B-Powersalat
Siehe 1. Tag.

ZWISCHENMAHLZEIT
Äpfel mit Milch

7. Tag

Siehe 1. Tag.

MITTAGESSEN
Hackfleischbällchen (für 4 Personen)

Zutaten
2 Zwiebeln (gewürfelt)
2 Stangen Sellerie
3–4 Knoblauchzehen
Schnittlauch
1 kg Hackfleisch
2 Zwiebeln (in Ringe geschnitten)
Butter
Salz, Pfeffer, Selleriesalz, Oregano und Basilikum
$\frac{1}{2}$ Bund Petersilie
1 große Dose Dosentomaten (geschält)
Sojasauce

1. Die gehackten Zwiebeln, den Sellerie, Knoblauch, Schnittlauch und Gewürze in einen Mixer geben und alles mixen, bis eine homogene Masse entsteht. Das Fleisch hinzufügen und den Mixer noch einmal laufen lassen. Aus der entstandenen Masse Fleischbällchen formen.

2. Die Zwiebelringe in Butter goldbraun braten, Salz, Pfeffer, Oregano, Petersilie, Selleriesalz und Basilikum hinzufügen und sorgfältig umrühren. Jetzt die Dosentomaten hineingeben und während des Kochens mit dem Kochlöffel zerdrücken. Dann die Fleischbällchen hinzufügen und das Ganze auf kleiner Flamme ca. 1 Stunde lang köcheln lassen. Anschließend mit Sojasauce abschmecken.

ZWISCHENMAHLZEIT
Äpfel mit Milch

ABENDESSEN
A & B-Powersalat
Siehe 1. Tag.

ZWISCHENMAHLZEIT
Äpfel mit Milch

8. Tag

FRÜHSTÜCK
Siehe 1. Tag.

MITTAGESSEN
Pilze Florentiner Art (für 1–2 Personen)

Zutaten
250 g Pilze
2 EL Butter
1 EL frischer Zitronensaft
Salz
Knoblauchsalz
Sojasauce

1. Pilze putzen, die Köpfe von den Stielen abschneiden und in Scheiben schneiden.

2. Butter im Topf zum Schmelzen bringen. Pilze darin dünsten, bis sie gar sind. Mit Zitronensaft und Gewürzen abschmecken.

ZWISCHENMAHLZEIT
Äpfel mit Milch

ABENDESSEN
A & B-Powersalat
Siehe 1. Tag.

ZWISCHENMAHLZEIT
Äpfel mit Milch

9. Tag

FRÜHSTÜCK
Siehe 1. Tag.

MITTAGESSEN
Mozzarella mit Tomaten
Siehe 1. Tag.

ZWISCHENMAHLZEIT
Äpfel mit Milch

ABENDESSEN
Chefsalat
(Menge der Zutaten nach Geschmack)
Zutaten   Kopfsalat
Tomaten (in Scheiben oder Stücke geschnitten)
Salatgurken (in dünne Scheiben geschnitten)
Brokkoli (in kleine Scheiben geschnitten)
Blumenkohl (in kleine Scheiben geschnitten)

Möhren (in dünne Streifen geschnitten)
Zwiebeln (in Ringe oder Würfel geschnitten)
1–2 hart gekochte Eier (in Scheiben geschnitten)
Schweizer Käse (in dünne Streifen geschnitten)
geräucherter Schinken (in Streifen geschnitten)
gegartes Puten- oder Hühnerfleisch
(klein gewürfelt)
Öl
Essig
Salz
Pfeffer
Mayonnaise (alternativ: Dip oder Salatdressing)

1. Gemüse vorbereiten und in einer großen Schüssel miteinander vermischen.
2. Übrige Zutaten hinzugeben, mit Öl, Essig, Salz und Pfeffer abschmecken und schließlich mit Mayonnaise verrühren.

ZWISCHENMAHLZEIT
Äpfel mit Milch

10. Tag

FRÜHSTÜCK
Siehe 1. Tag.

MITTAGESSEN
Schweizer Käsesalat (für 1–2 Personen)

Zutaten 250 g Schweizer Käse (in dünne Streifen
geschnitten)

2 mittelgroße Zwiebeln (in dünne Ringe
geschnitten)
Pflanzenöl
Essig
Salz
Pfeffer

1. Käse und Zwiebeln in eine mittelgroße Schüssel geben.
Öl, Essig, Salz und Pfeffer nach Geschmack hinzugeben.
2. Alles gut mischen.

ZWISCHENMAHLZEIT
Äpfel mit Milch

ABENDESSEN
A & B-Powersalat
Siehe 1. Tag.

ZWISCHENMAHLZEIT
Äpfel mit Milch

Teil VII

A & B-Kochbuch

Kapitel 28

Gruppe A

Frühstück der Gruppe A

Das beste Frühstück besteht immer noch aus Milch oder Joghurt mit Äpfeln. Diese Kombination wirkt entgiftend und hält das Hungergefühl für mehrere Stunden in Schach: Man fühlt sich, als ob man ein »vollständiges Frühstück« zu sich genommen hätte. Äpfel enthalten viele Ballaststoffe – ein mittelgroßer Apfel ca. 4 Gramm Ballaststoffe, also einen Großteil der am Tag benötigten 30 Gramm. Ein Glas Milch (250 Milliliter) wiederum enthält 8 Gramm Fett, also nur einen Bruchteil der insgesamt 60 bis 80 Gramm Fett, die eine einigermaßen sportlich aktive Person täglich zu sich nehmen darf.

Wenn Sie auf alte Essgewohnheiten jedoch nicht verzichten wollen, finden Sie im Folgenden ein paar Vorschläge für ein gesundes »traditionelles« Frühstück.

Klassisches Frühstück mit Zerealien

Zutaten
1. **Zerealien oder Müsli**, möglichst aus Vollkornweizen und ohne Zucker, in eine große Schüssel geben.
2. **Naturjoghurt, Sahne** (mit Wasser verdünnt) oder **saure Sahne** hinzufügen.
3. Nach Geschmack mit Bananen oder Heidelbeeren und/oder Rosinen oder Datteln, getrockneten Feigen, Honig und/oder allen Arten von Nüssen (einschließlich Erdnüssen, denn auch sie gehören zur Gruppe A) verfeinern.

oder

Brötchen mit Vollfettkäse

oder

Weizen- oder Roggenbrot (Toast) mit Butter und Honig oder Marmelade.

Wenn Sie es eher herzhaft mögen, belegen Sie das Brot mit Butter oder Mayonnaise und Tomatenscheiben, Zwiebeln und/oder Gurkenscheiben, Salz und/oder Schnittlauch. Ebenso möglich sind Butter und neutraler Käse über 60 % Fett i. Tr. (Vollfettkäse, Quark, Camembert, Ziegenkäse, Schafskäse), ebenso wie Eigelb.

Klassisches Müsli

Zutaten
1 EL Quark oder Ricotta
1 Banane
2 EL gehackte Nüsse
2 EL Rosinen oder Datteln)
1 EL Weizenkleie
1 EL frischer Leinsamen (zerstoßen)
3 EL Weizenkeime*

1. Quark/Ricotta und Banane in einer mittelgroßen Schüssel miteinander mischen.
2. Dann die übrigen Zutaten unterrühren.

---

* Weizenkeime schmecken nicht nur hervorragend, sondern enthalten auch jede Menge Vitamine, insbesondere Vitamin E. Drei Esslöffel pro Tag wirken »Wunder«, was Ihre Gesundheit anbelangt.

Früchtemüsli

Zutaten   Banane und/oder frische oder getrocknete Feigen, getrocknete Äpfel, Trockenpflaumen, getrocknete Datteln, Rosinen
2 EL Leinsamen (zerstoßen)
6 EL Buttermilch
1 $\frac{1}{2}$ Tassen Quark oder Ricotta
1 EL Honig
2 EL Leinsamenöl
Walnüsse (gehackt)

1. Früchte und Samen in einer mittelgroßen Schüssel miteinander vermischen und 4 Esslöffel Buttermilch hinzufügen.
2. In einer zweiten Schüssel Quark oder Ricotta mit 2 Esslöffeln Buttermilch, Honig und Leinsamenöl vermischen. Die Mischung über das Müsli gießen und mit gehackten Walnüssen verzieren.

Körnermüsli

Zutaten $\frac{1}{2}$ Tasse Rosinen
1–3 Feigen oder Datteln
$\frac{1}{2}$ Tasse geschrotetes Getreide (also Hafer oder Weizen)
1 Tasse Sahne
1 Banane (zerdrückt) oder 1 Tasse Heidelbeeren

1. Rosinen 5–10 Stunden in Wasser quellen lassen.
2. Getreide mit den übrigen Zutaten vermischen.

Frisches Kräuter-Frühstück

Quark oder Ricotta
4 EL Weizenkeime
2 EL Sonnenblumenöl
4 EL saure Sahne
1 Tasse Petersilie
1/8 Tasse Estragon
1/8 Tasse Kerbel
1 Prise Kräutersalz
Weizenbrot

1. Zutaten in einer mittelgroßen Schüssel miteinander vermischen.
2. Mit Weizenbrot servieren.

Quäker-Frühstück

Zutaten   1 Tasse Wasser oder mehr
(je nach Hafermenge)
Hafer (Menge nach Geschmack)
1 Prise Salz

1. Wasser in einer mittelgroßen Kasserolle zum Kochen bringen.
2. Hafer und Salz hinzufügen und bei schwacher Hitze 3 Minuten lang köcheln lassen.

Mittag- und Abendessen der Gruppe A

PIZZA

Im Folgenden finden Sie die beiden Basisrezepte, die Sie für jede Art von Pizza benötigen: den Pizzateig und die Sauce nach A & B-Art.

● Die A & B-Sauce soll die allgemein übliche, aber chemisch inkompatible Tomatensauce ersetzen.

● Der Pizzateig sollte aus Vollkornweizenmehl hergestellt werden. Wenn Sie keine Probleme mit Ihrer Gesundheit haben, können Sie allerdings auch normales Weißmehl verwenden.

Pizzateig

Zutaten 2 Tassen Vollkornweizenmehl
(oder Weißmehl)
1 EL Hefe
2 EL Pflanzenöl
1 EL Butter
1 TL Meersalz
1 ½ Tassen Wasser
Maismehl oder Semmelbrösel

1. Mehl, Hefe, Öl, Fett, Salz und Wasser in einer mittelgroßen Schüssel miteinander vermischen. Mit den Händen so lange verkneten, bis der Teig fest, aber immer noch feucht ist (wenn nötig, noch etwas Wasser oder Milch hinzugeben). Teig 1 Stunde gehen lassen.

2. Teig erneut durchkneten. Abdecken und nochmals an einem warmen Ort 20 Minuten gehen lassen.

3. Ofen auf ca. 200 °C vorheizen. Maismehl oder Semmelbrösel auf gefettetes Backblech streuen. Teig auf Backblech gleichmäßig ausrollen.

4. Sauce und Belag darauf verteilen.

A & B-Pizzasauce

Zutaten 1 Tasse Quark
3 Knoblauchzehen
$\frac{1}{2}$ Tasse Sahne
1 TL Oregano
1 TL getrockneter Schnittlauch
1 TL Basilikum
1 EL Olivenöl

1. Quark, Knoblauch, Sahne, Oregano, Schnittlauch und Basilikum in eine Schüssel geben und mit dem Pürierstab oder im Mixer zu einer homogenen Masse verarbeiten.

2. Langsam Olivenöl hinzugeben, bis die Sauce eine zähflüssige Konsistenz bekommen hat. Beiseite stellen, bis der Pizzateig fertig ist.

Pizza Romana

Pizzateig
Pizzasauce
Zutaten 1 große Zwiebel (in Ringe geschnitten)
250 g Lauch (in Scheiben geschnitten)
250 g Schafskäse (gewürfelt)
1 EL frisches Basilikum (gehackt) oder
1 TL getrocknetes Basilikum
1 Tasse saure Sahne
2 Knoblauchzehen (gepresst)

360

250 g Oliven
1 große grüne Paprikaschote (in Streifen
geschnitten)
250 g Pilze (in Scheiben geschnitten)
1 TL Oregano

1. Pizzateig zubereiten (siehe S. 359).
2. Pizzasauce zubereiten (siehe S. 360) und auf dem Teig
verteilen.
3. Zwiebeln glasig dünsten. Lauch, 1 Tasse von dem Schafskäse, Basilikum und saure Sahne dazugeben.
4. Mischung auf die Pizzasauce geben. Den übrigen
Schafskäse in Würfel schneiden. Pizza mit den Oliven, den Paprika, Zwiebeln, Pilzen und den Käsewürfeln belegen. Oregano darüber streuen. Auf unterster Stufe bei ca. 200 °C backen,
bis sich am Rand eine goldbraune Kruste gebildet hat, also
ca. 20–25 Minuten. Warm servieren.

Pizza Mozzarella
Pizzateig
Pizzasauce
Zutaten 3 Tassen Mozzarella (ca. 350 g, gewürfelt)
2 EL Pinienkerne

1. Pizzateig zubereiten (siehe S. 359).
2. Pizzasauce zubereiten (siehe S. 360).
3. Pizzasauce gleichmäßig über dem Teig verteilen.
Mozzarella und Pinienkerne daraufgeben. Auf unterster Schiene bei 200 °C ca. 15–20 Minuten backen, bis sich eine goldbraune Kruste gebildet hat. Warm servieren.

Pizza Florentiner Art

Pizzateig

Pizzasauce

Zutaten ¼ Tasse Pflanzen- oder Olivenöl

2 mittelgroße Zwiebeln (in Ringe geschnitten)

1 Dose Artischockenherzen

1 Tasse geriebener Käse (über 60 % Fett i. Tr.)

1 EL frischer Oregano (gehackt) oder 1 TL
getrockneter Oregano

2 EL Pflanzenöl

1. Pizzateig zubereiten (siehe S. 359).
2. Pizzasauce zubereiten (siehe S. 360).
3. Öl in eine große Pfanne geben und Zwiebeln unter gelegentlichem Rühren glasig dünsten. Artischocken, Käse und Oregano hinzufügen. Beiseite stellen.
4. Pizzasauce gleichmäßig auf dem Teig verteilen. Artischockenherzen, Käse und Oregano daraufgeben. Restliches Öl über die Pizza gießen.
5. Auf unterster Schiene bei ca. 200 °C backen, bis sich eine Kruste gebildet hat, die an den Rändern zart braun wird, also ca. 15–20 Minuten. Warm servieren.

Pizza Venezianische Art

Zutaten 1 große Aubergine

Salz

½ Tasse Pflanzenöl

1 große Zwiebel (gehackt)

4 Knoblauchzehen (gehackt oder gepresst)

Pizzateig

Pizzasauce

1 TL Oregano
1 TL Basilikum
2 Tassen Mozzarella (gewürfelt)
1 grüne Paprikaschote (in Streifen geschnitten)
1 große Zwiebel (in Ringe geschnitten)

1. Aubergine in Würfel schneiden und in ein Sieb geben. Auberginenstücke mit Salz bestreuen und ca. 45 Minuten stehen lassen, bis das Salz dem Gemüse die Flüssigkeit entzogen hat. Anschließend in Öl anbraten. Gehackte Zwiebel und Knoblauch hinzufügen und unter mehrmaligem Rühren weiter braten, bis die Auberginenstücke braun sind. Beiseite stellen.

2. Pizzateig zubereiten (siehe S. 359).

3. Pizzasauce zubereiten (siehe S. 360).

4. Pizzasauce auf dem Teig verteilen, Auberginen daraufgeben. Oregano, Petersilie und Basilikum darüber streuen. Mit Mozzarella, Paprikastreifen und Zwiebelringen belegen. Auf unterster Schiene bei ca. 200 °C 15–20 Minuten backen, bis sich eine feste, goldbraune Kruste gebildet hat. Warm servieren.

A & B-Pizza Vier Jahreszeiten

Pizzateig
Pizzasauce
Zutaten   Brokkoli (Menge nach Geschmack)
Blumenkohl (Menge nach Geschmack)
Pilze (Menge nach Geschmack)
½ Aubergine
1 große Zwiebel (in Ringe geschnitten)
Oliven (Menge nach Geschmack)
2 Tassen Mozzarella (gewürfelt)

1. Pizzateig zubereiten (siehe S. 359).
2. Pizzasauce zubereiten (siehe S. 360).
3. Pizzasauce gleichmäßig über dem Teig verteilen. Brokkoli, Blumenkohl, Pilze, Aubergine, Zwiebel, Oliven und Mozzarella daraufgeben. Auf der untersten Schiene bei ca. 200 °C 15–20 Minuten backen, bis sich eine feste, goldbraune Kruste gebildet hat. Warm servieren.

Pizza Mailand

Pizzateig

Pizzasauce

Zutaten 250 g Pilze (in Scheiben geschnitten)

Lauch (in Scheiben geschnitten)

1 große Zwiebel (in Ringe geschnitten)

1–2 Paprikaschoten (in Ringe geschnitten)

Oliven

Salz

1. Pizzateig zubereiten (siehe S. 359).
2. Pizzasauce zubereiten (siehe S. 360).
3. Sauce gleichmäßig auf dem Teig verteilen. Pilze, Lauch, Zwiebelringe, Paprikaring, Oliven und Salz daraufgeben. Auf unterster Schiene bei ca. 200 °C 15–20 Minuten backen, bis sich eine feste, goldbraune Kruste gebildet hat.

Pizza Napoli

Pizzateig

Zutaten Pizzasauce

1 $\frac{1}{2}$ Tassen Feta (klein gewürfelt)

Oliven (Menge nach Geschmack)

1. Pizzateig zubereiten (siehe S. 359).
2. Pizzasauce zubereiten (siehe S. 360).
3. Pizzasauce gleichmäßig auf dem Teig verteilen. Mit Feta und Oliven belegen. Auf unterster Schiene bei ca. 200 °C 15–20 Minuten backen, bis sich eine feste, goldbraune Kruste gebildet hat. Warm servieren.

PASTA DER GRUPPE A

In Ihrem eigenen Interesse sollten Sie grundsätzlich nur Vollkornweizennudeln kaufen. Wenn Sie aber keine gesundheitlichen Probleme haben, sind auch Nudeln aus Hartweizengrieß möglich. Pasta sollte grundsätzlich mit gemischtem Salat und/oder mit Bananen, Trauben, frischen Feigen, frischen Datteln, getrockneten Äpfeln, getrockneten Pflaumen, getrockneten Feigen, getrockneten Datteln, Rosinen und allen Arten von Nüssen (einschließlich Erdnüssen) kombiniert werden. Bier, Whisky, Roggenwhisky und Gin passen ebenfalls dazu.

Weiße Sauce nach A & B-Art

Diese Sauce kann als Grundlage für jedes Nudelgericht benutzt werden.

Zutaten 6 EL Butter
4 EL Mehl
1 Tasse Sahne (mit Wasser verdünnt: 2 Tassen)
1 Prise Salz
1 Prise Pfeffer (frisch gemahlen)
1 Prise Muskat (gerieben)

1. Butter bei schwacher Hitze in einer Kasserolle zum Schmelzen bringen. Während die Butter schmilzt, langsam

Mehl einrühren; unablässig rühren, bis eine kremige Masse entstanden ist.

2. Sahne hinzugeben und unter ständigem Rühren kochen lassen, bis die Sauce sämig ist. Einmal aufkochen lassen. Unter gelegentlichem Umrühren weitere 10 Minuten vor sich hin köcheln lassen.

3. Mit Salz, Pfeffer und Muskat abschmecken. Mit dem Schneebesen schlagen, bis die Sauce kremig ist.

Tagliatelle mit Brokkoli und weißer Sauce nach A & B-Art (für 2–3 Personen)

Zutaten
1 Tasse weiße Sauce nach A & B-Art
3 Knoblauchzehen (gehackt oder gepresst)
½ Pfund fetter Schinkenspeck (gewürfelt)
½ Tasse Olivenöl
¼ Tasse trockener Weißwein
1 Bund frischer Brokkoli
Salz und Pfeffer
ca. 200 ml Hühnerbrühe (aus der Dose oder vom Brühwürfel)
½ Tasse schwarze und grüne Oliven (gehackt)
1 EL Basilikum
½ Tasse frische italienische Petersilie (gehackt)
2 EL Butter
500 g Tagliatelle

1. Weiße Sauce nach A & B-Art zubereiten (siehe S. 365) und beiseite stellen.

2. Knoblauch und Speck in einer Kasserolle mit Öl goldbraun anbraten. Wein hinzufügen und ca. 5 Minuten bei mittlerer Hitze vor sich hin köcheln lassen.

3. Die gewaschenen Brokkoliröschen hinzufügen und mit Salz und Pfeffer würzen. Weitere 10 Minuten kochen lassen.

4. Anschließend Hühnerbrühe und 1 Tasse weiße Sauce zugeben; 5 Minuten köcheln lassen. Oliven, Basilikum, Petersilie und Butter hinzufügen; nochmals 3 Minuten auf kleiner Flamme kochen lassen.

5. Während die Sauce vor sich hin köchelt, Nudeln in kochendem Salzwasser bissfest kochen. Abschütten, in eine warme Schüssel geben und mit der Brokkolisauce mischen. Sofort servieren.

Rigatoni alla Gondola (für 2–3 Personen)

Zutaten
50 g getrocknete Pilze
3 Knoblauchzehen (gepresst)
frischer Oregano (gehackt)
frisches Basilikum (gehackt)
$\frac{1}{4}$ Tasse Olivenöl
1 Tasse Sahne
$\frac{1}{2}$ Tasse Feta (gewürfelt)
500 g Rigatoni
Oliven (gehackt)

1. Pilze mit dem Pürierstab oder im Mixer zerkleinern und beiseite stellen.

2. Knoblauch, Oregano und Basilikum in eine Pfanne mit Öl geben und erhitzen. Sahne hinzufügen und 2 Minuten köcheln lassen. Dann Feta hineingeben und beiseite stellen.

3. Rigatoni in kochendem Salzwasser bissfest kochen und abschütten. Sauce über die Rigatoni gießen und gut vermischen. Pilze mit den gehackten Oliven über die Rigatoni streuen.

Spaghetti alla Toscana (für 1–2 Personen)

Zutaten
4 Zwiebeln
750 g Pilze
2 große Knoblauchzehen
2 EL Butter
Salz
Pfeffer
250 g Käse (über 60 % Fett i. Tr., gerieben)
1 Tasse Sahne
250 g Spaghetti
1 TL frisches Basilikum
1 TL frischer Oregano

1. Zwiebeln in Würfel schneiden, Pilze putzen und in Scheiben schneiden, Knoblauchzehen pressen.

2. Zwiebeln in Butter glasig dünsten, Pilze dazugeben und weiter dünsten, bis sie gar sind. Mit Knoblauch, Salz und Pfeffer abschmecken. Dann den Käse hinzugeben und schmelzen lassen. Anschließend die Sahne hinzufügen. Gut umrühren, beiseite stellen.

3. Nudeln in kochendem Salzwasser bissfest kochen. Abgießen. Sauce über die Spaghetti geben. Basilikum und Oregano darüber streuen.

Fettuccine Alfredo (für 2–3 Personen)

Zutaten
500 g Fettuccine
Salz
8 EL weiche Butter
$\frac{1}{4}$ Tasse Sahne
1 Tasse Mozzarella (gehackt)
schwarzer Pfeffer (frisch gemahlen)

1. Nudeln in Salzwasser bissfest kochen. Abgießen.

2. Fettuccine in einer Schüssel warm halten. Butter, Sahne und die Hälfte des Mozzarella unterheben, bis die Nudeln gleichmäßig bedeckt sind. Sofort servieren und Pfeffer und sowie den übrigen Mozzarella darüber geben. Ergibt 4–6 Portionen.

Spaghetti Bel Paese (für 1–2 Personen)

Zutaten
5 mittelgroße Tomaten
1 Stange Sellerie
1 frische grüne Zwiebel
2 EL Zitronensaft
Olivenöl
250 g Spaghetti
1 Bund frisches Basilikum
Petersilie
4 Knoblauchzehen (gepresst)
½ Zweig frischer Oregano
Salz
Pfeffer
Gewürze

1. Sämtliche Gemüse in sehr kleine Stücke schneiden, eventuell pürieren (nicht kochen). Zitronensaft und Olivenöl hinzufügen, gut mischen.

2. Spaghetti in kochendem Salzwasser bissfest kochen und abschütten. Gemüsemischung darüber geben.

Pasta di Paesano (für 1–2 Personen)

Zutaten
frischer Spinat (gehackt)
frische Minze (gehackt)

Feta
1 Tasse Sahne
Olivenöl
4 Knoblauchzehen (gepresst)
250 g Bandnudeln
Salz

1. So viel frischen Spinat, frische Minze und Feta, wie Sie wollen, mit der Sahne, dem Olivenöl und dem Knoblauch mischen. Beiseite stellen.

2. Nudeln in Salzwasser bissfest kochen. Abgießen. Gemüsemischung unter die Nudeln heben und gut miteinander vermengen.

Schleifennudeln mit Vierkäsesauce

(für 2–4 Personen)

Zutaten   je 60 g Feta, Vollfettgouda und Gorgonzola
500 g Schleifennudeln
60 g Frischkäse
4 EL Butter
Salz

1. Sämtliche Käsesorten – außer dem Frischkäse – würfeln, in eine Schüssel geben, beiseite stellen.

2. Nudeln in kochendem Salzwasser bissfest kochen und abgießen. Nudeln wieder in den Topf geben und Butter sowie gewürfelten Käse hinzufügen.

3. Bei mittlerer Hitze unter ständigem Rühren köcheln lassen, bis der Käse geschmolzen ist. Vom Feuer nehmen und in eine vorgewärmte Schüssel geben. Mit Frischkäse bestreuen und sofort servieren.

Pasta à la Chinoise (für 2–3 Personen)

Zutaten 1 große Zwiebel (in Ringe geschnitten)
Butter oder Pflanzenöl
4 Möhren (in Streifen geschnitten)
750 g Pilze (in Scheiben geschnitten)
2 Stangen Sellerie (in Streifen geschnitten)
4 Schalotten (in Ringe geschnitten)
2 große Knoblauchzehen (gepresst)
Sojasauce
Cayennepfeffer
gemahlenen Ingwer
Salz und Pfeffer
250 g Spaghetti

1. Zwiebel in einer großen Kasserolle oder einem Wok in der Butter oder dem Pflanzenzöl goldbraun anbraten. Nach und nach Möhren, Pilze, Sellerie, Schalotten und Knoblauch hinzufügen. Nach Geschmack würzen und beiseite stellen.

2. Nudeln in kochendem Salzwasser bissfest kochen und abschütten.

3. Spaghetti mit der Sauce vermischen und servieren.

Käsemakkaroniauflauf (für 1–2 Personen)

Zutaten 250 g Makkaroni
2 Stück Mozzarella (klein geschnitten)
4–5 Knoblauchzehen (gepresst)
1 TL Oregano
1 TL Thymian

1. Makkaroni in Salzwasser bissfest kochen und abschütten.

2. Mozzarella mit Knoblauch, Oregano und Thymian mischen. Diese Mischung über die Makkaroni geben.

3. Ofen auf ca. 200 °C vorheizen. Makkaronimischung in einer gefetteten Auflaufform verteilen. Auflauf ca. 20 Minuten backen, bis sich eine braune, knusprige Kruste gebildet hat.

Pasta à la Paris (für 2–3 Personen)

Zutaten
1 große Aubergine
Salz
250 g Rigatoni oder andere Nudeln
4 Zwiebeln (in dünne Ringe geschnitten)
2 große Knoblauchzehen (gepresst)
½ Tasse Olivenöl
Sojasauce und Cayennepfeffer
1 TL Oregano
1 TL Basilikum
1 Tasse Ricotta oder Quark
½ Tasse Sahne (mit Wasser verdünnt)

1. Aubergine würfeln und in ein Sieb geben, Salz darüber streuen. Ca. 45 Minuten lang ziehen lassen, bis die Flüssigkeit abgetropft ist.

2. Nudeln in Salzwasser bissfest kochen. Abgießen.

3. In einer großen Pfanne oder im Wok Zwiebeln und Knoblauch im Öl braten. Aubergine hinzufügen. Mit Sojasauce, Oregano, Basilikum und Cayennepfeffer würzen.

4. Hitze zurückschalten und unter gelegentlichem Rühren ca. ½ Stunde vor sich hin köcheln lassen. Ricotta oder Quark und Sahne hinzufügen. Diese Sauce auf die Nudeln geben und alles gut miteinander vermischen.

Fadennudeln mit Pilzen (für 4 Personen)

Zutaten
500 g Fadennudeln
20 ganze Pfifferlinge (geputzt)
125 g Butter
Pfeffer (frisch gemahlen)
4 EL Mozzarella (gehackt)

1. Pasta in Salzwasser 1 Minute lang bissfest kochen.
2. Pilze 10 Minuten lang in Butter wellen, bis sie weich sind. Mit dem Pfeffer würzen.
3. Die Hälfte der Pilze in eine große, vorgewärmte Schüssel geben. Fadennudeln hinzufügen und vorsichtig mischen. Mozzarella darüber streuen und nochmals mischen. Mit den übrigen Pilzen und der Butter übergießen. Warm servieren.

Fadennudelsoufflé (für 1–2 Personen)

Zutaten
1 Tasse weiße Sauce nach A & B-Art
250 g Fadennudeln
4 Eigelb
½ Tasse Mozzarella (klein geschnitten)
Butter

1. Weiße Sauce nach A & B-Art zubereiten (siehe S. 365) und beiseite stellen.
2. Pasta in kochendem Salzwasser bissfest kochen und abgießen.
3. Eigelb und Mozzarella in einer Schüssel so lange miteinander verrühren, bis eine feste Masse entstanden ist.
4. Fadennudeln hinzugeben und alles gründlich miteinander mischen.

5. Die Mischung in eine gebutterte Auflaufform füllen. Bei 225 °C backen, bis das Soufflé hochgekommen ist. Sofort mit der weißen Sauce zusammen servieren.

Pasta Decamerone (für 2 Personen)

Zutaten   4 Zwiebeln (gehackt)
750 g Pilze (in Scheiben geschnitten)
2 EL Butter
1 Dose grüne Erbsen
2 große Knoblauchzehen (gepresst)
Salz und Pfeffer
2 Tassen Sahne
1 Tasse Vollfettkäse
250 g Rigatoni oder jede andere Nudelsorte

1. Zwiebeln und Pilze in eine große Pfanne geben und in der Butter glasig bzw. weich dünsten, aber nicht braun werden lassen. Erbsen abschütten und hinzugeben. Mit Knoblauch, Salz und Pfeffer würzen. Sahne und Vollfettkäse unterrühren und alles beiseite stellen.
2. Pasta in kochendem Salzwasser bissfest kochen und abschütten. Die Pilzmischung über die Pasta geben. Gut verrühren.

Tagliatelle mit Knoblauch (für 2–3 Personen)

Zutaten   500 g Tagliatelle
2 Knoblauchzehen (gepresst)
Salz
Pfeffer (frisch gemahlen)
3 Zweige Rosmarin
5 EL Olivenöl

1. Pasta in kochendem Salzwasser bissfest kochen.

2. Währenddessen den Knoblauch mit den Gewürzen ins Öl geben und goldbraun braten. Zwei Esslöffel vom Nudelwasser hinzufügen und umrühren. Den Rosmarin aus der Ölmischung nehmen.

3. Wenn die Nudeln gar sind, abschütten und in eine vorgewärmte Schüssel geben. Das aromatisierte Öl darüber gießen und sofort servieren.

Schleifennudeln mit Pesto (für 2–3 Personen)

Zutaten
2 Tassen frische Basilikumblätter
Salz
4 Knoblauchzehen (gepresst)
1 Tasse Mozzarella (klein geschnitten)
1 TL Olivenöl
500 g Schleifennudeln

1. Die frischen Basilikumblätter im Mörser zerstoßen und nach und nach Salz und Knoblauch hinzufügen. Wenn alles gut durchmischt ist, den Mozzarella nach und nach unterheben. Weiterrühren, bis sämtliche Zutaten eine dicke Masse bilden. Mit Olivenöl verdünnen.

2. Pasta in kochendem Salzwasser bissfest kochen und abschütten. Schleifennudeln in eine angewärmte Schüssel geben und Pestosauce darüber gießen. Gut mischen, bis sämtliche Nudeln gleichmäßig bedeckt sind.

VARIATIONEN DER GRUPPE A

Pilzsoufflé (für 2–3 Personen)

Zutaten
- 1 ½ Tassen Roggenmehl
- 1 Tasse Vollkornweizenmehl
- 250 g Butter
- Meersalz
- ½ Tasse Wasser
- 1 kleine Zwiebel (gehackt)
- 500 g Pilze (in Scheiben geschnitten)
- 1 Eigelb, 1 Tasse Sahne
- Pfeffer

1. Roggenmehl, Vollkornweizenmehl, Butter, Meersalz und Wasser in einer mittelgroßen Schüssel miteinander mischen. Gut verkneten.

2. Ofen auf ca. 200 °C vorheizen. Auflaufform buttern und ⅔ des Teigs hineingeben. Restliches Drittel beiseite stellen.

3. Die Zwiebel in einer kleinen Kasserolle anbraten. Pilze, Eigelb, Sahne und Gewürze hinzufügen. 10 Minuten vor sich hin köcheln lassen.

4. Die Mischung auf den Teig geben. Das Soufflé mit dem restlichen Teig bedecken. Ca. 40 Minuten backen, bis es braun und knusprig ist.

KARTOFFELGERICHTE DER GRUPPE A

Kartoffeln enthalten jede Menge Vitamin C, Kalzium und Phosphor. Ein Großteil dieser wertvollen Vitamine und Mineralstoffe sitzt direkt unter der Schale; deshalb sollten Sie Kartoffeln grundsätzlich mit Schale garen (z. B. im Dampfkochtopf oder über kochendem Wasser im Dampfeinsatz). In der Regel sollten die Knollengewächse auch inklusive Schale verzehrt werden. Das mag zunächst ungewohnt für Sie sein, aber es schmeckt wirklich besser und ist eindeutig gesünder (außerdem beschleunigt der Verzehr der Schale den Gewichtsverlust, weil Ihr Stoffwechsel Vitamine und Mineralien in ihrer Gesamtheit zugeführt bekommt).

Schwarzeneggers Kraftkartoffeln

Zutaten   Kartoffeln (Menge nach Belieben)
Salz, Pfeffer
1 EL Butter pro Kartoffel
saure Sahne, Kräuter

1. Die Kartoffeln mit einem scharfen Messer kreuzweise einschneiden, mit Salz und Pfeffer würzen. Auf jede Kartoffel 1 Esslöffel Butter geben und jede Kartoffel einzeln in Alufolie wickeln.

2. Den Ofen auf 200 °C vorheizen und die Kartoffeln auf das Backblech setzen. Je nach Größe 50–60 Minuten backen.

3. Die saure Sahne in eine Schüssel geben und mit den Kräutern abschmecken. Kartoffeln warm in der Alufolie servieren.

Kartoffelsoufflé (für 2–3 Personen)

Zutaten   4 große Kartoffeln
4 Eigelb
½ Tasse Mozzarella (gewürfelt)
1 große Zwiebel (in Ringe geschnitten)
4 EL Butter oder Öl
Kräuter (z. B. getrocknete Petersilie)
4 Zucchinis (in Scheiben geschnitten)

1. Kartoffeln ca. 20 Minuten in kochendem Wasser garen. In einer großen Schüssel abkühlen lassen.

2. Eigelbe schaumig schlagen. Mozzarella hinzugeben und gut verrühren. Beiseite stellen.

3. Kartoffeln und Zucchinis in Scheiben schneiden. Zwiebel in einem mittelgroßen Topf in Butter oder Öl goldbraun anbraten. Kartoffel- und Zucchinischeiben hinzufügen. Braten, bis sich eine goldbraune Kruste bildet. Eisauce und Kräuter über die Kartoffeln gießen. Weitere 3 Minuten backen lassen. Hitze zurückschalten, den Topf abdecken und 15 Minuten stehen lassen. Vor dem Servieren Kräuter über das Soufflé streuen.

Kartoffelsalat Bayerische Art (für 2 Personen)

Zutaten   4 große oder 6 kleine Kartoffeln
Pflanzenöl
Essig
1 Zwiebel (in Ringe geschnitten)
½ Bund Petersilie (gehackt)
Salz
Pfeffer

1. Kartoffeln ca. 20 Minuten über kochendem Wasser fast gar kochen. Vom Feuer nehmen, möglichst nicht pellen; in eine große Schüssel geben und abkühlen lassen.

2. Kartoffeln in kleine Würfel schneiden. Öl und Essig nach Geschmack hinzugeben. Zwiebeln und Petersilie hinzufügen und mit Salz und Pfeffer abschmecken.

Kartoffelsalat Elsässer Art (für 4 Personen)

Zutaten 6 Frühkartoffeln mit Schale
Rindersalami oder geräucherter Fisch
(Menge nach Geschmack)
1 große Tomate
1 frische Salatgurke
2 große Gewürzgurken
½ Bund Schnittlauch
1 Zwiebel
Schalotten (Menge nach Geschmack)
Oliven- oder Pflanzenöl
Essig
Mayonnaise oder Blaukäsedip (siehe S. 460)
Salz, Pfeffer und Selleriesalz

1. Kartoffeln 15–20 Minuten im Dampfkochtopf garen. In einer großen Schüssel abkühlen lassen und in Würfel schneiden.

2. Salami oder Fisch und Tomate in Würfel schneiden, Gurke und Gewürzgurken in schmale Streifen schneiden, Schnittlauch und Zwiebeln hacken, Schalotten in Ringe schneiden.

3. Öl, Essig, Gemüse, Gurken, Salami oder Fisch und Mayonnaise oder Blaukäsedip zu den Kartoffeln geben und gut unterheben.

4. Mit den Gewürzen abschmecken.

Wiener Kartoffelsalat (für 2–3 Personen)

Zutaten 4 große oder 6 kleine Kartoffeln (mit Schale)
Öl
Essig
4 Möhren (gehackt)

½ Bund Petersilie (gehackt)
1 Dose Erbsen (abgetropft)
Mayonnaise
Salz
Pfeffer
Knoblauchgewürz

1. Kartoffeln über kochendem Wasser 20–30 Minuten dämpfen, nicht pellen. In einer großen Schüssel abkühlen lassen und in Würfel schneiden.
2. Öl, Essig, Möhren, Petersilie und Erbsen hinzufügen. Mit Mayonnaise, Salz, Pfeffer und Knoblauchgewürz abschmecken.

Ungarischer Kartoffelsalat (für 4 Personen)

Zutaten 6 Frühkartoffeln (ungeschält)
2 EL Butter
½ EL Meersalz
¼ TL ungarischer oder anderer Paprika
4 Tassen Kopfsalat (in Streifen geschnitten)
1 Tasse Rotkohl (gehackt)
¼ Tasse Oliven- oder anderes Pflanzenöl
1 EL Essig
Salz
1 große Knoblauchzehe (gepresst)
½ TL Selleriesalz
½ TL Oregano (getrocknet)
½ TL Thymian (getrocknet)
schwarzer Pfeffer (frisch gemahlen)
1–2 EL Mayonnaise

1. Kartoffeln ca. 20 Minuten über kochendem Wasser oder im Dampfkochtopf garen. In einer großen Schüssel abkühlen lassen, dann in kleine Würfel schneiden.

2. Butter in einer kleinen Kasserolle zum Schmelzen bringen und über die Kartoffeln geben. Mit Meersalz und Paprika würzen und alles gut verrühren. Blattsalat und Kohl dazugeben und alles beiseite stellen.

3. Öl, Essig, Salz, Knoblauch, Selleriesalz, Kräuter und Mayonnaise miteinander vermischen, bis das Dressing zähflüssig ist. Über den Kartoffelsalat gießen.

Kartoffelpuffer (für 1 Person)

Zutaten 2 mittelgroße Kartoffeln

1 EL Mehl

$\frac{1}{4}$ TL Backpulver

$\frac{1}{2}$ Zwiebel (gehackt)

1 EL frischer Majoran (gehackt) oder

1 TL getrockneter Majoran

2 Eigelb

$\frac{1}{4}$ TL Salz

1 Messerspitze Pfeffer (frisch gemahlen)

$\frac{1}{2}$ Tasse Pflanzenöl

$\frac{1}{2}$ Tasse saure Sahne

1. Kartoffeln schälen und reiben. Mehl, Backpulver und Zwiebel hinzufügen und alles miteinander mischen.

2. Majoran, Eigelbe, Salz und Pfeffer mit dem Schneebesen gut verschlagen und über die Kartoffelmasse geben.

3. 2 Esslöffel Öl bei mittlerer Hitze in einer großen Bratpfanne erhitzen. Kleine Portionen der Kartoffelmasse ins heiße Öl geben und mit der Rückseite eines Löffels flach drücken.

Insgesamt ca. 5 Minuten braten, dabei einmal wenden. Die Kartoffelpuffer sollten von beiden Seiten goldbraun werden. Auf Papiertüchern abtropfen lassen und jeden Puffer mit einem Klecks saurer Sahne versehen.

Frühkartoffeln Marseille (für 1–2 Personen)

Zutaten   5 kleine Kartoffeln
2–3 EL Butter (geschmolzen)
Salz und Pfeffer
$\frac{1}{4}$ Tasse frische Petersilie (gehackt)

1. Kartoffeln über Dampf ca. 20 Minuten garen. Anschließend in einer Schüssel abkühlen lassen.
2. Kartoffeln inklusive Schale in kleine Würfel schneiden. Auf einem Backblech verteilen und gleichmäßig mit der geschmolzenen Butter beträufeln. Würzen und auf oberster Schiene bei 200 °C ca. 10 Minuten backen, bis sich eine goldene Kruste gebildet hat. Petersilie über die Kartoffeln streuen.

Salzburger Kartoffeln mit saurer Sahne
(für 2–3 Personen)

Zutaten   10 kleine Frühkartoffeln
$\frac{1}{2}$ Tasse saure Sahne
$\frac{1}{2}$ Bund Schnittlauch (gehackt)

1. Ofen auf 200 °C vorheizen. Kartoffeln putzen und auf ein Backblech legen. Etwa 40 Minuten lang backen, bis sie weich sind. Anschließend in einer großen Schüssel abkühlen lassen.
2. Kartoffeln halbieren. Ein dünnes Stück von den runden Enden abschneiden, damit die Hälften stehen bleiben. Mit

einem kleinen Löffel die Mitte einer jeden Kartoffelhälfte aushöhlen, wobei ca. ½ Zentimeter von der Außenschale stehen bleiben sollte. Jede so entstandene Höhlung mit 2 Teelöffeln saurer Sahne und dem gehackten Schnittlauch füllen. Das Ganze noch einmal ca. 10 Minuten in den Ofen stellen.

Süße Kartoffelhappen (für 2 Personen)

Zutaten 500 g süße Kartoffeln (ca. 5–6 cm Durchmesser)
2 EL Pflanzenöl
⅓ Tasse saure Sahne

1. Ofen auf 200 °C vorheizen. Kartoffeln putzen und Enden abschneiden. In Scheiben von ca. ½ Zentimeter Dicke schneiden.

2. Auflaufform mit Öl ausstreichen. Süßkartoffelscheiben in einer einzigen Schicht darauf legen und mit dem übrigen Öl bestreichen. Ca. 15 Minuten lang backen, bis die Kartoffelscheiben an der Unterseite goldbraun sind.

3. Scheiben wenden und nochmals 10 Minuten backen, bis auch die andere Seite goldbraun ist. Mit saurer Sahne servieren.

REISGERICHTE DER GRUPPE A

Im Folgenden finden Sie das Basisrezept für die Zubereitung von Reis. Außerdem kann auch die weiße Sauce nach A & B-Art mit fast jedem Reisgericht kombiniert werden.

Reis

Zutaten 1 ½ EL Butter
1 Tasse brauner Naturreis oder weißer,
polierter Reis
4 Tassen Hühnerbrühe

1. Butter bei mittlerer Hitze in einer Kasserolle zum Schmelzen bringen. Reis hinzufügen und 2–3 Minuten braten.

2. Zwei Tassen Brühe hinzufügen. Reis unter ständigem Rühren weitere 5–6 Minuten kochen lassen. Eine weitere Tasse Brühe hinzufügen. Flüssigkeit größtenteils einkochen lassen, was weitere 4–5 Minuten dauert.

3. Dann nach und nach die übrige Brühe hinzufügen und unter ständigem Rühren noch ca. 10–15 Minuten kochen, bis der Reis weich, aber bissfest ist. Abkühlen lassen.

Weiße Sauce nach A & B-Art
Diese Sauce kann als Grundlage für jedes Reisgericht benutzt werden.

Zutaten   6 EL Butter
4 EL Mehl
1 Tasse Sahne (mit Wasser verdünnt: 2 Tassen)
1 Prise Salz
1 Prise Pfeffer (frisch gemahlen)
Muskat (gerieben)

1. Butter bei schwacher Hitze in einer Kasserolle zum Schmelzen bringen. Während die Butter schmilzt, langsam Mehl einrühren; unablässig rühren, bis eine cremige Masse entstanden ist.

2. Sahne hinzugeben und unter ständigem Rühren kochen lassen, bis die Sauce sämig ist. Einmal aufkochen lassen. Unter gelegentlichem Umrühren weitere 10 Minuten vor sich hin köcheln lassen.

3. Mit Salz, Pfeffer und Muskat abschmecken. Mit dem Schneebesen schlagen, bis die Sauce kremig ist.

Knusprige Reisbällchen St. Tropez
(für 1–2 Personen)

Zutaten   1½ EL Butter
1 Tasse Naturreis
4 Tassen Hühnerbrühe (auch aus Brühwürfeln)
3 Eigelb
½ Tasse geriebener Käse (über 60 % Fett i. Tr.)
1 EL Petersilie (gehackt)
1 Messerspitze Pfeffer (frisch gemahlen)
¼ EL Muskat
125 g Mozzarella (gewürfelt)
Paniermehl, Weizen- oder Sojamehl
4 Tassen Pflanzenöl

1. Butter bei mittlerer Hitze in einer mittelgroßen Kasserolle schmelzen lassen. Reis hineingeben und 2–3 Minuten unter ständigem Rühren braten. 2 Tassen Brühe hinzugeben und weitere 5–6 Minuten unter ständigem Rühren kochen lassen. Erneut 1 Tasse Brühe hinzufügen. Kochen lassen, bis die Flüssigkeit fast völlig aufgesaugt wurde, also ca. 4–5 Minuten. Nach und nach die restliche Brühe hinzugeben. Unter ständigem Rühren weiterkochen, bis der Reis bissfest ist, also ca. 10–15 Minuten. Vom Feuer nehmen und abkühlen lassen.

2. Ein Eigelb in einer großen Schüssel schaumig schlagen. Reis mit Käse, Petersilie, Pfeffer und Muskat hinzufügen und alles gut verrühren. Reismischung abdecken, im Wasserbad abkühlen lassen und mindestens 1 Stunde in den Kühlschrank stellen, bis sie vollständig abgekühlt ist.

3. Zwei Eigelb mit zwei Teelöffeln Wasser verrühren und beiseite stellen.

4. Von der Reismischung ballgroße Portionen abstechen, ein Stück Mozzarella in die Mitte drücken und zwischen den Handflächen Reisbällchen (3–4 Zentimeter Durchmesser) formen. Die Reisbällchen erst im Mehl und dann im Eigelb wälzen; anschließend mit Paniermehl umkleiden. Bällchen auf ein Backblech setzen, mit Plastikfolie abdecken und 2 Stunden lang in den Kühlschrank stellen.

5. Öl in einen großen Topf gießen (ca. 7–8 Zentimeter hoch) und auf ca. 175–200 °C erhitzen. Reisbällchen 3–5 Minuten darin frittieren, bis sie goldbraun sind. Mit einer Schöpfkelle entnehmen und auf Papiertüchern abtropfen lassen. Sofort servieren.

Reis-Brokkoli-Topf Mediterrane Art

(für 1–2 Personen)

Zutaten   1 Tasse Reis

1 Tasse weiße Sauce nach A & B-Art

½ Tasse Olivenöl

3 Knoblauchzehen (gehackt oder gepresst)

250 g fetter Schinkenspeck (gehackt)

¼ Tasse trockener Weißwein

200 ml Hühnerbrühe (aus der Dose oder vom Brühwürfel)

½ Tasse grüne und schwarze Oliven (gehackt)

1 EL Basilikum (gehackt)

½ Tasse frische italienische Petersilie (gehackt)

2 EL Butter

1 frischer Bund Brokkoli (geputzt, zerkleinert)

1. Reis zubereiten (siehe S. 383 f.) und in einer vorgewärmten Schüssel beiseite stellen.

2. Weiße Sauce nach A & B-Art zubereiten (siehe S. 384).

3. Öl in einer Pfanne erhitzen und Knoblauch und Speck ca. 10 Minuten lang goldbraun braten. Brokkoli und Wein hinzufügen und ca. 5 Minuten vor sich hin köcheln lassen.

4. Hühnerbrühe und weiße Sauce hinzugießen und weitere 5 Minuten bei niedriger Temperatur kochen lassen. Mit Oliven, Basilikum, Petersilie und Butter abschmecken und weitere 3 Minuten köcheln lassen. Mit dem Reis mischen.

Gilberts Reissalat (für 1–2 Personen)

Zutaten   1 Tasse Naturreis

Menge von 1 Kopfsalat oder einem anderen Salat (in Streifen geschnitten)

1 mittelgroße Zwiebel (geviertelt)

1 Tomate (geviertelt)

½ Tasse grüne Oliven (in Ringe geschnitten)

1 EL Olivenöl

Essig

½ Tasse Walnüsse (gehackt)

1 TL Basilikum (getrocknet)

1 TL Oregano (getrocknet)

Salz

Cayennepfeffer

Pfeffer

1. Reis zubereiten (siehe S. 383 f.). Abkühlen lassen und 1 Stunde kalt stellen.

2. Blattsalat, Zwiebel, Tomate, Oliven, Öl, Essig, Walnüsse, Basilikum und Oregano hinzufügen und alles abschmecken.

Reis San Marco

Zutaten   1 Tasse Reis
1 Tasse weiße Sauce nach A & B-Art
1 Tasse Rosinen (eingeweicht)
$\frac{1}{2}$ Tasse Mandeln (gehackt)
Walnüsse

1. Reis nach Basisrezept (S. 383 f.) zubereiten und beiseite stellen.

2. Weiße Sauce zubereiten (S. 384). Reis und Sauce mischen, Rosinen und Mandeln hinzufügen. Alles gut verrühren und mit Walnüssen garnieren.

Kuskus Tunesische Art (für 4 Personen)

Zutaten   Öl
1 große Zwiebel
1 Zehe Knoblauch (frisch gepresst)
1 Bund frischer Koriander (gehackt)
getrockneter Koriander
Kreuzkümmel, Safran
Salz
Pfeffer
3 Tassen Brühe
2 mittelgroße Kartoffeln (geviertelt)
1 kg Kürbis (gewürfelt)
5 Möhren (halbiert)
2 Stangen Sellerie (in ca. 7–10 cm große Stücke geschnitten)
1 grüne Paprikaschote, 1 rote Paprikaschote
2 Tassen Kuskus
Butter

1. Öl in eine große Bratpfanne geben und Zwiebel darin glasig dünsten. Knoblauch und Gewürze hinzufügen. Unter gelegentlichem Umrühren weiter köcheln lassen. Nach und nach die 3 Tassen Brühe hinzufügen. Gemüse hineingeben. Kochen lassen, bis alles gar ist, und beiseite stellen.

2. Kuskus 30 Minuten über Wasserdampf garen lassen. Dann vom Feuer nehmen und warm halten.

3. Kuskus in eine große Schüssel geben. Gemüse und Sauce darüber gießen und warm servieren.

SUPPEN DER GRUPPE A

Klassische Kartoffelsuppe (für 4 Personen)

Zutaten
- 1 TL Pflanzenöl
- 2 EL Butter
- 1 große Zwiebel (grob gehackt)
- 1 Knoblauchzehe (gehackt)
- 2 Tassen Sellerie (gehackt)
- 8 Kartoffeln (mittelgroß bis groß, in Würfel geschnitten)
- $\frac{1}{4}$ TL Estragon (getrocknet)
- 1 $\frac{1}{2}$ TL Salbei (getrocknet)
- 1 Prise Salz
- 1 Prise Cayennepfeffer
- 1 Prise Muskat
- 1 l Gemüsebrühe (vom Brühwürfel)

1. Öl in einen großen Topf geben und Butter darin zum Schmelzen bringen. Zwiebeln, Knoblauch, Sellerie, Kartoffeln und Gewürze hinzufügen.

Mit Gemüsebrühe bedecken.

2. Aufkochen lassen. Dann auf kleiner Flamme köcheln lassen, bis das Gemüse weich ist, also ca. 20 Minuten, dann pürieren.

Maissuppe (für 1–2 Personen)

Zutaten
2 frische Maiskolben oder 300 g Tiefkühlmais
1 Tasse saure Sahne
1 EL Butter
¼ Tasse Zwiebeln (gehackt)
1 Knoblauchzehe (gehackt)
1 Tasse Hühnerbrühe (auch vom Brühwürfel)
¼ TL Salz
1 Messerspitze Pfeffer
Chilisauce
Koriander (gehackt)
Petersilie (gehackt)

1. Mit einem scharfen Messer die Maiskörner vom Kolben entfernen oder Tiefkühlmais auftauen.

2. Die Hälfte des Mais sowie die saure Sahne in einen Mixer geben oder mit dem Pürierstab zu einer homogenen Masse verarbeiten. Mischung beiseite stellen.

3. Butter in eine mittelgroße Pfanne geben und Zwiebeln und Knoblauch darin glasig dünsten. Restlichen Mais, Brühe und Gewürze hinzugeben und unter ständigem Rühren zum Kochen bringen. Bei schwacher Hitze 20–25 Minuten köcheln lassen.

4. Dann nach und nach die Maiskrem einrühren. Nochmals erhitzen, aber nicht mehr kochen lassen. Abschmecken und mit Petersilie und Koriander garnieren.

DESSERTS DER GRUPPE A

Bananenkrem (für 4 Personen)

Zutaten   1 kg Bananen
2 Tassen Sahne (geschlagen)
½ TL Vanille
¼ Tasse gehackte Mandeln
Honig, Rosinen

1. Bananen und Schlagsahne in einen Mixer geben, Vanille, Mandeln und Honig hinzufügen.
2. Mixen, bis eine zähe Masse entstanden ist. Mit Rosinen mischen, einfrieren.

Gebackene Bananen

Zutaten   Butter
Bananen (längs halbiert)
Mandeln (gehackt)
2 EL Honig

1. Butter in einer Pfanne anbräunen. Bananen hineinlegen und goldbraun backen. Pfanne vom Feuer nehmen.
2. Mandeln und Honig über die Früchte geben und sofort servieren.

Flambierte Banane (für 1 Person)

Zutaten   1 Banane
Walnüsse (gehackt)
Mandeln (gehackt)
2 EL Butter
Cognac
2 EL Honig

1. Bananen in einer Pfanne mit den Nüssen und Mandeln bestreuen. Goldbraun braten.

2. Butter und Honig hinzufügen und schmelzen lassen. Cognac hineingießen und anzünden. Flambiert mit den Nüssen servieren.

Mozarts Lieblingsspeise (für 1 Person)

Zutaten   1 Tasse Quark oder Ricotta
$\frac{1}{2}$ Tasse Rosinen (eingeweicht)
$\frac{1}{2}$ Tasse Sahne (geschlagen)
2 Eigelb
$\frac{1}{8}$ Tasse Haselnüsse (gehackt)

Zutaten in einer mittelgroßen Schüssel sorgfältig miteinander verrühren und einfrieren.

EISKREM DER GRUPPE A

Bananeneiskrem (für 2 Personen)

Zutaten   2 Tassen Sahne (geschlagen)
500 g Bananen
2 EL Honig
Walnüsse

1. Bananen und Sahne im Mixer oder mit dem Pürierstab zu einer homogenen Masse verarbeiten. Nach Geschmack mit Honig süßen.

2. Mischung in einer Plastikschüssel mindestens 1–1 $\frac{1}{2}$ Stunden tiefkühlen. Mit Schlagsahne servieren und mit Walnüssen dekorieren.

Vanilleeis (für 1–2 Personen)

Zutaten 2 Tassen Sahne (geschlagen)
4 Eigelb
2 EL Honig
Vanillemark
Walnüsse

1. Sahne mit Eigelb, Honig und Vanillemark mischen und schaumig schlagen.
2. Mischung in einer Plastikschüssel mindestens 1–1½ Stunden einfrieren. Mit Schlagsahne servieren und mit Walnüssen dekorieren.

Nusseis (für 1–2 Personen)

Zutaten 2 Tassen Sahne (geschlagen)
4 Eigelb
2 EL Honig
2 Tassen Haselnüsse (gemahlen)

1. Sahne mit Eigelben, Honig und Haselnüssen (einen Teil für die Dekoration zurückhalten) schaumig schlagen.
2. Mischung in einer Plastikschüssel mindestens 1–1½ Stunden einfrieren. Mit Schlagsahne servieren und mit Haselnüssen dekorieren.

KUCHEN UND KEKSE DER GRUPPE A

Käsekuchen

Zutaten
2 Tassen Vollkornweizenmehl
4 EL Butter
1 Tasse Wasser
Sahne
1 TL Backpulver für den Teig
1 EL Honig für den Teig
1 Packung Vanillepuddingpulver für die Krem
750 g Quark oder Ricotta
1 Tasse Sahne für die Krem
4 EL Honig für die Krem
2 Eigelb
$\frac{1}{2}$ Tasse Rosinen (eingeweicht)

1. Mehl, Butter, Wasser, Sahne, Backpulver und Honig in einer großen Schüssel miteinander mischen und Teig gut durchkneten. Boden einer gefetteten Springform damit auskleiden.

2. Vanillepuddingpulver mit. Quark oder Ricotta, Sahne, Honig, Eigelben und Rosinen vermischen. Die Krem auf dem Teig verteilen.

3. Ofen auf 175–200 °C vorheizen und Kuchen 1–1$\frac{1}{4}$ Stunden backen.

4. Hitze herunterschalten und noch 15 Minuten im Ofen stehen lassen.

Blaubeerkekse

Zutaten
Grundteig (siehe Käsekuchen)
500 g Blaubeeren

1. Teig (Zubereitung siehe S. 394) kneten und auf einem Backblech ausrollen. In Vierecke schneiden, Vierecke mit Blaubeeren füllen und Kekse daraus formen.

2. Ofen auf 200 °C vorheizen. Kekse auf ein gefettetes Backblech legen und 10–15 Minuten backen.

Rosinenkekse

Zutaten   250 g Ricotta
          1 Tasse Rosinen (eingeweicht)
          Grundteig (siehe Käsekuchen)

1. Ricotta mit Rosinen vermischen.

2. Teig (Zubereitung siehe S. 394) kneten und auf einem Backblech ausrollen. Vierecke ausschneiden, mit der Mischung füllen und Kekse daraus formen.

3. Ofen auf 200 °C vorheizen, Kekse auf gefettetes Backblech legen und 10–15 Minuten backen.

Nusskekse

Zutaten   250 g Haferflocken
          250 g Butter
          4 EL Honig, 1 Eigelb
          $\frac{1}{2}$ TL Backpulver
          250 g Haselnüsse (gemahlen)

1. Alle Zutaten miteinander vermischen und zu einem Teig verarbeiten.

2. Mit dem Löffel kleine Portionen auf einem Backblech verteilen. Kekse mit Haselnüssen verzieren.

3. Ofen auf 200 °C vorheizen und Kekse ca. 10 Minuten lang backen. Nicht zu dunkel werden lassen.

Bananenkuchen

Zutaten   250 g Butter
3 EL Honig
2 Eigelb
1 Tasse Vollkornweizenmehl
2 Bananen (zerdrückt)
250 g Walnüsse (gehackt)

1. Butter mit dem Honig und den Eigelben schaumig schlagen. Vollkornweizenmehl und Bananen hinzufügen.
2. Mischung auf einem gefetteten Backblech verteilen. Mit Walnüssen bestreuen.
3. Ofen auf 200 °C vorheizen und 20–25 Minuten backen. Hitze herunterschalten und noch zwei Minuten im heißen Ofen stehen lassen. Dann in Stücke schneiden und abkühlen lassen.

Honigpfannkuchen

Zutaten   500 g Vollkornweizenmehl
1 Würfel Hefe
$\frac{1}{2}$ l Wasser
Öl
250 g Ricotta oder Quark
1 Eigelb
1 EL Honig
$\frac{1}{2}$ Tasse Rosinen

1. Mehl, Hefe und Wasser miteinander mischen. Hefeteig kurze Zeit gehen lassen.
2. Öl in einer Pfanne erhitzen und dünne Pfannkuchen ausbacken.

3. Quark oder Ricotta mit dem Eigelb, dem Honig und den Rosinen mischen. Pfannkuchen mit der Mischung füllen (alternativ können Sie die Pfannkuchen auch mit Blaubeeren füllen).

BROT DER GRUPPE A

Fladenbrot
Für 10 Fladenbrote

Zutaten 500 g Vollkornweizenmehl
1 Würfel Hefe
1 TL Meersalz
5–6 EL Sonnenblumenöl
1 ½ Tassen Wasser oder Buttermilch
Sesam oder Kümmel, Sonnenblumenkerne, Mohn etc.

1. Mit Ausnahme der Samen sämtliche Zutaten miteinander mischen und zu einem Teig verkneten. Mindestens 30 Minuten gehen lassen.

2. Brote daraus formen, in die Samen dippen und auf ein gefettetes Backblech legen.

3. Ofen auf 200 °C vorheizen und Brote 10–15 Minuten backen.

Frühstück der Gruppe B

1. Vollmilch mit Äpfeln ist auch hier das beste Frühstück, denn diese Kombination liefert Ihnen eine hervorragende alkalische Grundlage für den Tag.

2. Rühreier aus ganzen Eiern mit Schinkenspeck, ohne Brot, dafür aber mit Orangensaft oder Rühreier aus Eigelb mit Schinkenspeck, in diesem Fall mit Brot und ohne Orangensaft.

3. Schinken und Eier ohne Brot, aber mit Orangensaft.

Mittag- und Abendessen der Gruppe B

Die folgenden Gerichte können mit allen Arten von Gemüse (außer Kartoffeln und Grünkohl) kombiniert werden. Des Weiteren sind möglich: Salat, Honigmelone, alle sauren Obstsorten, Avocados mit Shrimps, Essig, Öl, Dill, Shrimpscocktail mit Mayonnaise, A & B-Powersalat, Thunfischsalat, Waldorfsalat, Geflügelsalat Hawaii, Käse aller Art, Obstsalat, Apfeldessert mit Schlagsahne, Eiskrem mit Schlagsahne und andere Desserts. Aus gesundheitlichen Gründen sollten Sie jedoch stark Säure bildendes gegartes Fleisch und gegarten Fisch immer mit Basenbildnern kombinieren (Obst, Salate, Gemüse).

GEFLÜGELGERICHTE DER GRUPPE B

Geflügel sollte niemals mit Zucker, Sirup oder zuckerhaltigen Saucen mariniert werden. Nehmen Sie stattdessen Sojamehl und Eigelb.

Brathühnchen auf Gemüse (für 4 Personen)

Zutaten 1 Hühnchen (ca. 1 ½ kg)

Salz und Pfeffer

1 kleine Zwiebel (grob gewürfelt)

1 EL Thymian (getrocknet)

2 EL Butter

2 EL Pflanzenöl

1 mittelgroße Zwiebel (in dicke Ringe geschnitten)

2 Zucchini (in Scheiben geschnitten)

2 Möhren (in dicke Scheiben geschnitten)

1 EL Sojamehl

1. Hühnchen abspülen und trocken tupfen.

2. Ofen auf 200 °C vorheizen. Hühnchen großzügig außen und innen mit Salz und Pfeffer würzen. Große Zwiebelwürfel und Thymian in die Bauchhöhle geben und Beine zusammenbinden. Hühnchen mit Butter einreiben.

3. Öl in eine große ovale Auflaufform oder einen flachen Bräter geben. Zwiebelringe, Zucchini und Möhren darin verteilen. Hühnchen obenauf legen.

4. Das Hühnchen backen, bis es goldbraun ist (ca. 1¼–1¾ Stunden.

5. Gares Hühnchen auf einen Servierteller legen und mit Alufolie abdecken, um es warm zu halten.

6. Sämtliches Fett bis auf 2 Esslöffel aus der Auflaufform oder dem Bräter entfernen. Bei mittlerer Hitze Sojamehl hinzufügen und so lange rühren, bis die Sauce eindickt. Mit Salz und Pfeffer abschmecken. In eine Sauciere geben und zu dem Hühnchen servieren.

Coq au Vin (für 4 Personen)

Zutaten 1 Hühnchen (ca. 1 ½ kg)

Salz

Pfeffer

1 TL Rosmarin (zerstoßen)

2 EL Butter (weich)

4 Möhren (geschält und gewürfelt)

4 kleine Zwiebeln (geschält und geviertelt)

1 Tasse trockener Weißwein

1. Ofen auf 200 °C vorheizen. Das Huhn innen und außen mit Salz und Pfeffer würzen. ½ Teelöffel Rosmarin in die Bauchhöhle geben. Beine zusammenbinden und Hühnchen mit Butter einreiben. In einen großen Bräter legen.

2. Hühnchen ca. 15 Minuten lang backen. Gemüse in den Bräter geben. Übriges Rosmarin über Hühnchen und Gemüse streuen.

3. Wein darüber gießen und 1 ½ Stunden backen. Wenn der Wein sich verflüchtigt hat, Wasser hinzugeben.

Brathühnchen Hawaii (für 4 Personen)

Zutaten 1 Hühnchen (ca. 1 ½ kg)

Salz und Pfeffer

½ TL Thymian (getrocknet)

2 EL Butter

1 gewürfelte Ananas

trockener Weißwein

Wasser oder Sahne

1. Ofen auf ca. 180 °C vorheizen. Hühnchen innen und außen mit Salz und Pfeffer einreiben. Thymian in die Bauch-

höhle geben. Beine zusammenbinden und Haut mit Butter einreiben. In einen großen Bräter legen.

2. Hühnchen ca. 15 Minuten lang backen. Dann Ananas um das Hühnchen herumlegen. Noch etwas Thymian über das Hühnchen streuen. Trockenen Wein darüber gießen und insgesamt 1 ½ Stunden backen lassen. Wenn der Wein sich verflüchtigt hat, Wasser oder Sahne hinzugeben.

Zitronenhühnchen (für 4 Personen)

Zutaten
1 Hühnchen (ca. 1 ½ kg)
Salz und Pfeffer
1 Knoblauchzehe (halbiert)
1 Zitrone (geviertelt)
1 kleine Zwiebel (geviertelt)

1. Ofen auf 200 °C vorheizen.
2. Hühnchen innen und außen abspülen und trocken tupfen.
3. Innen und außen mit Salz und Pfeffer würzen. Haut mit der Knoblauchzehe einreiben, Knoblauch dann in die Bauchhöhle legen. Zitrone und Zwiebel ebenfalls in die Bauchhöhle legen und Beine zusammenbinden. Hühnchen mit der Brust nach unten in den Bräter legen.
4. 1 ½ Stunden backen.

Hühnchen mit Pilzen (für 4 Personen)

Zutaten
7 EL Butter
1 große Zwiebel (gehackt)
250 g Pilze (in Scheiben geschnitten)
1 Ei (geschlagen)
3 EL Petersilie (gehackt)

3 EL Koriander (gehackt)
2 TL Zitronenschale (gerieben)
¾ Tasse Wasser
1 Knoblauchzehe (gepresst)
1 EL frischer Zitronensaft
1 Brathühnchen (ca. 2,5 kg)
Salz und Pfeffer (frisch gemahlen)

1. Ofen auf 200 °C vorheizen. 4 Esslöffel Butter bei mittlerer Hitze in einer großen Bratpfanne zum Schmelzen bringen. Zwiebeln darin glasig dünsten und Pilze leicht braun anbraten (ca. 5 Minuten). Vom Feuer nehmen. Ei, Petersilie, Koriander, Zitronenschale und Wasser hinzufügen und alles gut verrühren.

2. Weitere 3 Esslöffel Butter in einer kleinen Kasserolle zum Schmelzen bringen. Knoblauch und Zitronensaft hinzufügen. Beiseite stellen.

3. Hühnchen in einen großen Bräter legen. Beine zusammenbinden und innen und außen mit Salz und Pfeffer würzen. Dann mit der Knoblauchbutter bestreichen.

4. 2 ½ Stunden braten. Nach etwa einer Stunde ab und zu reichlich mit Fett übergießen.

Ricottahühnchen (für 4 Personen)

Zutaten 1 Brathühnchen (ca. 2,5 kg)
5 EL Butter
1 große Zwiebel (gehackt)
2 Tassen Zucchini (gewürfelt)
1 Tasse Ricotta
½ TL Majoran (getrocknet)
1 Ei (geschlagen)

1 TL Salz
½ TL Pfeffer (frisch gemahlen)
1 Knoblauchzehe (gepresst)
1 TL Basilikum (getrocknet)
½ TL Oregano (getrocknet)

1. Ofen auf 200 °C vorheizen. Wirbelsäule des Hühnchens entfernen und Hühnchen flach in einen großen Bräter legen. Die Haut zeigt dabei nach oben. Bei der Brust beginnend vorsichtig die Haut vom Fleisch lösen.

2. 3 Esslöffel Butter bei mittlerer Hitze in einer großen Bratpfanne zum Schmelzen bringen. Zwiebel ca. 3 Minuten darin glasig dünsten. Zucchini hinzufügen und weich dünsten, noch 3 weitere Minuten weiter köcheln lassen und vom Feuer nehmen.

3. Ricotta, Majoran, Ei, Salz und Pfeffer hinzufügen.

4. Diese Füllung gleichmäßig unter die Haut schieben, dabei von der Brust über die Schenkel und die Beine vorgehen.

5. Die übrige Butter in einer kleinen Kasserolle zum Schmelzen bringen. Knoblauch, Basilikum und Oregano hinzufügen. Hühnchen mit der Buttermischung bestreichen. 2–3 Stunden braten. Alle 20–30 Minuten mit Fett übergießen.

Parmesanhühnchen (für 3–4 Personen)
Zutaten   1 Hühnchen (ca. 1 ½ kg, tranchiert)
Salz und Pfeffer
3 EL Butter
½ Tasse Parmesan (gerieben)
2 EL Sojamehl
1 Tasse süße Sahne (mit Wasser verdünnt)
½ Tasse Schweizer Käse (gerieben)

1. Ofen auf 200 °C vorheizen. Hühnchen mit Salz und Pfeffer würzen. Butter in einer großen Bratpfanne bei mittlerer Hitze zum Schmelzen bringen. Hühnchen hineingeben und ca. 10 Minuten braten, bis es von allen Seiten goldbraun ist.

2. ¼ Tasse Parmesan auf den Boden einer mittelgroßen Auflaufform streuen. Hühnchen darauf verteilen.

3. In der gleichen Bratpfanne Sojamehl in den Bratensud geben. Unter ständigem Rühren aufkochen lassen und 1 Minute kochen. Dann nach und nach Sahne hinzufügen und unter ständigem Rühren so lange kochen, bis eine kremige Sauce entstanden ist. Vom Feuer nehmen und Schweizer Käse hineinrühren. Sauce über das Hühnerfleisch gießen.

4. Das restliche Viertel Parmesan darüber streuen und 45 Minuten backen, bis das Hühnchen gar ist.

Spinathühnchen (für 2 Personen)

Zutaten 500 g Spinat (gehackt)

3 EL Butter

3 EL Sojamehl

1 ¾ Tassen Sahne (mit Wasser verdünnt)

1 TL Meersalz

1 TL Pfeffer

¼ TL Muskat

100 g Schweizer Käse (gerieben)

2 Tassen Hühnerfleisch (gekocht und gewürfelt)

250 g Pilze (halbiert)

1 Tasse Parmesan (gerieben)

1. Ofen auf 200 °C vorheizen. Spinat putzen und Blätter vom Strunk lösen. Bei geschlossenem Topfdeckel mit 2 Esslöffeln Wasser ca. 3 Minuten dämpfen, bis er weich ist. Gut ab-

schütten, überschüssige Flüssigkeit mit Papiertüchern ausdrücken. In eine mittelgroße Auflaufform legen.

2. Butter bei mittlerer Hitze in einem großen Topf zum Schmelzen bringen. Sojamehl hineinrühren und ca. 1 Minute kochen lassen, ohne dass die Mischung braun wird. Mit dem Schneebesen nach und nach Sahne einrühren. Mit Salz, Pfeffer und Muskat würzen. Unter beständigem Rühren kochen, bis eine dicke Sauce entsteht. Aufkochen lassen und Hitze herunterschalten. Anschließend Schweizer Käse hineinrühren, bis er geschmolzen ist.

3. Sauce vom Feuer nehmen. Hühnchen und Pilze dazugeben. Alles über den Spinat gießen.

4. Parmesan darüber streuen und 20 Minuten lang backen, bis die Kruste Blasen wirft und eine zartbraune Färbung annimmt.

Hähnchenschenkel mit Gemüse
(für 6–8 Personen)

Zutaten 4 EL Butter (geschmolzen)
1 Tasse Möhren (geraspelt)
1 Tasse Brokkoli (klein geschnitten)
1 Zwiebel (gewürfelt)
Salz, Pfeffer, Oregano
8 Hähnchenschenkel
$\frac{1}{4}$ Tasse Parmesan (gerieben)
2 EL Butter

1. Butter in eine Pfanne geben und bei mittlerer Hitze schmelzen lassen. Möhren, Brokkoli und Zwiebeln hinzugeben und alles unter mehrfachem Rühren ca. 5 Minuten lang in der Butter dünsten, bis die Brokkolistücke bissfest, aber weich sind.

2. Ofen auf ca. 180 °C vorheizen. Hähnchenschenkel aufschneiden. 2–3 Esslöffel von der Gemüsemischung in die Mitte von jedem Hähnchenschenkel legen. Fleisch wieder zusammendrücken und mit Zahnstochern befestigen. Hühnchen mit Butter bepinseln und mit Parmesan bestreuen, auf ein Backblech legen und 45 Minuten backen, bis das Fleisch gar ist.

3. Zusammen mit dem Gemüse servieren.

Hähnchenflügel mit Blaukäsedip

(für 16–20 Personen)

Zutaten 24 Hähnchenflügel
Salz und Pfeffer
2–4 Tassen Pflanzenöl
4 EL Butter
2–5 EL Chilisauce
1 EL weißer Essig (destilliert)
3 Stangen Sellerie

1. Hähnchenflügel abspülen und trocken tupfen. Spitzes Ende jedes Flügels abschneiden und wegwerfen. Flügel am Gelenk halbieren. Hähnchenfleisch mit Salz und Pfeffer würzen. Etwa 5 Zentimeter hoch Öl in eine tiefe Pfanne gießen und auf ca. 190 °C erhitzen. Die Flügel darin schubweise ca. 10 Minuten lang frittieren, bis sie knusprig und goldbraun sind. Auf Küchenpapier gut abtropfen lassen.

2. Butter in einer kleinen Kasserolle bei mittlerer Hitze zum Schmelzen bringen. Chilisauce und Essig einrühren. Die Flügel auf einem Servierteller arrangieren und mit der scharfen Buttersauce übergießen. Zusammen mit Selleriestangen und Blaukäsedip (siehe S. 460) sofort servieren.

Kräuterhühnchen (für 4 Personen)

Zutaten
2 EL Butter
2 EL Zwiebeln (gehackt)
2 EL Petersilie (gehackt)
½ TL Oregano (getrocknet)
½ TL Geflügelgewürz
½ TL getrockneter Estragon
¼ TL getrockneter Majoran
½ Tasse trockener Weißwein
1 Hühnchen (ca. 1 ½ kg, tranchiert)
¼ Tasse Parmesan (gerieben)
1 TL Paprika

1. Ofen auf 200 °C vorheizen. Butter bei mittlerer Hitze in einer kleinen Kasserolle zum Schmelzen bringen. Zwiebeln hinzufügen und ca. 3 Minuten lang glasig dünsten. Petersilie, Oregano, Geflügelgewürz, Estragon, Majoran und Wein einrühren. Sauce um ein Drittel einkochen lassen (ca. 5 Minuten).

2. Hühnerfleisch in eine mittelgroße Auflaufform legen. Fleisch mit der Kräutersauce bestreichen. Anschließend mit Parmesan und Paprika bestreuen. Etwa 45 Minuten backen, bis das Fleisch gar ist.

Hühnchen Venedig (für 6–8 Personen)

Zutaten
6 EL Butter
1 ¼ Tassen Sojamehl
2 Tassen Sahne (mit Wasser verdünnt)
½ TL weißer Pfeffer
½ Tasse weißer Cheddar (gerieben)
¼ TL schwarzer Pfeffer

2 Hühnchen (à 1 ½ kg, geviertelt)
2 EL Pflanzenöl
3 große Zwiebeln (in Scheiben geschnitten)
250 g Kochschinken (in dicke Streifen geschnitten)
1 große Dose geschälte Tomaten
(812 ml, abgetropft und fein gehackt)
1 TL Basilikum (getrocknet)

1. Ofen auf 200 °C vorheizen. 4 Esslöffel Butter bei mittlerer Hitze in einer Kasserolle zum Schmelzen bringen. ½ Tasse von dem Sojamehl mit dem Schneebesen einrühren und unter ständigem Rühren 2 Minuten lang kochen, ohne dass die Sauce braun wird. Nach und nach Sahne einrühren. Zum Kochen bringen und dabei so lange rühren, bis die Sauce eindickt. Mit weißem Pfeffer abschmecken. Vom Feuer nehmen und den Cheddarkäse einrühren.

2. Das restliche Sojamehl und den schwarzen Pfeffer in eine Plastiktüte füllen. Die Hühnchenviertel hineingeben und schütteln, so dass sie gleichmäßig mit der Panade bedeckt sind. 2 Esslöffel Butter und das Öl in einer großen Pfanne bei mittlerer Hitze zum Schmelzen bringen. Die Hühnerstücke in der Pfanne nach und nach goldbraun braten, also ca. 4 Minuten auf jeder Seite. Dann in einen großen Bräter legen.

3. Zwiebeln in die Bratpfanne geben und 3 Minuten glasig dünsten. Schinken, Tomaten, Sauce und Basilikum einrühren. 5 Minuten vor sich hin köcheln lassen. Dann die Sauce über das Hühnchen gießen und abdecken. 1 Stunde backen.

4. Das Hühnchen auf einer großen Platte anrichten und mit der Sauce übergießen. Die restliche Sauce getrennt servieren.

Klassisches Brathühnchen (für 4 Personen)

Zutaten
1 Hühnchen (ca. 1 ½ kg, tranchiert)
Zehen von 2 großen Knoblauchknollen
3 Stangen Sellerie (gewürfelt)
¾ Tasse trockener Weißwein
¼ Tasse Pflanzen- oder Olivenöl
2 EL Petersilie (gehackt)
2 EL frisches Basilikum (gehackt) oder
¾ TL getrocknetes Basilikum
¼ TL Pfeffer (frisch gemahlen)
¼ TL Chilischote (zerstoßen)
1 TL Salz, ½ TL geriebene Zitronenschale
3 EL frischer Zitronensaft

1. Ofen auf ca. 200 °C vorheizen. Hühnchen mit der Haut nach oben in eine mittelgroße Auflaufform (Bräter) legen. Knoblauchzehen und Sellerie darüber streuen. Huhn mit Zitronensaft marinieren.

2. Wein, Öl und Gewürze mischen und über das Hühnchen gießen. Zitronenschale darüber streuen.

3. Abgedeckt ca. 40 Minuten backen lassen. Dann den Deckel entfernen und weitere 15–30 Minuten backen, bis das Hühnchen gar ist.

Hühnerleber (für 2 Personen)

Zutaten
500 g Hühnerleber, 2 EL Butter
2 mittelgroße Zwiebeln (gehackt)
2 Eigelb (hart gekocht)
1 TL Zitronensaft
1 TL Knoblauch (gehackt)
½ TL Pfeffer (frisch gemahlen), 1 TL Salz

1. Hühnerleber wässern und in Würfel schneiden.

2. In Butter schmoren, bis sie außen braun und innen nicht mehr rosa ist.

3. Unterdessen Zwiebeln in Butter bei mittlerer Hitze ca. 10 Minuten lang goldbraun braten.

4. Zwiebeln mit der Leber und den Gewürzen grob hacken. Knoblauch, Pfeffer, Salz und Eigelb hinzugeben und mit dem Pürierstab oder im Mixer so lange hacken, bis die gewünschte Konsistenz erreicht ist. Zitronensaft hinein-träufeln.

5. Mit französischen grünen Bohnen und Butter servieren.

Hühnerragout (für 2 Personen)

Zutaten
- 2 EL Butter
- 2 EL Sojamehl
- 1 Tasse Sahne (mit Wasser verdünnt und erhitzt)
- $\frac{1}{4}$ TL weißer Pfeffer
- $\frac{1}{2}$ TL Salz
- 1 Prise Selleriesalz
- 1 Schuss Chilisauce
- $\frac{1}{2}$ Tasse Sahne (unverdünnt)
- 2 EL trockener Sherry
- 2 Tassen gegartes Hühnerfleisch (gewürfelt)
- 2 Eigelb (schaumig geschlagen)

1. Butter in eine Kasserolle geben und bei mittlerer Hitze schmelzen lassen. Mehl hinzugeben und ca. 2 Minuten lang unter ständigem Rühren köcheln lassen, ohne dass die Sauce braun wird.

2. Nach und nach die mit Wasser verdünnte Sahne hinein-gießen und unter ständigem Rühren zum Kochen bringen.

Weiterrühren, bis die Masse eindickt. Feuer herunterschalten und mit weißem Pfeffer, Salz, Selleriesalz und Chilisauce abschmecken.

3. Mit dem Schneebesen die unverdünnte Sahne hineingeben. Sherry und Hühnerfleisch hinzufügen. Erneut abschmecken. Alles köcheln lassen, bis das Fleisch gar ist. Vom Feuer nehmen und mit dem Schneebesen Eigelb hineinschlagen. Gut vermischen und sofort servieren.

Chicken Nuggets (für 4 Personen)

Zutaten Öl
½ Tasse Sahne (mit Wasser verdünnt)
¼ Tasse Sojamehl
¼ Tasse Parmesan (gerieben)
1 TL Paprika
½ TL Oregano
1 ¼ kg Hühnerbrust (gewürfelt)

1. Boden einer großen Pfanne großzügig mit Öl bedecken und auf ca. 180 °C erhitzen.

2. Unterdessen Sahne in eine Schüssel geben. Mehl, Parmesan, Paprika und Oregano in eine große Papiertüte geben und gut miteinander vermischen. Zuerst die Hühnerfleischstücke in die Sahne dippen, dann immer ca. ein Dutzend Stücke in die Tüte werfen und schütteln, um sie gleichmäßig zu panieren.

3. Hühnchenstücke portionsweise in dem heißen Öl braten. Sie brauchen ca. 5 Minuten, bis sie knusprig und goldbraun sind. Auf Küchenpapier abtropfen lassen und heiß servieren.

Hackfleischkloß St. Tropez (für 4–6 Personen)

Zutaten
1 EL Butter oder Pflanzenöl
oder Olivenöl
750 g klein geschnittenes Gemüse
(Möhren, Sellerie, Tomaten, Zwiebeln)
$\frac{1}{2}$ l Brühe oder Gemüsewasser oder
normales Wasser
750 g Rinderhackfleisch
1 Ei
1 Prise Selleriesalz
$\frac{1}{2}$ TL Cayennepfeffer
1 Prise Muskat

1. Butter in eine kleine Bratpfanne geben und Zwiebeln darin goldbraun braten. Gemüse und Gemüsewasser (Brühe, Wasser) hinzugeben und kochen, bis das Gemüse gar ist.

2. Hackfleisch, Ei, Salz, Pfeffer und Muskat in einer kleinen Schüssel gut vermischen.

3. Hackfleisch ca. 1 Zentimeter dick auf Alufolie ausrollen. Gemüse in die Mitte geben und mit dem Fleisch bedecken, so dass ein Fleischkloß entsteht.

4. Ofen auf 180 °C vorheizen. Kloß auf ein Backblech legen und ca. 1 Stunde backen, bis er gar ist. In Stücke schneiden und mit Salat servieren.

Kohlrouladen Französische Art (für 4–6 Personen)

Zutaten
1 großer Kopf Weißkohl
3 große Zwiebeln (gehackt)
1 kg Hackfleisch

2 Eier
1 Knoblauchzehe (gepresst)
1 Prise Thymian
1 Prise Kreuzkümmel und Fenchelsamen
1 Prise Pfeffer
1 Prise süßer ungarischer oder anderer Paprika
1 Prise Salz
4 EL Butter oder Pflanzenöl
½ Tasse saure Sahne
½ Pfund Pilze
(können auch weggelassen werden)

1. Weißkohl im Dampfkochtopf oder in kochendem Wasser) 5–7 Minuten garen. Die Blätter sind gar, wenn sie sich von der Spitze eines scharfen Messers leicht durchbohren lassen. Die garen Blätter vom Strunk lösen und zu Vierecken zurechtschneiden.

2. Zwiebeln in einer kleinen Pfanne goldbraun braten.

3. Hackfleisch, 2 Zwiebeln, Eier, Knoblauch, Gewürze und Pilze in einer Schüssel sorgfältig miteinander vermischen.

4. Kohlblätter auf einen großen Teller legen und Fleischmasse zu Klößen formen. Auf die Kohlblätter legen und Kohl um das Fleisch wickeln. Mit einem Baumwollfaden zusammenbinden.

5. 4 Esslöffel Butter bei mittlerer Hitze in einer großen Bratpfanne schmelzen lassen. 1 Zwiebel und Kohlrouladen dazugeben. Die Rouladen braten, bis sie braun sind. Dann saure Sahne und ½ Tasse Wasser zur Sauce geben. Noch 45 Minuten ziehen lassen und warmhalten.

Königsberger Klopse mit grünen Erbsen und Möhren (für 2–4 Personen)

Zutaten 500 g Rinderhackfleisch
1 Ei
1 Prise Kräutersalz
1 Prise Pfeffer
1 große Zwiebel (halbiert)
½ Tasse Kapern und einige Lorbeerblätter
Nelken
1 EL Butter
2 EL Sojamehl
1 l Gemüsebrühe oder Wasser
1 Becher saure Sahne
1 große Zwiebel (geviertelt)
2 Knoblauchzehen

1. Hackfleisch mit Ei und Gewürzen in einer großen Schüssel mischen und Fleischbällchen daraus formen.

2. Gemüsebrühe in einer mittelgroßen Kasserolle zum Kochen bringen. Die halbierte Zwiebel, Lorbeerblätter, Nelken und Fleischbällchen hinzufügen. Bei mittlerer Hitze ca. 10 Minuten kochen lassen.

3. Butter in eine mittelgroße Pfanne geben und bei mittlerer Hitze zum Schmelzen bringen. Die geviertelte Zwiebel hinzugeben. Sojamehl, Knoblauch, 1 Tasse Gemüsewasser, saure Sahne und Kapern hinzugeben und rühren, bis eine homogene Masse entstanden ist. Köcheln lassen, bis die Sauce eingedickt ist. Klopse hineingeben und alles mit grünen Erbsen und Möhren servieren.

**Gefüllte Paprika Italienische Art
(auch mit Tomaten oder Zucchini)** (für 4 Personen)

Zutaten   2 mittelgroße Zwiebeln (in Ringe geschnitten)

2 mittelgroße Zwiebeln (halbiert)

5 Knoblauchzehen oder Knoblauchgewürz

½ Bund Schnittlauch (gehackt)

½ Bund Koriander (gehackt)

½ Bund Dill (gehackt)

1 kg Hackfleisch

1 Ei

½ Becher saure Sahne

1 Prise Selleriesalz

1 Prise Kreuzkümmel

1 Prise Cayennepfeffer

8 grüne Paprikaschoten

2 EL Butter oder Pflanzenöl

1 Brühwürfel

1 Prise Safran

Saft von 1 Zitrone

1. Zwiebeln schneiden, Knoblauchzehen pressen, Kräuter hacken.

2. Schnittlauch, Koriander, Knoblauch und Dill mit dem Pürierstab oder im Mixer zu einer homogenen Masse verarbeiten.

3. Fleisch, Eier, Sahne, Kräuterpüree und Gewürze (alle außer Safran und Zitrone) in eine große Schüssel geben und sorgfältig miteinander vermischen.

4. Paprikaschoten waschen und mit einem scharfen Messer Deckel abtrennen. Schoten sorgfältig entkernen und mit dem Fleisch füllen.

5. Ofen auf 180 °C vorheizen. In einer großen Fettpfanne 2 Esslöffel Butter oder Öl erhitzen, Zwiebelstücke glasig dünsten. Gefüllte Paprikaschoten hineinsetzen.

6. Brühwürfel in einer Tasse mit kochendem Wasser auflösen und Safran mit Zitronensaft hinzufügen. Diese Flüssigkeit zum Gemüse gießen. Paprika backen lassen, bis sie einen Großteil der Flüssigkeit aufgenommen haben. Aus dem Ofen nehmen und saure Sahne mit dem restlichen Sud verrühren. Weitere 20 Minuten ziehen lassen. Warm servieren.

Hackfleischbällchen (für 4 Personen)

Zutaten 2 Zwiebeln (gewürfelt)

2 Stangen Sellerie

3–4 Knoblauchzehen

½ Schnittlauch

1 kg Hackfleisch

2 Zwiebeln (in Ringe geschnitten)

Butter

Salz, Pfeffer, Selleriesalz, Oregano und Basilikum

½ Bund Petersilie

1 große Dose Dosentomaten (geschält)

Sojasauce

1. Die gehackten Zwiebeln, den Sellerie, Knoblauch, Schnittlauch und Gewürze in einen Mixer geben und alles mixen, bis eine homogene Masse entsteht. Das Fleisch hinzufügen und den Mixer noch einmal laufen lassen. Aus der entstandenen Masse Fleischbällchen formen.

2. Die Zwiebelringe in Butter goldbraun braten, Salz, Pfeffer, Oregano, Petersilie, Selleriesalz und Basilikum hinzufügen

und sorgfältig umrühren. Jetzt die Dosentomaten hineingeben und während des Kochens mit dem Kochlöffel zerdrücken. Dann die Fleischbällchen hinzufügen und das Ganze auf kleiner Flamme ca. 1 Stunde lang köcheln lassen. Anschließend mit Sojasauce abschmecken.

ANDERE FLEISCHGERICHTE DER GRUPPE B

Kohleintopf Napoli (für 4–6 Personen)

Zutaten ½ Tasse Sojamehl
1 TL Kräutersalz
1 TL Selleriesalz
750 g Rindergulasch
½ Tasse Pflanzenöl
1 mittelgroße Zwiebel (gehackt)
1 mittelgroße Dose geschälte Tomaten (406 ml)
250 ml passierte Tomaten (aus der Dose)
2 Äpfel (geschält, entkernt und gewürfelt)
2 TL Kümmel
1 TL Salz
1 großer Weißkohl (in Stücke geschnitten)
1 Tasse Mozzarella (gehackt)

1. Sojamehl, Kräutersalz und Selleriesalz mischen. Fleischstücke nach und nach hineingeben und schütteln, bis sie gleichmäßig paniert sind.

2. Öl auf mittlerer Flamme in einer großen Pfanne erhitzen. Fleisch hinzufügen und anbraten. Gelegentlich wenden. In eine mittelgroße Auflaufform geben.

3. Ofen auf 180 °C vorheizen. Zwiebel in der gleichen Pfanne ca. 3 Minuten lang glasig dünsten. Geschälte und pas-

sierte Tomaten, Äpfel, Kümmel und Salz hinzufügen. Zum Kochen bringen. Kohl dazugeben und gut miteinander verrühren. Mischung über das Fleisch geben.

4. Auflauf mit Alufolie bedecken und 1 Stunde backen, bis das Fleisch weich ist. Folie entfernen und Mozzarella über das Fleisch streuen. Weitere 5 Minuten backen, bis der Käse geschmolzen ist.

Züricher Geschnetzeltes (für 4–6 Personen)

Zutaten
750 g Rind- oder Kalbfleisch
Selleriesalz
Pfeffer
4 Knoblauchzehen (gepresst)
2 große Zwiebeln (gewürfelt)
Butter
500 g Pilze (in Scheiben geschnitten)
Salz
Knoblauchgewürz
1 Tasse Sahne
1 Dose grüne Erbsen

1. Das Fleisch in dünne Streifen schneiden, mit Selleriesalz und Pfeffer würzen.

2. Die Zwiebelwürfel und den gepressten Knoblauch in Butter anbraten, bis sie goldbraun sind. Dann das Fleisch hinzugeben und unter mehrmaligem Rühren gar braten.

3. Anschließend die Pilze, die Gewürze und die Sahne hinzufügen und alles bei schwacher Hitze und unter gelegentlichem Umrühren ca. 1 Stunde lang vor sich hin köcheln lassen. Zum Schluss die Erbsen hinzufügen und mit Salz, Pfeffer und Knoblauchgewürz abschmecken.

Schnitzel Mailänder Art (für 1 Person)

Zutaten 250 g Kalbsschnitzel
1 Prise Muskat
1 Priese Zwiebelpulver
1 Prise Salz
1 Prise Pfeffer
1 Prise Selleriesalz
Butter
Saft von 1 Zitrone
100 g Vollfettkäse

1. Beide Seiten des Schnitzels würzen.
2. Butter bei mittlerer Hitze in einer Bratpfanne schmelzen lassen. Fleisch hineingeben. Von beiden Seiten goldbraun braten. Mit dem Zitronensaft beträufeln.
3. Vollfettkäse in kleine Würfel schneiden und über das Fleisch streuen. Mit Gemüse und Salat servieren.

Königlicher Rinderbraten mit Rotkohl
(für 6–8 Personen)

Zutaten 2 große Zwiebeln (in Ringe geschnitten)
5 Knoblauchzehen (gepresst)
Öl
2 ½–3 kg Bratenfleisch
1 Glas Rotwein, 4 Tassen Wasser
3 Brühwürfel, 2 Tassen saure oder süße Sahne
4 Lorbeerblätter

1. Zwiebeln und Knoblauch in einer Pfanne mit Öl goldbraun anbraten. Fleisch, Rotwein und Lorbeerblätter hinzufügen. 2 Minuten kochen lassen.

2. 4 Tassen Wasser und 3 Brühwürfel hinzufügen. Bratenfleisch abdecken und unter gelegentlichem Rühren garen, bis
es weich ist. Saure oder süße Sahne in die Sauce rühren. Mit
Rotkohl und Salat servieren.

Österreichischer Fleischtopf (für 4 Personen)

Zutaten
3 EL Butter
2 große Zwiebeln (in Ringe geschnitten)
1 kg Rindfleisch (in Stücke geschnitten)
2 große Zucchini (in Stücke geschnitten)
4 große Möhren (in Scheiben geschnitten)
1 Aubergine (gewürfelt)
2 Tomaten (grob gewürfelt)
2 Stangen Porree (in Scheiben geschnitten)
1 Knoblauchzehe (gehackt)
1 Tasse saure Sahne
1 Bund Koriander (gehackt)
$\frac{1}{4}$ TL Meersalz
1 Prise Pfeffer
1 Prise Selleriesalz
1 Prise Knoblauchgewürz

1. Butter bei mittlerer Hitze in einer großen Pfanne zum
Schmelzen bringen. Zwiebeln darin ca. 5 Minuten lang goldbraun braten.

2. Fleisch hinzufügen und unter mehrmaligem Wenden
braun anbraten. Gemüse und Knoblauch in die Pfanne geben
und bei geschlossenem Topfdeckel und mittlerer Hitze schmoren. Abschmecken und mit saurer Sahne binden.

GRILLFLEISCH DER GRUPPE B

T-Bone-Steak, Hüftsteak, hohe Rippe und alle anderen Arten von Grillfleisch sollten niemals mit Sirup oder zuckerhaltigen Saucen mariniert werden. Stellen Sie die Marinade stattdessen aus Zutaten wie Zitrone, Essig, Wein, Cognac, Knoblauchgewürz, Selleriesalz, Salz und Pfeffer her. Sie können auch eine Panade aus Sojamehl und Eigelb zubereiten.

Vorspeisen wie Avocados mit Shrimps passen perfekt dazu. Als Beilage empfehlen sich der A & B-Powersalat oder andere Salate. Das ideale Dessert besteht aus Obstsalat, einem Apfelnachtisch oder jedem anderen sauren Obst mit Schlagsahne. Ebenso empfehlenswert ist Eiskrem mit Schlagsahne.

Grillfleisch kann mit gegrillten Tomaten, Zwiebeln, Paprika, Zucchini, Pilzen und anderen Gemüsen (alles außer Kartoffeln und Kohl) kombiniert werden. Ferner können Sie Spiegeleier und saure Sahne mit Schnittlauch, Crème Fraîche, Kräuterbutter und jeden anderen zuckerfreien Dip dazu essen.

FISCHGERICHTE DER GRUPPE B

Die folgenden Gerichte können mit folgenden Speisen kombiniert werden: gemischte Salate, Gemüse, B-Obst und neutrales Obst (also keine Früchte aus Gruppe A) und alle Käsesorten. Avocados mit Shrimps, Zitrone und Dill, Shrimpscocktail mit Mayonnaise, Mozzarella mit Tomaten, Essig, Öl, Pfeffer und Salz sind geeignete Vorspeisen. Aus gesundheitlichen Gründen sollten Sie gegarten Fisch jedoch grundsätzlich mit Basen bildenden Nahrungsmitteln kombinieren.

Flunderfilet mit Gemüse (für 4 Personen)

Zutaten   4 Flunderfilets (à ca. 150 g)

$\frac{1}{2}$ TL Salz, $\frac{1}{4}$ TL Pfeffer

2 EL Butter

2 mittelgroße Möhren (gewürfelt)

60 g frische Erbsen

(ca. 2 Dutzend Schoten, enthülst)

$\frac{1}{4}$ Tasse trockener Weißwein oder Wasser

1. Ofen auf 220 °C vorheizen. Fisch in einer einzigen Schicht auf dem Boden einer mittelgroßen Auflaufform verteilen. Mit Salz und Pfeffer würzen und beiseite stellen.

2. Butter bei schwacher Hitze in einer kleinen Kasserolle zum Schmelzen bringen. Möhren hinzufügen und bei geschlossenem Topfdeckel ca. 3–5 Minuten lang schmoren, bis sie bissfest sind. Erbsen hineinrühren, erneut abdecken und 1 Minute weiter kochen lassen. Dann Wein oder Wasser hinzufügen und zum Kochen bringen.

3. Gemüsemischung über den Fisch gießen und die Auflaufform lose mit Aluminium abdecken. 10 Minuten backen lassen, bis der Fisch fest und dunkel ist.

Heilbutt auf Parmesan (für 4 Personen)

Zutaten   3 EL Pflanzen- oder Olivenöl

1 mittelgroße Zwiebel (fein gehackt)

750 g frische Strauchtomaten (entkernt und fein gehackt) oder 1 mittelgroße Dose geschälte Tomaten (406 ml, abgetropft und gehackt)

2 TL frischer Oregano (gehackt) oder

1 TL getrockneter Oregano

$\frac{1}{4}$ TL Salz, 1 Messerspitze Pfeffer

1 EL Tomatenmark (kann auch
weggelassen werden)
1 kg frische Heilbuttsteaks (ca. 2,5 cm dick)
½ Tasse Parmesan (gerieben)

1. 2 Esslöffel von dem Öl in einer mittelgroßen Kasserolle erhitzen. Zwiebeln hinzufügen und ca. 3–5 Minuten glasig dünsten. Tomaten hineinrühren und mit Oregano, Salz und Pfeffer abschmecken. Das Tomatenmark hinzufügen, um – falls erwünscht – der Sauce einen intensiveren Geschmack zu geben.

2. Ofen herunterschalten und die Sauce unter häufigem Rühren ca. 10 Minuten köcheln lassen, bis sie leicht eingedickt ist. Etwas abkühlen lassen, dann mit dem Pürierstab oder im Mixer zu einer homogenen Sauce verarbeiten.

3. Ofen auf 230 °C vorheizen. Tomatensauce in eine Auflaufform geben und den Fisch darauflegen. Fisch gleichmäßig mit dem Parmesan bestreuen.

4. 15 Minuten backen, bis der Fisch dunkel und gar ist. Sofort servieren.

Gebratener Weißfisch mit Tomaten
(für 4 Personen)

Zutaten 2 EL Olivenöl
1 kleine Möhre (gehackt)
1 mittelgroße Zwiebel (gehackt)
1 Stange Sellerie (gehackt)
1 große Dose geschälte Tomaten (812 ml,
abgetropft und grob gehackt)
Salz, Pfeffer
1 kg frischer Spinat
500 g Weißfischfilets

1. Öl in eine mittelgroße Kasserolle geben. Möhre, Zwiebel und Sellerie bei mittlerer Hitze ca. 5–7 Minuten darin weich kochen. Tomaten, ½ TL Salz und Pfeffer hinzufügen. Bei mittlerer Hitze ca. 10 Minuten lang unter gelegentlichem Umrühren so lange kochen, bis die Sauce einen dicken Brei bildet. Mit dem Pürierstab oder im Mixer zu einer homogenen Masse verarbeiten.

2. Bei frischem Spinat Blätter putzen und in einen Topf mit kochendem Salzwasser geben. Einmal aufkochen lassen und sofort abschütten. Unter fließendem kaltem Wasser abspülen. Bei tiefgefrorenem Spinat die Packungsanweisung berücksichtigen. Überschüssige Flüssigkeit mit den Händen ausdrücken und grob hacken.

3. Ofen auf 220 °C vorheizen. Spinat auf dem Boden einer gebutterten Auflaufform verteilen. Weißfisch in ca. 1½ Zentimeter dicke Streifen schneiden. Über den Spinat schichten und mit ⅛ TL Salz würzen. Tomatensauce über den Fisch gießen. Auflaufform lose mit Alufolie abdecken. 10 Minuten backen, bis die Sauce Blasen wirft und der Fisch fest und weiß ist. Sofort servieren.

Gebratene Seezunge mit Orangen
(für 4–6 Personen)

Zutaten   750 g Seezungenfilets
½ TL Salz, ¼ TL Pfeffer
¼ Tasse frischer Orangensaft
¼ Tasse frischer Zitronensaft
1 ganze Orange, 1 TL Sojamehl

1. Fischfilets in einer einzigen Schicht in einen Bräter oder eine Auflaufform legen, mit Salz und Pfeffer würzen. Orangen-

und Zitronensaft hinzufügen. Abdecken und 1 Stunde im Kühlschrank ziehen lassen.

2. Orange schälen und in Scheiben schneiden.

3. Ofen auf 220 °C vorheizen. Fisch aus dem Kühlschrank holen und Bräter oder Auflaufform sorgfältig mit Alufolie bedecken. 8–10 Minuten backen, bis die Filets fest und dunkel sind.

4. Die Filets auf eine Servierplatte legen und den heißen Bratensud in einen kleinen Topf gießen. Das Sojamehl in 2 Esslöffeln kaltem Wasser auflösen. Die Flüssigkeit unter den Bratensud rühren und das Ganze ca. 1 Minute lang bei mittlerer Hitze kochen lassen, bis es eindickt. Die Sauce über die Filets geben und mit den Orangenscheiben garnieren.

Seezunge mit Petersilienbutter (für 4 Personen)

Zutaten $\frac{1}{2}$ Tasse Sojamehl

$\frac{1}{2}$ TL Salz

$\frac{1}{4}$ TL Pfeffer

4 Seezungenfilets (à 120–180 g)

$\frac{1}{2}$ Tasse Sahne (mit Wasser verdünnt)

4 EL Butter

2 EL Pflanzenöl

2 EL Petersilie (gehackt)

1 EL frischen Zitronensaft

1. Sojamehl, Salz und Pfeffer in einer flachen Schüssel miteinander mischen. Seezungen zunächst in der Sahne und anschließend in der Sojamehlmischung wälzen.

2. 2 Esslöffel Butter und Öl in eine große Pfanne geben und bei mittlerer Hitze schmelzen lassen. Überschüssiges Mehl von dem panierten Fisch schütteln und Fisch ins heiße Fett le-

gen. Von beiden Seiten jeweils ca. 2 Minuten lang knusprig und goldbraun braten. Auf Servierteller legen und das Fett aus der Pfanne abgießen.

3. Pfanne erneut aufs Feuer stellen und die restlichen 2 Esslöffel Butter, die Petersilie und den Zitronensaft hineingeben. Rühren, bis die Butter geschmolzen ist und sich die Zutaten gut miteinander vermischt haben. Etwas Sauce über jedes Fischfilet löffeln und servieren.

Wolfsheringe mit Pilzen (für 4 Personen)

Zutaten   12 große Weißkohlblätter (gehackt)

2 EL Butter

1 Schalotte

1 Knoblauchzehe (gehackt)

125 g Pilze (in dünne Scheiben geschnitten)

1 große Dose geschälte Tomaten (812 ml, abgetropft und gewürfelt)

$\frac{1}{2}$ TL Salz

$\frac{1}{4}$ TL Pfeffer

750 g Wolfsheringsfilets

1. Die harten Enden der Kohlblätter abschneiden. Salzwasser in einem großen Topf zum Kochen bringen. Kohlblätter hineingeben und 3–5 Minuten weich kochen. Abschütten und unter fließendem kaltem Wasser abschrecken; erneut abschütten. Flach auf Papierküchentücher legen und trocken tupfen.

2. Butter bei mittlerer Hitze in einem großen Topf zum Schmelzen bringen. Schalotten und Knoblauch hineingeben. Unter ständigem Rühren ca. 1 Minute lang dünsten. Pilze und Tomaten hineingeben. Hitze heraufschalten und unter häufigem

Rühren ca. 3 Minuten kochen lassen, bis die Sauce etwas eingedickt ist. Mit Salz und Pfeffer abschmecken und beiseite stellen.

3. Ofen auf 220 °C vorheizen. 3 Kohlblätter auf die Arbeitsfläche legen, wobei sich die Blattstiele in der Mitte überlappen sollten. Ein Stück Fisch in die Mitte legen. Leicht mit Salz und Pfeffer würzen. Die Seiten der Kohlblätter so zusammenführen, dass der Fisch vollständig umhüllt ist. Mit den anderen Kohlblättern und Fischstücken genauso verfahren. Jedes Kohl-Fisch-Stück vorsichtig in eine gebutterte Auflaufform legen. Darauf achten, dass die Stücke dicht an dicht liegen und die Naht den Boden der Form berührt.

4. Tomaten-Pilz-Sauce über den Fisch gießen. Die Form locker mit Alufolie abdecken und 10–12 Minuten backen lassen, bis der Fisch fest ist und die Sauce Blasen wirft.

Schwertfischsteaks (für 4 Personen)

Zutaten
4 Schwertfischsteaks (à 120–180 g)
⅓ Tasse Pflanzenöl
1 Tasse frische Basilikumblätter
2 Knoblauchzehen
½ Tasse Pinienkerne
2 EL Parmesan (gerieben)
¼ TL Salz
1 Messerspitze Pfeffer
Zitronenscheiben

1. Ofen auf 220 °C vorheizen. Fischsteaks in eine große, mit wenig Öl ausgestrichene Backform legen. Basilikum, Knoblauch, Pinienkerne, Parmesan, Salz und Pfeffer mit dem Pürierstab oder im Mixer pürieren. Noch während des Rührens langsam Öl dazugeben. Rühren, bis die Masse homogen ist.

2. Die Masse gleichmäßig über den Steaks verteilen. Form lose mit Alufolie bedecken und in den Ofen schieben. 10–12 Minuten backen, bis die Steaks zwar außen weiß, trotzdem aber immer noch feucht sind. Mit dünnen Zitronenscheiben garnieren.

Schwertfisch oder Thunfisch mit Tomatensauce (für 4 Personen)

Zutaten
- 2 EL Pflanzen- oder Olivenöl
- 4 Schwert- oder Thunfischsteaks (à 180 g, 2,5 cm dick)
- ¼ Tasse trockener Weißwein
- 2 mittelgroße, reife Tomaten (geschält, entkernt und gehackt)
- 1 EL Thymian (getrocknet)
- 1 kleine Knoblauchzehe (gepresst)
- ½ TL Salz
- ¼ TL Pfeffer

1. Öl in einen großen Topf geben und den Fisch bei mittlerer Hitze ca. 7–9 Minuten braten, bis er von beiden Seiten kross ist. Auf einen Servierteller legen und mit Alufolie abdecken.

2. Bratfett in eine Pfanne gießen. Weißwein hinzufügen und auf höchster Stufe ca. 1 Minute lang unter ständigem Rühren kochen lassen, bis die Flüssigkeit um die Hälfte eingekocht ist. Tomaten, Thymian und Knoblauch hineinrühren.

3. Auf mittlere Hitze stellen und unter häufigem Rühren so lange kochen lassen, bis die Sauce sämig ist, also ca. 3–5 Minuten. Mit Salz und Pfeffer abschmecken. Die Tomatensauce über den Fisch gießen und servieren.

Geräucherter Lachs mit Parmesan

(für 1–2 Personen)

Zutaten   250 g Vollfettkäse

¾ Tasse Parmesan (ca. 100 g, gerieben)

1 Spritzer Zitronensaft

¼ TL Chilisauce

100 g geräucherter Lachs (in dünnen Filets)

1 Tasse frischer Dill oder Petersilie (gehackt)

1. Ofen auf 200 °C vorheizen. Vollfettkäse, Parmesan, Zitronensaft und Chilisauce im Mixer miteinander verrühren.

2. Geräucherten Lachs in dreißig Stücke schneiden und auf ein gefettetes Backblech legen. Ca. 2 Teelöffel der Käsemischung auf jeweils ein Lachsstückchen setzen und mit Dill oder Petersilie dekorieren. Ca. 5 Minuten backen, bis der Käse verlaufen ist. Warm servieren.

Shrimps (für 2 Personen)

Zutaten   1 ½ Tassen Sojamehl

2 EL Butter (geschmolzen und abgekühlt)

1 TL Salz, ½ TL Pfeffer

2 Eier

750 g große Shrimps

1 Tasse Pflanzenöl

1 kleine Zwiebel (in Ringe geschnitten)

8 Brokkoliröschen

1. Sojamehl, Butter, Salz, Pfeffer und Eigelbe in einer großen Rührschüssel so lange verrühren, bis ein dünnflüssiger Teig entstanden ist. Abdecken und 4–6 Stunden kalt stellen.

2. Schale der Shrimps unter leichtem Drehen vom Schwanzfleisch abziehen. Die Shrimps aufschlitzen und wie

Schmetterlingsflügel aufschlitzen. Bis zur Weiterverarbeitung im Kühlschrank aufbewahren.

3. Ofen auf 100 °C vorheizen. Öl in eine Fritteuse oder eine tiefe Bratpfanne gießen und auf ca. 190 °C erhitzen. Eiweiß steif schlagen und unter den Teig rühren. Shrimps nach und nach in den Teig dippen und im heißen Fett ca. 3–5 Minuten lang ausbacken, bis sie goldbraun sind und der Teig knusprig ist. Auf Papiertüchern abtropfen lassen und im Ofen warm halten, während das Gemüse frittiert wird.

4. Zwiebelringe und Brokkoliröschen ebenfalls in den Teig dippen und 1–1 ½ Minuten im Öl ausbacken, bis die Panade knusprig und goldbraun ist. Auf Papiertüchern abtropfen lassen, in den Ofen stellen und den gleichen Vorgang wiederholen, bis das Gemüse ausgebacken ist.

Schwedische Krabben (für 1–2 Personen)

Zutaten 3 Eier

¼ Tasse Wasser

1 ½ Tassen Sojamehl

1 TL Salz

1 TL Pfeffer

Pflanzenöl

1 Dutzend Krabben (geputzt)

Zitrone

1. Eier und Wasser schaumig schlagen. Sojamehl, Salz und Pfeffer in einer Schüssel miteinander mischen.

2. 7–8 Zentimeter hoch Öl in eine tiefe Pfanne gießen und auf ca. 190 °C erhitzen. Die Krabben zunächst ins Ei dippen und abtropfen lassen. Anschließend in der Sojamehlmischung wälzen. Krabben 3–5 Minuten lang ausbacken, bis sie von

allen Seiten braun und knusprig sind. Auf Papiertüchern abtropfen lassen und heiß mit Zitrone servieren.

SUPPEN DER GRUPPE B

Hühnersuppe (für 4–6 Personen)

Zutaten
1 Suppenhuhn (ca. 2 ½ kg, tranchiert)
6 Tassen Wasser
1 kleine Zwiebel (gewürfelt)
2 Stangen Sellerie (gewürfelt)
¼ TL Salz
1 Messerspitze Pfeffer
1 Lorbeerblatt
1 mittelgroße Dose geschälte Tomaten
(406 ml, gewürfelt)
½ Tasse Zwiebeln (gehackt)
3 mittelgroße Möhren (geraspelt)
4 TL Hühnerbrühepulver
1 Tasse Zucchini (gewürfelt)

1. Hühnerfleisch, Wasser, Zwiebel, Sellerie, Salz, Pfeffer und Lorbeerblatt in einen Topf geben und zum Kochen bringen. Hitze herunterschalten und abgedeckt 2 Stunden lang vor sich hin köcheln lassen, bis das Hühnerfleisch weich ist. Fleisch aus der Brühe nehmen, abkühlen lassen und würfeln. Beiseite stellen.
2. Gemüse und Lorbeerblatt herausnehmen, Brühe durchseihen und wieder auf das Feuer stellen. Die Tomaten inklusive des Saftes, die gehackten Zwiebeln, die Möhren und das Instantpulver hineinrühren. Abgedeckt ca. 20 Minuten lang kochen lassen, bis die Möhren fast weich sind.

3. Hühnerfleisch und Zucchiniwürfel in die Brühe geben. Wieder 5 Minuten lang bei geschlossenem Topfdeckel köcheln lassen, bis das Gemüse gar ist.

GEMÜSEGERICHT DER GRUPPE B

Auberginen mit Tomaten (für 2 Personen)

Zutaten
2 große oder 4 kleine Auberginen
2 mittelgroße Tomaten
1 Bund Koriander (gehackt)
1 Bund Petersilie (gehackt)
6 Knoblauchzehen (gepresst)
5 Tassen Pflanzenöl
4 kleine Zwiebeln
Meersalz
Pfeffer
Selleriesalz

1. Auberginenköpfe abschneiden, Auberginen und Zwiebeln in kleine Würfel schneiden.

2. Tomaten pürieren und mit Koriander, Petersilie und Knoblauch mischen.

3. Öl in einem großen Topf erhitzen. Kleingeschnittene Zwiebel glasig braten. Auberginenwürfel hineingeben und braten, bis sie goldbraun sind. Mit Pfeffer, Meer- und Selleriesalz würzen.

4. Ofen auf 200 °C vorheizen. Auberginenwürfel in eine Auflaufform füllen und die Tomatenmischung darüber geben. 20 Minuten lang backen, bis sich eine knusprige Kruste gebildet hat.

SALATE DER GRUPPE B

Waldorfsalat (für 1–2 Personen)

Zutaten 2 Tassen Apfelwürfel (von ca. 2 mittelgroßen
Äpfeln)
2 süße Orangen (gewürfelt, ohne Kerne)
250 g gekochtes Hühnerfleisch
(gewürfelte Reste vom Vortag)
¾ Sellerieknolle (grob gehackt)
1 Tasse Mayonnaise
1 Schuss Cognac
2 EL Zitronensaft oder Essig
1 Prise Salz
1 Tasse saure Sahne
4 EL Sahne (geschlagen)
½ Tasse Walnüsse (grob gehackt)

1. Alle Zutaten (außer der Schlagsahne, der sauren Sahne und den Walnüssen) in eine mittelgroße Schüssel geben und vermischen. Längere Zeit kalt stellen.

2. Kurz vor dem Servieren Schlagsahne, saure Sahne und Walnüsse hinzugeben. Auf Salatblättern anrichten. Reste im Kühlschrank aufbewahren.

Geflügelsalat Hawaii (für 1–2 Personen)

Zutaten 250 g kaltes, gegartes Hühnerfleisch
(gewürfelte Reste vom Vortag)
2 Tassen Ananas (gewürfelt)
1 Tasse Mayonnaise, 1 Schuss Essig
1 Prise Pfeffer, 1 Prise Knoblauchsalz
1 Prise Muskat

1. Sämtliche Zutaten in einer mittelgroßen Schüssel vermischen. Kühl stellen.

2. Jede Portion auf einem Salatblatt servieren und mit ein paar Ananaswürfeln verzieren.

Geflügelsalat Peking (für 2–3 Personen)

Zutaten   500 g Hühner- oder anderes Geflügelfleisch
(gekocht oder gebraten, gewürfelt)
2 Orangen (gewürfelt)
Schale von 2 Orangen (gerieben)
2 Tassen Mayonnaise
1 Tasse Mandeln (halbiert)
1 Schuss Cognac
1 Prise Muskat

1. Alle Zutaten in einer großen Schüssel sorgfältig miteinander vermischen. Kühl stellen.

2. Auf Salatblättern servieren und mit Orangenwürfeln garnieren.

Möhrensalat Elsässer Art (für 2–3 Personen)

Zutaten   500 g Möhren
250 g Kochschinken (gewürfelt)
Saft von 2 Orangen
Schale von 1 Orange (gerieben)
2 Tassen Mayonnaise
1 Prise Knoblauchsalz
1 Prise Pfeffer
1 Prise Muskat
Salatblätter

1. Möhren in kleine Scheiben schneiden.

2. Schinken, Orangensaft, Orangenschale und Mayonnaise miteinander vermischen.

3. Sauce abschmecken und unter die Möhren heben. Kühl stellen. Auf Salatblättern anrichten.

Sylvias Thunfischsalat (für 1–2 Personen)

Zutaten 1 Dose Thunfisch (in Öl oder Wasser, ca. 200 g)
Pflanzenöl (Menge von der Einlegeart des Thunfischs abhängig)
2 EL Senf
3 EL Zwiebeln (gehackt)
1 TL frischer Zitronensaft oder Essig
½ Tasse eingelegte Gurken (gewürfelt)
¼ Tasse Kapern (halbiert)
Salz
Knoblauchsalz
¼ TL Pfeffer
⅓ Tasse Schnittlauch (gehackt)
Salatblätter

1. Thunfisch in eine mittelgroße Schüssel geben und mit Öl und Senf mischen.

2. Zwiebeln, Zitronensaft, eingelegte Gurken, Kapern, Salz, Knoblauchsalz und Pfeffer hinzugeben und gut miteinander verrühren.

3. Auf einem Salatblatt servieren. Mit den übrigen Kapern oder ein paar sauren Gurkenstreifen garnieren.

Schweizer Käsesalat (für 1–2 Personen)

Zutaten
250 g Schweizer Käse (in dünne Streifen geschnitten)
2 mittelgroße Zwiebeln (in dünne Ringe geschnitten)
Pflanzenöl
Essig
Salz
Pfeffer

1. Käse und Zwiebeln in eine mittelgroße Schüssel geben. Öl, Essig, Salz und Pfeffer nach Geschmack hinzugeben.
2. Alles gut mischen.

Bayerischer Wurstsalat (für 1–2 Personen)

Zutaten
250 g Lyoner (in Streifen geschnitten)
2 mittelgroße Zwiebeln (in dünne Ringe geschnitten)
Pflanzenöl
Essig
Salz
Pfeffer

Wurst und Zwiebeln mischen. Mit Öl, Essig und Gewürzen abschmecken.

Chefsalat
(Menge der Zutaten nach Geschmack)

Zutaten
Kopfsalat
Tomaten (in Scheiben oder Stücke geschnitten)
Salatgurke (in dünne Scheiben geschnitten)

Brokkoli (in kleine Scheiben geschnitten)
Blumenkohl (in kleine Scheiben geschnitten)
Möhren (in dünne Streifen geschnitten)
Zwiebeln (in Ringe geschnitten oder gewürfelt)
1–2 Eier (hart gekocht, in Scheiben geschnitten)
Schweizer Käse (in dünne Streifen geschnitten)
geräucherter Schinken (in Streifen geschnitten)
gegartes Puten– oder Hühnerfleisch
(klein gewürfelt)
Öl
Essig
Salz
Pfeffer
Mayonnaise (<u>alternativ:</u> Dip oder Salatdressing)

1. Gemüse vorbereiten und in einer großen Schüssel miteinander vermischen.

2. Übrige Zutaten hinzugeben, mit Öl, Essig, Salz und Pfeffer abschmecken und den Salat schließlich mit Mayonnaise verrühren.

VORSPEISE DER GRUPPE B

Avocados mit Shrimps (für 2 Personen)

Zutaten   1 große Avocado
4 EL Zitronensaft
4 EL Pflanzenöl
Salz
Pfeffer
1 Dose Shrimps (100–150 g, abgetropft)
1 Bund Dill (gehackt)

1. Avocado mit einem scharfen Messer halbieren und Kern entfernen.

2. Zitronensaft und Öl in einer Schüssel vermischen und mit Salz und Pfeffer würzen.

3. Shrimps auf die Avocado geben, Dill darüber streuen. Sauce darüber gießen. Sofort servieren oder mit Frischhaltefolie abdecken, damit die Avocado nicht dunkel wird. Kühl stellen.

DESSERTS DER GRUPPE B

Obstkrem (für 4 Personen)
Zutaten   500 g Erdbeeren (klein geschnitten)
500 g Himbeeren (klein geschnitten)
250 g Pfirsiche (gewürfelt)
2 Tassen Sahne (geschlagen)

Alle Zutaten gut mischen und kühl stellen.

Zimtäpfel (für 4 Personen)
Zutaten   5 mittelgroße Äpfel (geschält, entkernt, in Spalten von ca. 1 cm Dicke geschnitten)
Pflanzenöl, Zimt

Öl in einer Pfanne erhitzen und die Apfelspalten goldbraun braten. Mit Zimt bestreuen.

Bratäpfel (für 4 Personen)
Zutaten   5 Äpfel (geschält)
½ Tasse Walnüsse (grob gehackt)
Butter

1. Ofen auf 200 °C vorheizen.

2. Kerngehäuse der Äpfel entfernen und Äpfel mit Walnüssen füllen.

3. Auf jeden Apfel ein Stück Butter legen und backen, bis sie leicht gebräunt sind.

Schweizer Obstsalat (für 1–2 Personen)

Zutaten   1 Grapefruit (gewürfelt)

2 süße Orangen (gewürfelt)

2 Äpfel (geschält, entkernt und gewürfelt)

1 Tasse Ananas (gewürfelt)

Schale von 1 Orange (gerieben)

2 Tassen Sahne (geschlagen und gekühlt)

1 Schuss Cognac, 1 Prise Zimt

Alle Zutaten (bis auf die Sahne) in einer großen Schüssel mischen. 30 Minuten kalt stellen und kurz vor dem Servieren die Sahne darunter mischen.

EISKREM DER GRUPPE B

Erdbeereis (auch mit Himbeeren, Kiwis oder jeder anderen sauren Obstsorte herzustellen)

Zutaten   2 Tassen Sahne (geschlagen)

500 g Obst

1. Schlagsahne mit dem Obst in einem Mixer oder mit dem Pürierstab vermischen.

2. Die Masse in eine Plastikschüssel füllen und mindestens 1 ½ Stunden in die Tiefkühltruhe stellen. Mit Schlagsahne servieren und mit frischem Obst garnieren.

Frühstück der neutralen Gruppe

Das beste Frühstück besteht aus Milch oder Joghurt mit Äpfeln, womit man sich eine hervorragende alkalische Grundlage für den Tag schafft. Wenn Sie aber ein Frühstück auf neutraler Basis bevorzugen, sind hier ein paar Vorschläge für Sie.

1. Heidelbeeren mit Joghurt, Sahne oder Schlagsahne.
2. Ziegen- oder Schafskäse, Camembert oder anderer Vollfettkäse mit Salat, Gemüse und/oder Sprossen.
3. Quark oder Ricotta mit Sahne und Kräutern.
4. Geräucherter Schinken, geräucherte Wurst, Salami, Schinkenspeck, Rollschinken oder jedes andere gepökelte, getrocknete oder geräucherte Fleisch mit Gemüse und/oder Salat.
5. Geräucherter Hering, Makrele, Lachs und jeglicher andere geräucherte Fisch mit Gemüse und/oder Salaten und/oder Dips.

Mittag- und Abendessen der neutralen Gruppe

BOHNENGERICHTE DER NEUTRALEN GRUPPE

Bohnen gelten gemeinhin als schwer verdaulich. Die Faselbohne jedoch gehört zu den Nationalgerichten Ägyptens, wo die Menschen keine Verdauungsprobleme zu kennen scheinen. Die Ägypter lassen die Bohnen ein paar Stunden im Wasser quellen: Ohne es zu wissen, setzen sie damit einen chemischen Prozess in Gang, der die Verdauung erheblich erleichtert. Die Ägypter kombinieren diese Bohnenart mit Weizenbrot, Olivenöl und immer mit ein paar rohen Zwiebeln, Rettich und/oder besonderen – Basen bildenden – Salaten (z. B. den Salat à la Ramses). Nur sehr selten, wenn überhaupt, essen die Ägypter Kidney-Bohnen, die tatsächlich sehr schwer verdaulich sind.

> **Bohnen à la Ramses** (für 16 Personen)
> Diese alte ägyptische Rezept sollte immer in
> Verbindung mit dem Salat à la Ramses
> gegessen werden, damit es nicht zu
> Verdauungsproblemen kommt.

Zutaten   1 kg kleine Faselbohnen
500 g geschälte und getrocknete Favabohnen
500 g Kichererbsen
250 g gelbe Linsen
2 EL Kreuzkümmel
2 EL Koriander
Selleriesalz
kaltes Wasser
1 Knoblauchzehe (gepresst)

1. Bohnen, Kichererbsen und Linsen getrennt waschen. Bohnen und Kichererbsen zusammen in eine große Schüssel geben, mit viel kaltem Wasser übergießen und 3–4 Stunden quellen lassen. Wasser abgießen.

2. Wasser in einem großen Topf zum Kochen bringen und die Bohnen mit den Kichererbsen hinzufügen. Sie sollten ca. 10 Zentimeter hoch mit Wasser bedeckt sein. Wasserspiegel

stündlich überprüfen und notfalls Wasser hinzufügen. Bei schwacher Hitze 4–5 Stunden köcheln lassen, bis die Bohnen gar sind. Dann die Linsen hinzufügen. 1 Stunde köcheln lassen, bis die Linsen gar sind. Dann Knoblauch, Kreuzkümmel, Koriander, Salz und Pfeffer hinzugeben und 30 Minuten stehen lassen.

3. Ein Tipp: Kleinere Portionen für später in Plastikbeuteln einfrieren.

Salat à la Ramses (für 4 Personen)

Zutaten 5–6 Chilischoten

2–3 große Tomaten

2 große Zwiebeln

1 Kopf Blattsalat

6 Knoblauchzehen

Salz und Pfeffer

½ Tasse Essig, ½ Tasse Olivenöl

1 EL Koriander

1 Bund Koriander

1 EL Kreuzkümmel

1. Chilischoten entkernen und hacken, Tomaten und Zwiebeln in Würfel schneiden, Salat waschen und schneiden, Knoblauchzehen pressen.

2. Chilis, Tomaten, Zwiebeln, Salat, Knoblauch, Salz, Pfeffer, Essig, Öl und Gewürze im Mixer oder mit dem Pürierstab zu einer homogenen Masse verarbeiten. 3 Esslöffel dieser Masse auf jeden Teller mit Bohnen geben.

3. Übrig gebliebene Masse in ein Glas füllen. Mit Olivenöl bedecken, so dass das Öl die Masse um ca. 5 Zentimeter überragt. Zum späteren Gebrauch im Kühlschrank aufbewahren (schmeckt hervorragend zu Weizenbrot).

442

SUPPEN DER NEUTRALEN GRUPPE

Orientalische Linsensuppe (für 2 Personen)

Zutaten
- 8 Tassen Wasser
- 1½ Tassen Linsen
- 2 Tassen Gemüsebrühe (auch vom Brühwürfel)
- 1 große Zwiebel (gehackt)
- 1 Knoblauchzehe (gepresst)
- 2 große Möhren (gehackt)
- 2 Stangen Sellerie (gehackt)
- ½ TL Meersalz
- 1 TL getrockneter Oregano
- 1 TL süßer ungarischer Paprika
- ½ TL Thymian (getrocknet)
- 2 EL frische Petersilie (gehackt)

1. Wasser in einem großen Topf zum Kochen bringen und Linsen, Brühe, Zwiebeln, Knoblauch, Möhren und Sellerie hineingeben. Gewürze hinzufügen und mehrmals sorgfältig umrühren.

2. Bei schwacher Hitze ca. 60 Minuten köcheln lassen. Dann Petersilie hinzufügen.

Blumenkohlkremsuppe (für 2 Personen)

Zutaten
- 2 EL Butter
- 1 EL Pflanzen- oder Olivenöl
- Röschen von 2 mittelgroßen Blumenkohlköpfen (gehackt)
- 2 Stangen Sellerie (gehackt)
- 1 Zwiebel (gehackt)
- 8 Schalotten (gehackt)

½ TL Selleriesalz oder Meersalz
1 Messerspitze schwarzer Pfeffer
(frisch gemahlen)
1 Knoblauchzehe (gepresst)
6 Tassen Wasser
2 EL Gemüsebrühe (auch vom Brühwürfel)
1 TL Basilikum (getrocknet)
½ TL Thymian (getrocknet)
1 TL Majoran (getrocknet)
1 Messerspitze Muskat

1. Butter in einen großen Topf geben und in dem Öl zum Schmelzen bringen. Gemüse und Zwiebeln hineingeben und mit Salz und Pfeffer abschmecken. Ein paar Minuten bei niedriger Temperatur kochen lassen. Dabei häufig umrühren.

2. Anschließend Wasser und Brühe hinzufügen und aufkochen lassen. Bei geschlossenem Topfdeckel ca. 15 Minuten köcheln lassen, bis der Blumenkohl gar ist.

3. Deckel abnehmen und etwas abkühlen lassen. Die Gewürze hinzufügen. Dann die Mischung mit einem Pürierstab oder im Mixer zerkleinern, bis die Suppe kremig und homogen ist. Mit Muskat abschmecken.

GEMÜSEGERICHTE DER NEUTRALEN GRUPPE

Brokkoli Mailand (für 2 Personen)

Zutaten   Röschen von 4 Brokkolistrünken
2 EL Butter
2 TL frischer Zitronensaft
oder Essig
Gewürze

1. Die Brokkoliröschen von den Strünken lösen, waschen und putzen. Anschließend in einen Dampfkochtopf geben, ca. 7 Minuten dünsten.

2. Die Butter in einer kleinen Pfanne schmelzen lassen und den Zitronensaft oder den Essig hinzugeben. Die Sauce über die heißen Brokkoliröschen gießen. Abschmecken.

Möhren Wiener Art (für 4 Personen)

Zutaten   12 mittelgroße Möhren (in dünne Scheiben geschnitten)
3 EL Butter
2 TL frisches oder getrocknetes Basilikum
$\frac{1}{4}$ TL Meeressalz
Sojasauce

1. Möhrenscheiben über kochendem Wasser ca. 10 Minuten lang dämpfen. Beiseite stellen.

2. Butter in einer großen Kasserolle schmelzen lassen. Möhren, Basilikum, Salz und Sojasauce hinzufügen. Gut umrühren. Abschmecken.

Pilze Florentiner Art (für 1–2 Personen)

Zutaten   250 g Pilze
2 EL Butter
1 EL frischer Zitronensaft
Salz
Knoblauchsalz
Sojasauce

1. Pilze putzen, die Köpfe von den Stielen abschneiden und in Scheiben schneiden.

2. Butter im Topf zum Schmelzen bringen. Pilze darin dünsten, bis sie gar sind. Mit Zitronensaft und Gewürzen abschmecken.

Gemüse à la Paris (für 2 Personen)

Zutaten   6 Möhren (gewürfelt)
2 mittelgroße Zucchini (in Scheiben geschnitten)
1 mittelgroßer gelber Kürbis
2 EL Butter
2 EL frischer Zitronensaft oder Essig
Sojasauce, Gewürze

1. Möhrenwürfel über kochendem Wasser oder im Dampfkochtopf ca. 10 Minuten lang dämpfen.
2. Zucchini hinzufügen und weitere 7 Minuten dämpfen, bis diese weich sind. Gemüse auf einen Teller legen.
3. Kürbisfleisch in Würfel schneiden und hinzufügen. Butter in einem kleinen Topf schmelzen lassen, Zitronensaft dazugeben und abschmecken. Sauce über das Gemüse gießen.

Artischocken Venedig (für 1–2 Personen)

Zutaten   4 Artischocken
1 Knoblauchzehe (in Scheibchen geschnitten)
einige Stangen Sellerie
1 Lorbeerblatt

1. Artischocken waschen, das Ende der Stängel abschneiden. Von jedem Blatt die dornige Spitze entfernen. Knoblauch, Sellerie und Lorbeerblatt über die Artischocken geben.
2. Artischocken im Dampfkochtopf ca. 30–40 Minuten über kochendem Wasser garen. Wenn die Blätter gar sind, Lor-

beerblatt, Sellerie und Knoblauch entfernen. Mit geschmolzener Butter servieren.

Blumenkohlauflauf Côte d'Azur* (für 2–4 Personen)

Zutaten Blumenkohlröschen von 1 großen Blumenkohl
3 EL Öl, 2 Eigelb
¼ Tasse Petersilie (gehackt)
1 Prise süßer ungarischer oder anderer Paprika
1 Prise Muskat

1. Den Blumenkohl 10 Minuten lang in Salzwasser kochen. Abgießen.
2. Das Öl in einer kleinen Auflaufform erhitzen.
3. Die beiden Eigelbe, das Öl und die Gewürze miteinander verquirlen.
4. Ofen auf 200 °C vorheizen. Blumenkohlröschen in die Auflaufform schichten und Eisauce darüber geben. Backen, bis der Auflauf eine goldbraune Kruste hat (ca. 10 Minuten).

Auberginen Normandie (für 2 Personen)

Zutaten 2 große oder 4 kleine Auberginen
1 Bund Koriander (gehackt)
1 Bund Petersilie (gehackt)
6 Knoblauchzehen (gepresst)
4 Tassen Pflanzenöl
4 kleine Zwiebeln (geschält)
Meersalz, Pfeffer, Selleriesalz

---

* Blumenkohl enthält Pantothensäure, die zur Entgiftung der Zellen beiträgt und auch ansonsten eine wichtige Rolle bei der Unterstützung der biochemischen Reaktionen im Körper spielt. Außerdem fördert sie den Regenerationsprozess der Haut.

1. Köpfe der Auberginen abschneiden, die Früchte in kleine Würfel schneiden, in ein Sieb geben, salzen und 45 Minuten ziehen lassen.

2. Koriander, Petersilie und Knoblauch miteinander vermischen.

3. Öl und Zwiebeln in einem großen Topf erhitzen und gesalzene Auberginen darin goldbraun braten.

4. Ofen auf 200 °C vorheizen und Auberginenwürfel in eine Auflaufform füllen. Die Koriander-Petersilien-Mischung darüber streuen und weitere 20 Minuten backen, bis sie knusprig ist. Abschmecken.

Kohl Budapest (für 4 Personen)

Zutaten 2 EL Butter

1 kg Zwiebeln (gewürfelt)

2 Tassen Gemüsebrühe (auch vom Brühwürfel)

Meersalz

1 Kopf Weißkohl (in Streifen geschnitten)

2 Tassen Sahne

1 Tasse saure Sahne

2 TL ungarischer Paprika

Sojasauce

1. Butter in einen großen Topf geben und die Zwiebelwürfel darin goldbraun braten. Brühe und Meersalz hinzufügen.

2. Den Kohl hinzugeben und das Ganze ca. 15–20 Minuten vor sich hin köcheln lassen. Dann vom Feuer nehmen und etwas Flüssigkeit abgießen.

3. Süße und saure Sahne mit Paprika mischen und mit Sojasauce abschmecken. Die Mischung über den Kohl gießen und 10 Minuten lang ziehen lassen.

Mozzarella mit Tomaten

Zutaten 2 große Tomaten (in Scheiben geschnitten)
1 Mozzarella (in Scheiben geschnitten)
Essig
Olivenöl
Salz
Pfeffer
1 Bund frisches Basilikum

1. Tomaten und Mozzarella auf einem Teller arrangieren.
2. Essig und Öl miteinander verrühren und über Mozzarella und Tomaten gießen. Mit Salz und Pfeffer abschmecken und mit frischen Basilikumblättern garnieren.

Avocado mit Zitrone und Öl (für 2 Personen)

Zutaten 1 große Avocado
4 EL Zitronensaft
4 EL Pflanzenöl
Salz
Pfeffer
1 Bund Dill (gehackt)

1. Avocado mit einem scharfen Messer in zwei Hälften teilen und den Kern entfernen.
2. Zitronensaft mit dem Öl und den Gewürzen vermischen.

Avocado mit Dill bestreuen und die Zitronensauce über die Avocado gießen (alternativ: Dilldip oder Avocado-Dressing, siehe »Mayonnaise, Salatsaucen und andere Dips«).

Sofort servieren oder mit Frischhaltefolie abdecken, damit die Avocado nicht braun wird.

Danach kühl stellen.

SALATE DER NEUTRALEN GRUPPE

Was Gemüse, Salate, Sprossen und Kräuter angeht, können Sie unbegrenzte Mengen vertilgen. Auch die Variationsbandbreite ist riesig. Und Abwechslung ist wichtig! Die besten Gemüsesorten, die man zur Entgiftung zu sich nehmen kann, sind Wurzelgemüse, also Möhren, weiße Rüben und Rote Bete. Aber auch alle Arten von über dem Boden wachsenden Gemüsen sind gesund, also Spinat, Kohl, Sellerie, Kresse, Brokkoli, Blumenkohl, Sprossen oder jedes andere saftige, grüne Gemüse.

A & B-Powersalat

Zutaten Blattsalat (Kopfsalat, Lollo Rosso oder Bianco, Eisbergsalat, Feldsalat, Blattsalat oder alle anderen Salate, die zu mundgerechten Stücken zerpflückt werden können)

Tomaten (in Scheiben geschnitten oder gewürfelt)

Blumenkohlröschen (gehackt)

Brokkoli (gehackt)

Möhren (gehackt)

Weiß- oder Rotkohl (gehackt)

Sprossen/Sojabohnensprossen

Spinat (gehackt)

Zwiebeln (in Ringe geschnitten oder gewürfelt)

Schalotten (in Ringe geschnitten)

Olivenöl, Leinsamenöl, Sesamöl, Sojaöl oder andere Öle

Essig oder frischer Zitronensaft

Salz (Kräutersalz, Meersalz, Biosalz)
Selleriesalz, Pfeffer
Petersilie (gehackt)
Schnittlauch (gehackt)

1. Gemüse in eine große Schüssel geben und vermischen.
2. In einer separaten Schüssel Öl, Essig oder Zitronensaft, Salz, Pfeffer und Kräuter miteinander verrühren. Über den Salat träufeln (alternativ oder zusätzlich: Mayonnaise, Salatdressing, Blaukäsedip oder andere Dips; siehe »Mayonnaise, Salatsaucen und andere Dips«).

Variation: Auch Kartoffeln sind eine hervorragende Ergänzung zu diesem Salat. Die Kartoffeln in einem Dampfkochtopf oder im Dampfeinsatz 20 Minuten lang über kochendem Wasser garen. Wenn sie weich sind, abkühlen lassen, dann in kleine Würfel oder Scheiben schneiden. Die Kartoffelwürfel mit Mayonnaise, Dip oder Dressing dem Kraftsalat hinzufügen. Gut unterrühren.

Klassischer grüner Salat (für 4 Personen)

Zutaten 1 Blattsalat (Kopfsalat, Lollo Rosso oder Bianco, Eisbergsalat, Feldsalat oder alle anderen Salate, die zu mundgerechten Stücken zerpflückt werden können)
1 kleine Salatgurke (geschält und in Scheiben geschnitten)
2 Tomaten (in Scheiben geschnitten)
3 Möhren (in Scheiben geschnitten)
1 große Zwiebel (in Ringe geschnitten)
2 Knoblauchzehen (gepresst)

3 EL Pflanzen- oder Olivenöl
1 EL frischer Zitronensaft oder Essig
$\frac{1}{4}$–$\frac{1}{2}$ TL Meersalz
$\frac{1}{2}$ TL Selleriesalz

1. Sämtliche Zutaten mischen.
2. Essig, Öl und Gewürze zu einem Dressing verrühren. Über den Salat gießen und gut unterheben.

Salat à la Ramses (für 4 Personen)

Zutaten   5–6 Chilischoten
2–3 große Tomaten
2 große Zwiebeln
1 Kopf Blattsalat
6 Knoblauchzehen
Salz und Pfeffer
je $\frac{1}{2}$ Tasse Essig und Olivenöl
1 EL Koriander, 1 Bund Koriander
1 EL Kreuzkümmel

1. Chilischoten entkernen und hacken, Tomaten und Zwiebeln in Würfel schneiden, Salat waschen und schneiden, Knoblauchzehen pressen.
2. Chilis, Tomaten, Zwiebeln, Salat, Knoblauch, Salz, Pfeffer, Essig, Öl und Gewürze im Mixer oder mit dem Pürierstab zu einer homogenen Masse verarbeiten.
3. Übrig gebliebene Masse in ein Glas geben. Mit Olivenöl bedecken, so dass das Öl die Masse um ca. 5 Zentimeter überragt. Zum späteren Gebrauch im Kühlschrank aufbewahren (schmeckt hervorragend zu Weizenbrot).

Gurkensalat mit Dill (für 4 Personen)

Zutaten 4 Salatgurken (geschält und in Scheiben
geschnitten)
1 Tasse saure Sahne
2 EL frischer Zitronensaft oder Essig
2 EL frischer Dill (gehackt) oder
1 EL getrockneter Dill
¼ TL Meersalz
1 TL Schalotten (gehackt)

Zutaten gut miteinander vermischen.

Spargelsalat (für 2–3 Personen)

Zutaten 1 Kopfsalat
½ roter Blattsalat
250 g Spargel (frisch oder aus der Dose)
3 EL Olivenöl, ½ TL Senf
Meersalz
1 EL Zitronensaft oder Essig
1 Knoblauchzehe (gepresst)
schwarzer Pfeffer (frisch gemahlen)

1. Salat waschen, trocknen und klein zupfen.
2. Falls Sie frischen Spargel nehmen, schälen und holzige Enden abschneiden. In Salzwasser ca. 3–5 Minuten lang kochen. Abschütten, gut abtropfen lassen.
3. Spargel in ca. 4 Zentimeter lange Stücke schneiden. Mit Salat mischen.
4. Für das Dressing Öl, Senf, Meersalz, Zitronensaft oder Essig und Knoblauch in einer Tasse miteinander vermengen. Mit Pfeffer abschmecken und über den Salat gießen.

Selleriesalat (für 1 Person)

Zutaten 1 mittelgroße Sellerieknolle
2 EL frischer Zitronensaft oder Essig
4 Tassen Wasser
½ Tasse Mayonnaise
2 TL Senf
Gewürze

1. Sellerie in dünne Scheiben schneiden. Die Schale von den Scheiben entfernen und Sellerie raspeln.

2. Zitronensaft oder Essig in 4 Tassen kochendes Wasser geben und Sellerie darin 3–5 Minuten lang weich kochen. Gut abtropfen lassen.

3. Mayonnaise und Senf miteinander mischen. Sellerie hineingeben und abschmecken. Bei Zimmertemperatur servieren.

Möhrensalat (für 2 Personen)

Zutaten 500 g Möhren
Olivenöl
Zitronensaft (oder Essig)
1 Prise Knoblauchpulver
1 Prise Pfeffer
1 Prise Süßstoff

1. Möhren in sehr kleine Würfel schneiden (am besten mit der Küchenmaschine).

2. Möhrenwürfel mit den übrigen Zutaten mischen und abschmecken. Auf einem Salatblatt anrichten.

DESSERTS DER NEUTRALEN GRUPPE

Walnusskrem (für 1 Person)

Zutaten   1 Tasse Quark (oder Ricotta)
½ Tasse süße Sahne (geschlagen)
2 Eigelb
½ Tasse Walnüsse (gehackt)

Alle Zutaten in einer Schüssel miteinander vermischen. Kühl stellen.

Heidelbeerkrem (für 2–4 Personen)

Zutaten   1 kg Heidelbeeren
2 Tassen süße Sahne (geschlagen)
Süßstoff

Alle Zutaten mischen und kühl stellen.

EISKREM DER NEUTRALEN GRUPPE

Vanilleeis (für 2 Personen)

Zutaten   2 Tassen Sahne (geschlagen)
4 Eigelb, 1 TL Vanillemark
Süßstoff
Walnüsse

1. Schlagsahne mit Eigelb, Vanille und Süßstoff mischen und schaumig schlagen.
2. Masse in eine Plastikschale füllen und mindestens 1–1 ½ Stunden tiefkühlen. Mit Schlagsahne servieren und mit Walnüssen garnieren.

Haselnusseis (für 2 Personen)

Zutaten 2 Tassen süße Sahne (geschlagen)
4 Eigelb
2 Tassen Haselnüsse (gehackt)
Süßstoff

1. Schlagsahne, Eigelb, Haselnüsse und Süßstoff mischen und schaumig schlagen.

2. Masse in eine Plastikschale füllen und mindestens 1–1 $\frac{1}{2}$ Stunden tiefkühlen. Mit Schlagsahne servieren und mit Haselnüssen garnieren.

MAYONNAISE, SALATSAUCEN UND ANDERE DIPS DER NEUTRALEN GRUPPE

Klassische Mayonnaise

Zutaten 2 Eigelb
2 EL Pflanzenöl
Saft von 1 Zitrone oder Essig
Salz

Bei 4 Eigelb verändert sich das Mengenverhältnis: Nehmen Sie 8 Esslöffel Pflanzenöl, Zitronensaft, Salz und 5 Esslöffel Wasser.

1. Zutaten zunächst gut kühlen. Dann Eigelb in eine Schüssel geben und mit dem Mixstab schlagen.

2. Öl und Zitronensaft oder Essig tropfenweise hinzugeben, bis alles gut vermischt ist. Mit Salz würzen und zum Nachdicken in den Kühlschrank stellen.

Französisches Aïoli

Zutaten 5 Eigelb, 5 EL Pflanzenöl, 5 EL Wasser
Saft von 1 Zitrone oder Essig
6 Knoblauchzehen (gepresst)
Salz

1. Zutaten zunächst gut kühlen. Dann Eigelb in eine Schüssel geben und mit dem Mixstab schlagen.
2. Öl und Zitronensaft oder Essig tropfenweise hinzugeben, bis alles gut vermischt ist. Mit Knoblauch und Salz würzen und nochmals gründlich verrühren. Zum Nachdicken in den Kühlschrank stellen.

Chili-Mayonnaise

Zutaten ½ Tasse Mayonnaise
2 TL Chilipulver
1 TL Kümmel (gemahlen)
2 TL frischer Zitronensaft oder Essig
1 Prise Salz, ⅛ TL Cayennepfeffer

Alle Zutaten außer der Mayonnaise in einer kleinen Schüssel sorgfältig miteinander vermischen. Dann die Mayonnaise unterrühren.

Würzige Mayonnaise Französische Art

Zutaten 1 Tasse Mayonnaise
1 Eigelb (hart gekocht, zerdrückt)
1 EL Anschovis (gehackt)
1 EL Petersilie (gehackt), 1 EL Kapern (abgetropft)
1 TL Senf, 1 Prise Cayennepfeffer

Alle Zutaten in einer Schüssel sorgfältig miteinander verrühren. Abdecken und in den Kühlschrank stellen.

Curry-Zitronen-Mayonnaise Orientalische Art

Zutaten ½ Tasse Mayonnaise
½ Tasse saure Sahne
1 EL frischer Zitronensaft oder Essig
je 1 Prise Salz und Cayennepfeffer
1 ½ TL Curry

1. Mayonnaise und saure Sahne sorgfältig miteinander verrühren.
2. Den Zitronensaft, das Salz und den Cayennepfeffer hineinrühren. Mit Curry abschmecken. Abdecken und in den Kühlschrank stellen.

Avocado-Dressing (Guacamole)

Zutaten 1 Avocado
1 Knoblauchzehe (gepresst)
2 TL Pflanzenöl
¼ Tasse Wasser
2 EL saure Sahne
1 EL frischer oder 1 TL getrockneter Dill
½ TL Meersalz
2 EL Zitronensaft oder Essig

1. Avocado schälen und Fruchtfleisch in große Würfel schneiden.
2. Sämtliche Zutaten im Mixer oder mit einem Pürierstab zu einer kremigen Masse verarbeiten.

Dilldip

Zutaten ½ Tasse Mayonnaise
½ Tasse saure Sahne

2 EL Schalotten (gehackt)
2 EL Petersilie (gehackt)
2 EL frischer Dill (gehackt) oder
1 EL getrockneter Dill
½ TL Salz, Pfeffer
½ TL Zitronensaft oder Essig

Alle Zutaten sorgfältig miteinander vermischen. Kühl stellen.

Käsedip

Zutaten   240 g Vollfettkäse (geschmolzen)
1 Schalotte (gehackt)
1 große Knoblauchzehe (gepresst)
je 1 Prise Cayennepfeffer und Salz
½ TL Weißwein
1 Schuss Essig oder Zitronensaft
½ TL Dill (getrocknet)
½ TL Basilikum (getrocknet)
½ TL Majoran (getrocknet)
½ TL Thymian (getrocknet)
½ TL Estragon (getrocknet)

Sämtliche Zutaten in einer Schüssel sorgfältig miteinander verrühren. Abdecken und kalt stellen.

Käsechutney

Zutaten   240 g Vollfettkäse
240 g scharfer Cheddar (gerieben)
2 EL trockener Sherry
1 TL Curry
½ TL Salz

1 Schuss Chilisauce oder 1 Prise Cayennepfeffer
½ Tasse Mangochutney (gehackt)
¼ Tasse Schalotten (gehackt)

1. Sämtliche Zutaten außer Chutney und Schalotten in einer mittelgroßen Schüssel sorgfältig miteinander verrühren.
2. Abdecken und kalt stellen, bis die Masse fest geworden ist. Mit Chutney und Schalotten bestreuen.

Meerrettichsauce

Zutaten   1 Tasse saure Sahne
⅓ Tasse Meerettich
1 EL frischer Zitronensaft oder Essig
1 Prise weißer Pfeffer

Sämtliche Zutaten sorgfältig miteinander verrühren. Abdecken und mindestens 1 Stunde kalt stellen.

Blaukäsedip

Zutaten   120 g Blaukäse (gehackt)
1 EL weißer Essig
1 Schalotte (gehackt)
½ Tasse Mayonnaise
½ Tasse saure Sahne
1 Knoblauchzehe (gepresst)

Sämtliche Zutaten in einer kleinen Schüssel verrühren. Abdecken und kalt stellen.

Anmerkungen

1 American Heart Association, September 1998.
2 Dr. William Howard Hay: *A New Health Era*, Pocono Haven Publishing 1933–36.
3 Hay, a.a.O., S. 140.
4 Hay, a.a.O., S. 13.
4a Hay, a.a.O., S. 201.
5 Hay, a.a.O., S. 12/13.
6 Hay, a.a.O., S. 13.
7 Hay, a.a.O., S. 32.
8 Hay, a.a.O., S. 14.
9 Hay, a.a.O., S. 201.
10 Hay, a.a.O., S. 14.
11 Hay, a.a.O., S. 14.
12 Hay, a.a.O., S. 15.
13 Hay, a.a.O., S. 140.
14 Hay, a.a.O., S. 140.
15 Hay, a.a.O., S. 202.
16 Hay, a.a.O., S. 60.
17 Daniel Munro: *Man Live – You Are Half Dead*, Bartholomew House Inc., 1956.
18 Hay, a.a.O., S. 56.
19 Munro, a.a.O.
20 Herbert Shelton: *The Hygienic System*, Health School 1945. The Hygienic Care of Children, Bridgeport, Connecticut, Natural Hygiene Press, 1970.
21 Hilka de Groot-Böhlhoff und Jutta Farhadi: *In Sachen Ernährung*, Europa-Lehrmittel 1989, S. 231.
22 Ragnar Berg: *Vollwerternährung für Mutter und Kind*, Humata [5]1986.
23 Friedrich F. Sander: *Der Säure-Basenhaushalt des menschlichen Organismus*, Hippokrates [3]1999.
24 Eduard Brecht: *Deine Ernährung ist dein Schicksal*, Gewürzmühle Brecht [6]1986.

25 Herman Aihara: *Säuren und Basen. Synthese aus dem westlichen Säure/Basen-Modell und dem östlichen Yin/Yang-Prinzip*, Mahajiva [4]1995.

26 B. Brenner: »Dietary Protein Intake And The Progressive Nature of Kidney Disease«, in: *New England Journal Med.* 307, 632 (1982), Nr. 11.

27 Industriekurier Nr. 122, 10. August 1957, S. 12 sowie Nr. 142, 14. September 1957, S. 13.

28 Hay, a.a.O.

29 Hay, a.a.O., S. 15.

30 Julian Jaynes: *Der Ursprung des Bewußtseins durch den Zusammenbruch der Bikameralen Psyche*, Rowohlt 1993.

31 American Diabetes Association, NBC News, 7. Januar 1996.

32 CNN News, 3. Juni 1997.

33 Hay, a.a.O., S. 67 und 212.

34 NBC News, 6. Januar 1997.

35 CNN Headline News, November 1996.

36 Hay, a.a.O., S. 42.

37 Hay, a.a.O., S. 46/47.

38 Hay, a.a.O., S. 88.

39 Dr. Theodore A. Baroody: *Alkalize Or Die*, Eclectic Press Publishing [3]1996, S. 19.

40 Hay, a.a.O., S. 43.

41 Hay, a.a.O., S. 88.

42 Baroody, a.a.O., S. 23–28.

43 Baroody, a.a.O., S. 21.

44 F. F. Sander, a.a.O.

45 de Groot-Böhlhoff, a.a.O., S. 75.

46 H. H. Jörgensen: *Das fröhliche Molekül. Eine Einführung in die Biochemie der Mineralstoffe;* »Mit der Pufferkapazität steht und fällt die Leistung«, in: *H. P. Heilkunde* 6/93, 1988 (Medical Science); H. H. Jörgensen: »Säure-Basen-Haushalt – ein praxisnahes Meßverfahren zur Bestimmung der Pufferkapazität«, in: *Ärztezeitschrift für Erfahrungsheilkunde* 5/2 1985, S. 372–377 (Medical Journal for Empirical Medical Science).

47 James O'Brien: *Foods That Burn Fat*, Globe Communications Corp. 1996.

48 Hay, a.a.O., S. 82.

49 Judy Lin Eftekhar: *Feed Yourself Right*, Globe Communication 1997, S. 37.

50 ABC, September 1998 (bei der American Heart Association im September 1998 publiziert).

51 Baroody, a.a.O., S. 61.

52 Hay, a.a.O., S. 82.

53 Kilmar McCully: *Homocysteine Revolution*, Group West 1997.

53a *The Handy Science Answer Book,* Visible Ink 1994, S. 298; Webster's New World Encyclopedia, S. 243; de Groot-Böhlhoff, a.a.O., S. 63.

54 *Good Housekeeping,* Juli 1996, S. 104.

55 de Groot-Böhlhoff, a.a.O., S. 230.

56 *The World Book Encyclopedia,* World Book, Inc., S. 202 f.

57 Prof. Dr. Helmuth Minne, Vorstandsvorsitzender des Kuratoriums Knochengesundheit e. V.

58 *Webster's Encyclopedia,* S. 743.

59 Osteoporosis Foundation, CNN, 9. Januar 1997.

60 Eftekhar, a.a.O., S. 33.

61 NBC Extra, 4. August 1997.

62 de Groot-Böhlhoff, a.a.O., S. 130 f.

63 Eftekhar, a.a.O., S. 11.

64 Robert C. Atkins: *Diätrevolution. Gut essen – sich wohlfühlen – und abnehmen mit Dr. Atkins*, Fischer [32]1997.

65 Harvey und Marilyn Diamond: *Fit fürs Leben/Fit for Life. Gesund und schlank ein Leben lang*, Waldthausen [6]1992.

66 Suzanne Somers: *Eat Great, Lose Weight*, Random Publishing 1997.

67 Judy Mazel: *Hollywood Stardiät*, AC-Verlag [2]1996.

68 Eftekhar, a.a.O., S. 43.

69 Linda Zeman: *What Exactly You Need To Know About Breast Cancer*, Globe Communication 1999.

70 de Groot-Böhlhoff. a.a.O., S. 128.

71 Eric Abraham Forsgren: *Über die Rhythmik der Leberfunktion des Stoffwechsels und des Schlafes*, Gumpert Publishing Gothenburg/Schweden.

72 Hay, a.a.O.

73 Hay, a.a.O.

Ausgewählte Literatur

Aihara, Herman: *Milch – Ein Mythos der Zivilisation. Sinn und Unsinn der Kuhmilch als Nahrungsmittel für den Menschen*, Mahajiva-Verlag [5]1995

Aihara, Herman: *Säuren und Basen. Synthese aus dem westlichen Säure/Basen-Modell und dem östlichen Yin/Yang-Prinzip*, Mahajiva-Verlag [4]1995

Beck, Siegfried, und Ingeborg Oetinger: *Durch Entsäuerung zu seelischer und körperlicher Gesundheit. Säure-Basen-Gleichgewicht verhütet Zivilisationskrankheiten*, Oetinger [5]1998

Berg, Ragnar: *Vollwerternährung für Mutter und Kind. Der klassische Ratgeber für Diät und Hygiene der werdenden und stillenden Mutter, des Säuglings und Kleinkindes*, Humata [5]1986

Berg, Ragnar: *Säure- und basenbildende Nahrung. Ihre Zusammensetzung und ihr Einfluß auf die Gesundheit des Menschen, mit besonderer Berücksichtigung der Aschenbestandteile*, Reichl 2000

Biesalski et. al.: Ernährungsmedizin, Thieme 1999

Brecht, Eduard: *Deine Ernährung ist dein Schicksal*, Gewürzmühle Brecht [6]1986

Jaynes, Julian: *Der Ursprung des Bewußtseins*, Rowohlt 1993

Kollath, Werner: *Die Ordnung unserer Nahrung*, mit einem Vorwort von Claus und Watzl B. Leitzmann, Hüthig Medizinverlag [16]1998

Kotthoff, Gudrun, und Barbara Haydous: *Ernährungstherapie und Diättherapie. Indikation, Ernährungsprinzip, Nährstoffrelation*, Deutscher Ärzte Verlag [2]1998

Lange-Ernst, Maria E.: *Aktiv gegen Übersäuerung. Gesund durch Säure-Basen-Balance*, Humboldt 1998

Leitzmann, Claus, und U. Dauer: *Dictionary of Nutrition/Wörterbuch der Ernährung. Englisch-Deutsch-Französisch-Italienisch-Spanisch*, Ulmer [2]1996

Leitzmann, Claus, und Ibrahim Elmadfa: *Ernährung des Menschen*, Ulmer [3]1999

Leitzmann, Claus, P. Glasauer und J. Friedrich-Kaiser: *Nahrungsmittelhilfe in Form von Milchprodukten*, Weltforum Verlag 1986

Leitzmann, Claus, Markus Keller und Andreas Hahn: *Alternative Ernährungsformen*, Hippokrates 1999

Leitzmann, Claus, Maria Weiger und Marey Kurz: *Ernährung bei Krebs*, Gräfe und Unzer 1996

May-Ropers, Christiane, und David Schweitzer: *Nie wieder sauer. Leben im Gleichgewicht. Die Säure-Basen-Balance*, Herbig [2]1997

Sander, Friedrich F.: *Der Säure-Basenhaushalt des menschlichen Organismus. Und sein Zusammenspiel mit dem Kochsalzkreislauf und Leberrhythmus*, Hippokrates [3]1999

Schwarz, Stefan: *Krank durch Übersäuerung? So harmonisieren Sie Ihren Säure-Basen-Haushalt*, Econ 1999

Shelton, Herbert M.: *Fasten kann Ihr Leben retten*, Waldthausen [4]1996

Thews, Mutschler, Vaupel: Anatomie, Physiologie, Pathophysiologie des Menschen, Wissenschaftliche Verlagsgesellschaft 1999

Treutwein, Norbert: *Übersäuerung. Krank ohne Grund? Krankheiten erkennen, die Störungen im Säure-Basen-Haushalt natürlich und wirksam ausgleichen*, Südwest [5]1999

466

Treutwein, Norbert, *Übersäuerung. Das Selbsthilfe-Programm. Den Säure-Basen-Haushalt sanft und natürlich regulieren und Krankheiten vermeiden*, Südwest 1998

Waerland, Are: *Übersäuerung als Grundursache der Krankheiten*, Humata o.J.

Wagner-Koch, Monika: *Übersäuerung. Die Krankheit unserer Tage. Störungen im Säure-Basen-Haushalt erkennen und natürlich ausgleichen. Entschlacken und Entgiften durch eine basenreiche Kost. Mit persönlichem Entsäuerungsprogramm*, Mosaik 1997

Watzl, Bernhard; Leitzmann, Claus: Bioaktive Substanzen in Lebensmitteln, Hippokrates Verlag 1999

Zetkin-Schaldach: Medizin, Zahnheilkunde, Grenzgebiete, Thieme 1992

Danksagung

Ich danke

- Claudia Menza, die nicht nur eine der besten Agentinnen in den USA ist, ohne die dieses Buch nicht realisiert worden wäre, sondern vor allem eine wahre Freundin;
- Professor Dr. Luke Burke, durch dessen wissenschaftliche Unerbittlichkeit ich zu den A & B-Prinzipien gekommen bin;
- Professor Dr. Claus Leitzmann, der seine großartige Expertise über die Vollwerternährung für »die Wahrheit, die Wahrheit und nichts als die Wahrheit« zur Verfügung gestellt hat;
- meinem Mentor Professor Dr. Joachim Seidl, dessen Weisheit und Weitblick meine Auffassung über den Sinn des Lebens für immer geändert hat;
- meinem Mentor Professor Julian Jaynes, der mein Schicksal wurde;
- meiner großartigen Mutter und meiner Schwester – die beste Familie, die man sich nur wünschen kann;
- meinem Mann, R. A. Khashoggi, der mit mir die Lebensanschauung über die Wichtigkeit der menschlichen Zukunft teilt;
- meiner Rechtsanwältin Suzan Ulusal, die meine Forschungsergebnisse vor Gurus beschützt, die nun befürchten, Ihre Einnahmequellen zu verlieren, da die Menschen ihre »Wunder« nicht mehr benötigen;
- Michael Wehr, der der alten Weisheit, dass »zum Erfolg Charakter gehört«, neuen Sinn gegeben hat;

● und zu guter Letzt: den Gurus, Quacksalbern und Geldmachern selbst, die mich so wütend gemacht haben, dass ich eines Tages meine Forschungsarbeit vernachlässigt habe, um dieses Buch schreiben zu können.

Eleonora De Lennart

Alphabetisches Rezeptregister

Bei den einzelnen Rezepten ist jeweils angegeben, zu welcher Gruppe sie passen (in Klammern) oder zu welcher Gruppe sie gehören. Beispiel: Gruppe A. N bedeutet Neutral.